2018 개정판

해부·병태생리로 이해하는

SN 성인간호학

STEPS TO ADULT HEALTHY NURSING

의학 편저 연세대학교 의과대학 교수 김 세 규

간호 감수 서울아산병원 간호팀장 이 순 행

4 Pulmonology 호흡기

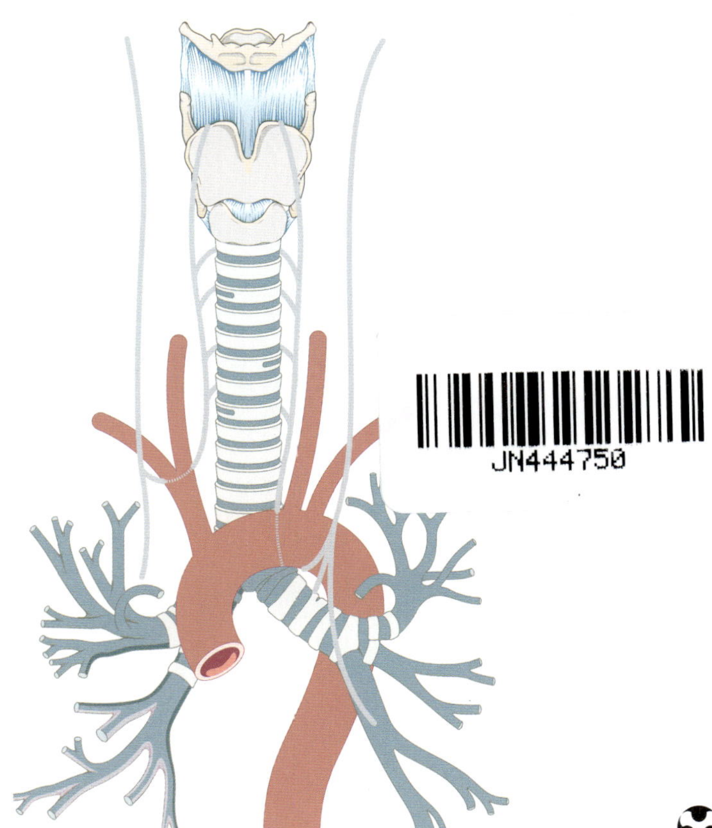

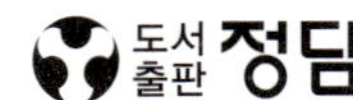

해부·병태생리로 이해하는

SN 성인간호학 4 호흡기

1판 발행 / 2009년 9월 9일
2판 발행 / 2018년 1월 30일

발행인 김정찬
편집기획 손지현
편집디자인 최민수

발행처 도서출판 정담
주소 서울특별시 송파구 송이로17길 50-27
(가락동 13-10) 2층
전화 02-443-2791
팩스 02-430-7370
홈페이지 www.jdb.co.kr
등록 제 22-135호

정가 27,000원
ISBN 978-89-8085-839-2
978-89-8085-835-4(set)

의학편저자 머리글

의학이라는 험산준령에서도 그 본령을 이루는 것이 내과학이라고 할 수 있다.

내과학은 거대한 퍼즐이다. 양적으로나 내용적으로도 결코 만만치 않은 분야이다. 여러분들이 그동안 배워온 해부학, 조직학, 생리학, 생화학, 약리학, 병리학 등의 각종 기초학 지식들을 머릿속에서 퍼즐처럼 맞추어 임상현장에서 적용하기 위해서는 암기보다 질환에 대한 이해가 우선시되어야 한다.

결국 임상현장에서의 적용은 단순한 암기만으로 도달할 수 있는 경지가 아니다. 인체와 질병에 대한 기초의학에서 배웠던 모든 지식을 임상적인 지식에 접목시키고 그것을 다시 환자에 적용시킬 수 있는 수준으로 끌어올리기 위해서는 질병을 종합적으로 이해해야만 한다.

의과대학 본과생들 가운데는 참고서의 모든 것을 달달 외우려 했던 학생들도 더러 있었다. 그러나 아무리 기억력이 우수하다고 해도 암기만으로는 모든 내용을 기억할 수도 없으며, 아무런 연관성도 없는 의학용어의 나열만 암기한다고 해서 그 노력만큼 성적이 따라주지도 않았다.

이렇게 된 가장 큰 원인은 그들이 기초의학을 제대로 이해하지 못하였고 이를 임상의학과도 융합시키지 못했기 때문이다. 정상적인 인체의 구조, 생리, 병리에 대해서 잘 알지 못하면 각종 질환이 어떻게 초래되는지도 이해하기 힘들기 때문에 결국에는 책 속의 모든 내용을 외우려고 하는 악순환에 빠져버리는 것이다.

그렇다면 어떻게 해야 할까?

현실적으로 학교에서 임상의학을 공부하면서 다시 기초의학을 처음부터 공부한다는 것은 너무 어려운 일이다. 그렇기 때문에 기본으로 돌아가 그동안 공부했던 기초의학인 해부생리와 병태생리를 질환과 연계하여 다시 정리할 수 있도록 공부해야 한다.

이 책은 그동안 공부해왔던 인체의 해부학, 조직학, 생리학, 병리학 등의 각종 지식들을 리뷰할 수 있도록 간결하면서도 꼼꼼하게 서술하고 있다.

인체의 어떤 부위에서 어떠한 원인과 기전에 의해 질환이 발생하는지 이해하기 쉽도록, 또한 다양한 질환의 진단·증상·검사·치료 등에 대한 각각의 핵심내용을 명확하게 파악할 수 있도록 그림과 사진을 적절하게 활용하여 요점을 간결하게 서술하였다.

그렇기 때문에 이 책으로 공부하면 질환에 따른 병태생리와 증상, 치료 및 간호 모든 부분이 저절로 퍼즐이 맞춰지듯이 이해될 것이며, 따라서 자연스레 암기할 내용도 확연히 줄어들 것이다. 그리고 당연히 임상실습과 국시에도 반드시 필요한 지침서가 될 것이다.

2018년 편저자 일동

간호감수자 머리글

병원간호사회는 미래의 간호사인 학생들의 학습에 도움을 주기 위하여 정담 출판사에서 요청한 <성인간호학>의 간호관리와 포인트 리뷰 부분을 감수하기로 결정하였다. 감수과정에서 간호 파트 내용의 오류를 정정하였고 또한 간호 과정에서 누락된 핵심내용을 보충하여 감수하였다.

간호 과정(Nursing Process)의 목적은 환자의 질병을 올바르게 이해하고 질병의 치유 및 회복 과정에 따라 환자의 신체적·정신적·사회적 문제를 해결하는 과정에 초점을 맞추는 것이다.

학생들이 교재를 통해 학습된 간호 과정을 임상 현장에서 실제로 어떻게 적용하면 좋을지 판단하는 것은 매우 어려운 일이다. 이 교재에서는 학생들이 체계적으로 간호과정을 적용하기 위하여 간호 과정의 흐름을 한눈에 파악할 수 있도록 간호문제, 간호진단, 간호목표, 간호수행 항목을 일목요연하게 정리하여 실었다.

또한 포인트 리뷰의 '셀프 복습문제'를 통해 스스로 리뷰할 수 있도록 하였고, 이 리뷰가 끝난 뒤 '핵심 정리 문제'를 풀면서 향후 국시를 위한 확실한 길라잡이가 될 수 있도록 하였다. 뿐만 아니라 임상실습에서도 학생들은 환자 개개인의 간호문제에 따른 간호과정을 쉽게 적용할 수 있게 되어 학습효과를 더욱 실감할 수 있을 것이다.

이 교재가 성인간호학의 주요 참고도서로 폭넓게 사용할 수 있을 것으로 생각하며 감수 글을 마감한다.

2018년 감수자 일동

편저·감수 명단 (가나다순)

의학편저

김세규
연세대학교 의과대학 호흡기내과

김준명
연세대학교 의과대학 감염내과

문영명
연세대학교 의과대학 소화기내과

이꽃실
관동대학교 의과대학 감염내과

이수곤
연세대학교 의과대학 결합조직내과

정남식
연세대학교 의과대학 심장내과

고윤웅
연세대학교 의과대학 혈액내과

차봉수
연세대학교 의과대학 내분비내과

최규헌
연세대학교 의과대학 신장내과

최일생
연세대학교 의과대학 신경내과

홍천수
연세대학교 의과대학 면역·알레르기내과

간호감수

김연희
서울아산병원 간호부원장

박희라
경희대병원 간호팀장

오경환
세브란스병원 간호수석부장

이명해
경희대병원 간호본부장

이순행
서울아산병원 간호팀장

이창숙
단국대병원 UM

장창섭
서울대병원 수간호사

조문숙
분당서울대병원

최경옥
서울성모병원 간호부장

일러두기

공부를 시작하기 전에 우선 이 책이 어떤 방식으로 구성되어 있는지 알아보도록 하자.

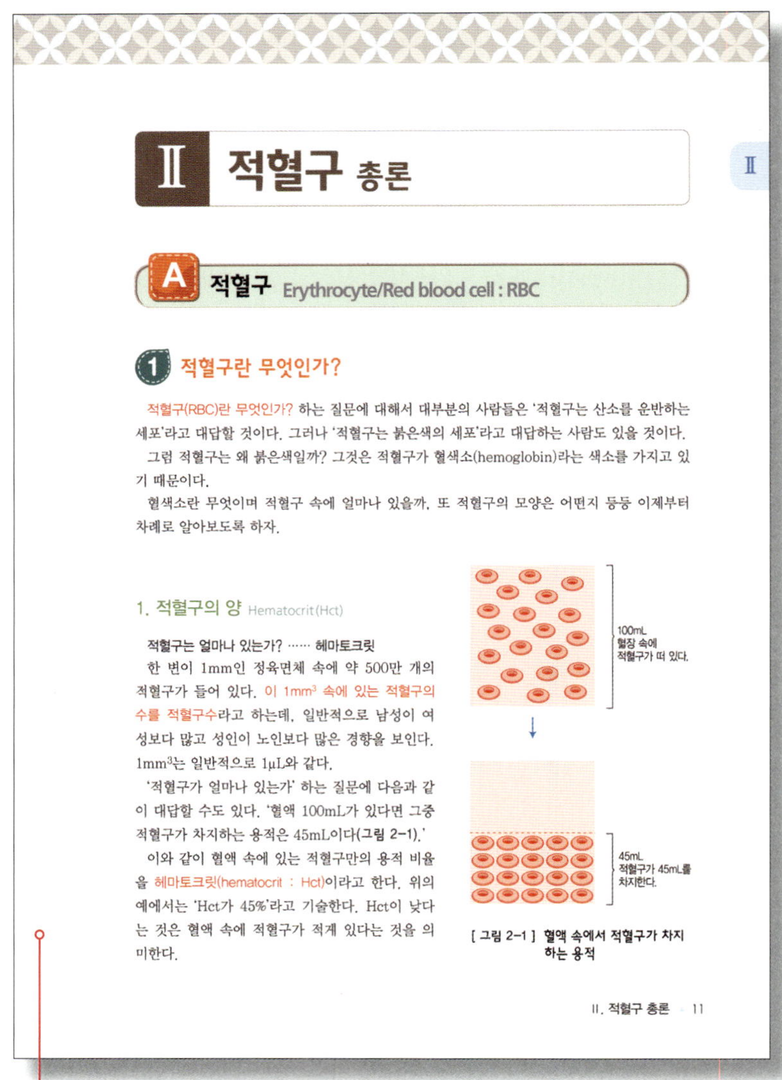

II 적혈구 총론

A 적혈구 Erythrocyte/Red blood cell : RBC

1 적혈구란 무엇인가?

적혈구(RBC)란 무엇인가? 하는 질문에 대해서 대부분의 사람들은 '적혈구는 산소를 운반하는 세포'라고 대답할 것이다. 그러나 '적혈구는 붉은색의 세포'라고 대답하는 사람도 있을 것이다.

그럼 적혈구는 왜 붉은색일까? 그것은 적혈구가 혈색소(hemoglobin)라는 색소를 가지고 있기 때문이다.

혈색소란 무엇이며 적혈구 속에 얼마나 있을까, 또 적혈구의 모양은 어떤지 등등 이제부터 차례로 알아보도록 하자.

1. 적혈구의 양 Hematocrit(Hct)

적혈구는 얼마나 있는가? …… 헤마토크릿

한 변이 1mm인 정육면체 속에 약 500만 개의 적혈구가 들어 있다. 이 $1mm^3$ 속에 있는 적혈구의 수를 적혈구수라고 하는데, 일반적으로 남성이 여성보다 많고 성인이 노인보다 많은 경향을 보인다. $1mm^3$는 일반적으로 1μL와 같다.

'적혈구가 얼마나 있는가' 하는 질문에 다음과 같이 대답할 수도 있다. '혈액 100mL가 있다면 그중 적혈구가 차지하는 용적은 45mL이다(그림 2-1).'

이와 같이 혈액 속에 있는 적혈구만의 용적 비율을 헤마토크릿(hematocrit : Hct)이라고 한다. 위의 예에서는 'Hct가 45%'라고 기술한다. Hct이 낮다는 것은 혈액 속에 적혈구가 적게 있다는 것을 의미한다.

[그림 2-1] 혈액 속에서 적혈구가 차지하는 용적

II. 적혈구 총론 11

총론

각론에서 질환을 배우기 전에 그동안 기초학에서 공부했던 해부, 생리, 병리를 리뷰할 수 있도록 그림과 함께 간결하게 서술하였다. 이를 통해 각 질환의 이해가 더욱 빨라질 수 있다.

각론

총론의 해부, 생리, 병리를 토대로 각 질환의 병태생리에 대해 자세히 설명하고 있다.
질환에 대한 이해를 돕기 위해 그림과 표를 추가하여 쉽고 자세하게 설명함으로써
더욱 이해하기 쉽도록 하였다.

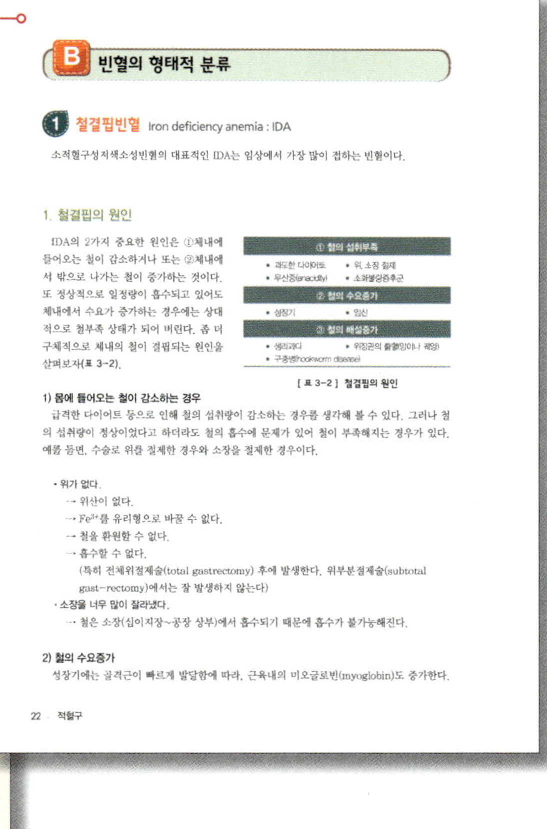

B 빈혈의 형태적 분류

1 철결핍빈혈 Iron deficiency anemia : IDA

소적혈구성저색소성빈혈의 대표적인 IDA는 임상에서 가장 많이 접하는 빈혈이다.

1. 철결핍의 원인

IDA의 2가지 중요한 원인은 ①체내에 들어오는 철이 감소하거나 또는 ②체내에서 밖으로 나가는 철이 증가하는 것이다. 또 정상적으로 일정량이 흡수되고 있어도 체내에서 수요가 증가하는 경우에는 상대적으로 철부족 상태가 되어 버린다. 좀 더 구체적으로 체내의 철이 결핍되는 원인을 살펴보자(표 3-2).

① 철의 섭취부족	
• 과도한 다이어트	• 위, 소장 절제
• 무산증(anacidity)	• 소화불량증후군
② 철의 수요증가	
• 성장기	• 임신
③ 철의 배설증가	
• 생리과다	• 위장관의 출혈(암이나 궤양)
• 구충병(hookworm disease)	

[표 3-2] 철결핍의 원인

1) 몸에 들어오는 철이 감소하는 경우

급격한 다이어트 등으로 인해 철의 섭취량이 감소하는 경우를 생각해 볼 수 있다. 그러나 철의 섭취량이 정상이었다고 하더라도 철의 흡수에 문제가 있어 철이 부족해지는 경우가 있다. 예를 들면, 수술로 위를 절제한 경우와 소장을 절제한 경우이다.

• 위가 없다.
→ 위산이 없다.
→ Fe^{3+}를 유리형으로 바꿀 수 없다.
→ 철을 환원할 수 없다.
→ 흡수할 수 없다.
(특히 전체위절제술(total gastrectomy) 후에 발생한다. 위부분절제술(subtotal gast-rectomy)에서는 잘 발생하지 않는다)
• 소장을 너무 많이 잘라냈다.
→ 철은 소장(십이지장~공장 상부)에서 흡수되기 때문에 흡수가 불가능해진다.

2) 철의 수요증가

성장기에는 골격근이 빠르게 발달함에 따라, 근육내의 미오글로빈(myoglobin)도 증가한다.

22 적혈구

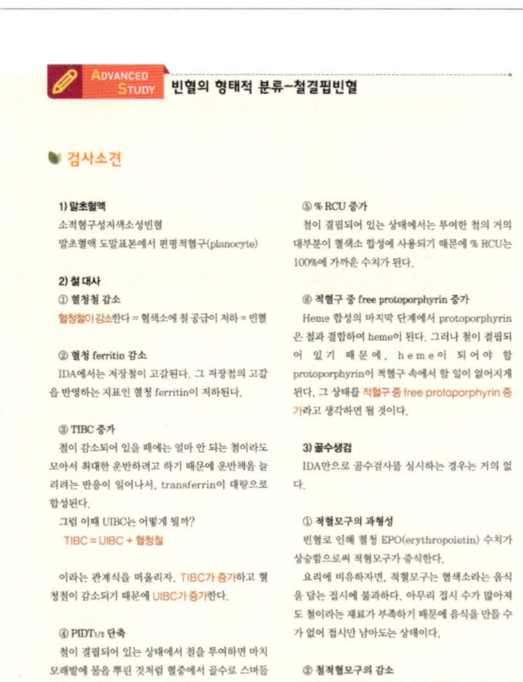

ADVANCED STUDY 빈혈의 형태적 분류–철결핍빈혈

검사소견

1) 말초혈액

소적혈구성저색소성빈혈
말초혈액 도말표본에서 편평적혈구(planocyte)

2) 철 대사

① 혈청철 감소

혈청철이 감소한다 = 혈색소에 철 공급이 저하 = 빈혈

② 혈청 ferritin 감소

IDA에서는 저장철이 고갈된다. 그 저장철의 고갈을 반영하는 지표인 혈청 ferritin이 저하된다.

③ TIBC 증가

철이 감소되어 있을 때에는 얼마 안 되는 철이라도 모아서 최대한 운반하려고 하기 때문에 운반책을 늘리려는 반응이 일어나서, transferrin이 대량으로 합성된다.

그럼 이때 UIBC는 어떻게 될까?

TIBC = UIBC + 혈청철

이라는 관계식을 떠올리자. TIBC가 증가하고 혈청철이 감소되기 때문에 UIBC가 증가한다.

④ $PIDT_{1/2}$ 단축

철이 결핍되어 있는 상태에서 철을 투여하면 마치 모래밭에 물을 뿌린 것처럼 혈중에서 골수로 스며들어간다. 따라서 $PIDT_{1/2}$은 단축된다.

⑤ % RCU 증가

철이 결핍되어 있는 상태에서는 투여한 철의 거의 대부분이 혈색소 합성에 사용되기 때문에 % RCU는 100%에 가까운 수치가 된다.

⑥ 적혈구 중 free protoporphyrin 증가

Heme 합성의 마지막 단계에서 protoporphyrin은 철과 결합하여 heme이 된다. 그러나 철이 결핍되어 있기 때문에, heme이 되어야 할 protoporphyrin이 적혈구 속에서 할 일이 없어지게 된다. 그 상태를 적혈구 중 free protoporphyrin 증가라고 생각하면 될 것이다.

3) 골수생검

IDA만으로 골수검사를 실시하는 경우는 거의 없다.

① 적혈모구의 과형성

빈혈로 인해 혈청 EPO(erythropoietin) 수치가 상승함으로써 적혈모구가 증식한다.

요리에 비유하자면, 적혈모구는 혈색소라는 음식을 담는 접시에 불과하다. 아무리 접시 수가 많아져도 철이라는 재료가 부족하기 때문에 음식을 만들 수가 없어 접시만 남아도는 상태이다.

② 철적혈모구의 감소

철결핍빈혈에서는 철이 없기 때문에 적혈모구가 흡수할 철도 감소하여 철적혈모구가 감소하게 된다.

Ⅲ. 적혈구 각론 25

Advanced Study

질환에 대한 기본적인 설명 이외에도 전문 간호사로서의 깊은 지식을 쌓을 수 있는 Advanced study 코너를 만들었다. 이를 통해 질환별 병태생리와 검사 및 치료법에 대해 더욱 깊게 알 수 있는 심화내용을 보충하였다.

플러스 코너와 Tip

총론 및 각론의 본문 내용과 연계되면서도 흥미롭게 읽을 수 있는 배경지식들을 선별하여 별도로 편집하였다.

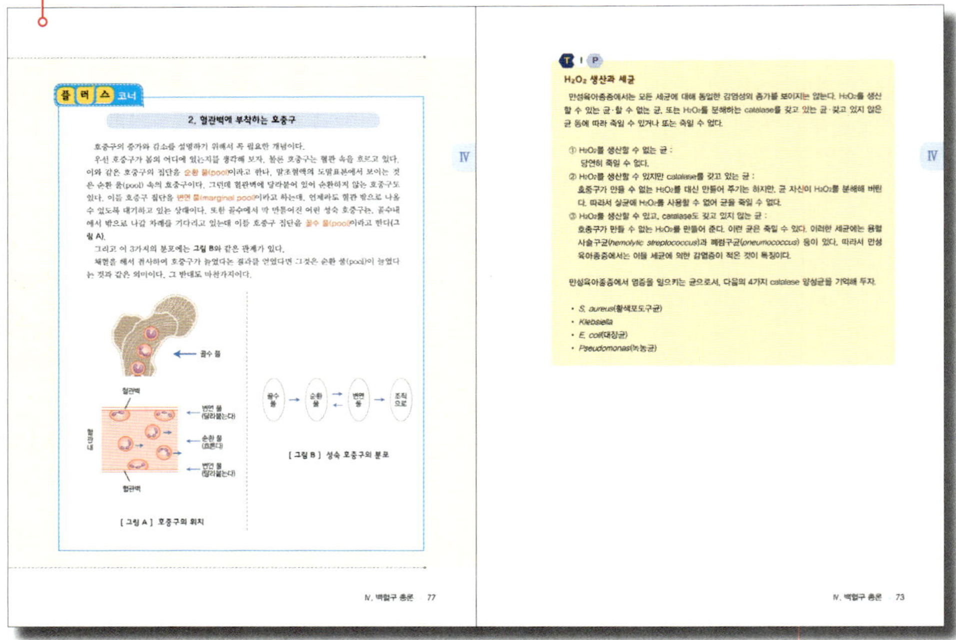

플러스 코너

2. 혈관벽에 부착하는 호중구

호중구의 증가와 감소를 설명하기 위해서 꼭 필요한 개념이다.

우선 호중구가 몸의 어디에 있는지를 생각해 보자. 붉은 호중구는 혈관 속을 흐르고 있다. 이와 같은 호중구의 집단을 순환 풀(pool)이라고 한다. 말초혈액의 도말표본에서 보이는 것은 순환 풀(pool) 속의 호중구이다. 그런데 혈관벽에 달라붙어 있어 순환하지 않는 호중구도 있다. 이들 호중구 집단을 변연 풀(marginal pool)이라고 하는데, 언제라도 혈관 밖으로 나올 수 있도록 대기하고 있는 상태이다. 또한 골수에서 막 만들어진 어린 성숙 호중구는, 골수내에서 밖으로 나갈 차례를 기다리고 있는데 이들 호중구 집단을 골수 풀(pool)이라고 한다(그림 A).

그리고 이 3가지의 분포에는 그림 B와 같은 관계가 있다.

채혈을 해서 검사하여 호중구가 늘었다는 결과를 얻었다면 그것은 순환 풀(pool)이 늘었다는 것과 같은 의미이다. 그 반대도 마찬가지이다.

[그림 A] 호중구의 위치

[그림 B] 성숙 호중구의 분포

Ⅳ. 백혈구 총론 77

TIP

H_2O_2 생산과 세균

만성육아종증에서는 모든 세균에 대해 동일한 감염성의 증가를 보이지는 않는다. H_2O_2를 생산할 수 있는 균·할 수 없는 균, 또는 H_2O_2를 분해하는 catalase를 갖고 있는 균·갖고 있지 않은 균 등에 따라 죽일 수 있거나 또는 죽일 수 없다.

① H_2O_2를 생산할 수 없는 균 :
당연히 죽일 수 없다.
② H_2O_2를 생산할 수 있지만 catalase를 갖고 있는 균 :
호중구가 만들 수 없는 H_2O_2를 대신 만들어 주기는 하지만, 균 자신이 H_2O_2를 분해해 버린다. 따라서 살균에 H_2O_2를 사용할 수 없어 균을 죽일 수 없다.
③ H_2O_2를 생산할 수 있고, catalase도 갖고 있지 않은 균 :
호중구가 만들 수 없는 H_2O_2를 만들어 준다. 이런 균은 죽일 수 있다. 이러한 세균에는 용혈사슬구균(*hemolytic streptococcus*)과 폐렴구균(*pneumococcus*) 등이 있다. 따라서 만성육아종증에서는 이들 세균에 의한 감염증이 적은 것이 특징이다.

만성육아종증에서 염증을 일으키는 균으로서, 다음의 4가지 catalase 양성균을 기억해 두자.

- *S. aureus*(황색포도구균)
- *Klebsiella*
- *E. coli*(대장균)
- *Pseudomonas*(녹농균)

Ⅳ. 백혈구 총론 73

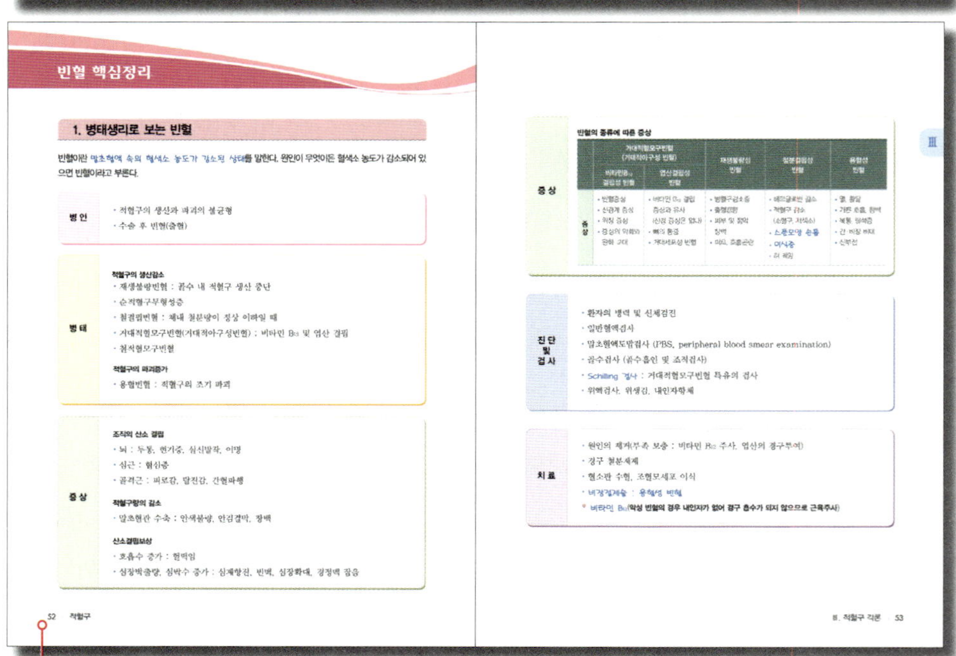

빈혈 핵심정리

1. 병태생리로 보는 빈혈

빈혈이란 말초혈액 속의 혈색소 농도가 감소된 상태를 말한다. 원인이 무엇이든 혈색소 농도가 감소되어 있으면 빈혈이라고 부른다.

병 인	· 적혈구의 생산과 파괴의 불균형 · 수술 후 빈혈(출혈)
병 태	**적혈구의 생산감소** · 재생불량빈혈 : 골수 내 적혈구 생산 중단 · 순적혈구무형성증 · 철결핍빈혈 : 체내 철분량이 정상 이하일 때 · 거대적혈모구빈혈(거대적아구성빈혈) : 비타민 B_{12} 및 엽산 결핍 · 철적혈모구빈혈 **적혈구의 파괴증가** · 용혈빈혈 : 적혈구의 조기 파괴
증 상	**조직의 산소 결핍** · 뇌 : 두통, 현기증, 실신발작, 이명 · 심근 : 협심증 · 골격근 : 피로감, 탈진감, 간헐파행 **적혈구량의 감소** · 말초혈관 수축 : 안색불량, 안검결막, 창백 **산소결핍보상** · 호흡수 증가 : 헐떡임 · 심장박출량, 심박수 증가 : 심계항진, 빈맥, 심장확대, 경정맥 잡음

52 적혈구

증 상	빈혈의 종류에 따른 증상 (표)
진단 및 검사	· 환자의 병력 및 신체검진 · 일반혈액검사 · 말초혈액도말검사 (PBS, peripheral blood smear examination) · 골수검사 (골수흡인 및 조직검사) · Schilling 검사 : 거대적혈모구빈혈 특유의 검사 · 위액검사, 위생검, 내인자항체
치 료	· 원인의 제거(부족 보충 : 비타민 B_{12} 주사, 엽산의 경구투여) · 경구 철분제제 · 혈소판 수혈, 조혈모세포 이식 · 비장절제술 : 용혈성 빈혈 * 비타민 B_{12}(악성 빈혈의 경우 내인자가 없어 경구 흡수가 되지 않으므로 근육주사)

Ⅲ. 적혈구 각론 53

질환별 핵심정리

앞서 공부했던 질환의 핵심내용을 정리하여 한눈에 살펴볼 수 있도록 간결하게 서술하였다.

차례 호흡기

총론

Ⅴ. 이론적 X-선 진단법

Ⅵ. 흉부 X-선 사진의 실제

각론

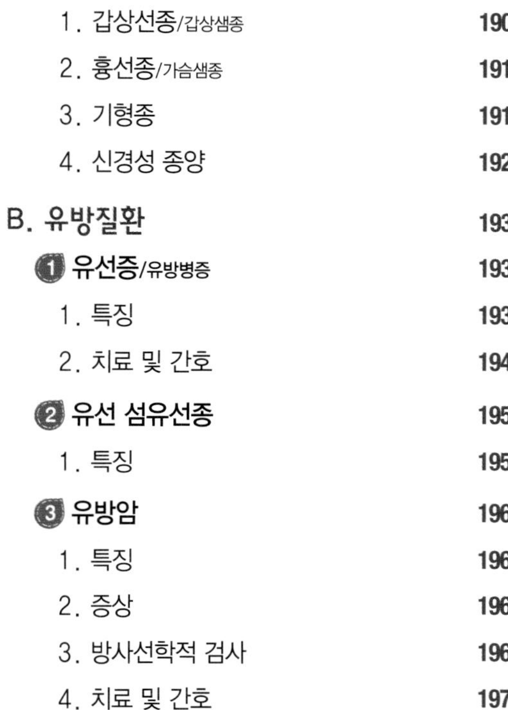

총론

Ⅰ. 호흡기 총론
Ⅱ. 호흡기능 검사
Ⅲ. 증상
Ⅳ. 신체소견
Ⅴ. 이론적 X-선 진단법
Ⅵ. 흉부 X-선 사진의 실제

I 호흡기 총론

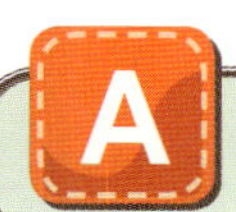

호흡의 생리와 병태

호흡의 목적

호흡의 목적은 O_2의 섭취와 CO_2의 배설이라는 가스교환에 있다.

1) O_2는 세포내의 미토콘드리아에 있는 전자전달계에서 "$4H^+ + 4e^- + O_2 \rightarrow 2H_2O$" 반응시에 사용되는데 이때 발생하는 에너지를 이용하여 생체는 ATP를 생성한다.
2) 한편 CO_2는 acetyl-CoA를 이용하여 TCA 사이클이 회전할 때 생성된다.
즉 생체는 에너지를 생산하기 위하여 O_2의 섭취를 필요로 하며 그 부산물로 생성되는 CO_2를 배설해야 하는데 이러한 기능을 가지고 있는 장기가 폐이다.

2 폐는 단순한 환기계

세포내에서 일어나는 가스교환, 즉 ATP 생성을 "내호흡"이라고 하는데 반하여 폐/허파에서 일어나는 가스교환은 "외호흡"이라고 한다. 폐에서는 폐포/허파꽈리와 폐모세혈관/허파모세혈관 사이에서 이 가스교환이 이루어진다.

따라서 폐는 생체의 안과 밖 사이에서 가스를 교환하기 위한 환기계에 지나지 않는다고 말할 수 있다. 실제 이 "외호흡"에서 더욱 더 중요한 작용을 하고 있는 것이 뇌, 즉 호흡중추이다. 호흡은 호흡중추에 의하여 조절되는데 여기에는 중추와 말초에 있는 화학수용체(chemoreceptor), 순환기계에 있는 압력수용체(baroreceptor), 폐 · 흉곽계/가슴우리에서의 반사(Hering-Breuer reflex) 등이 포함된다(p. 22, 플러스 코너 1 참조).

산소는 어떻게 혈중으로 이행되는가?

공기가 있는 장소인 폐포/허파꽈리는 폐포벽/허파꽈리벽을 경계로 하여 혈액과 나뉘어져 있는데 공기 중의 O_2가 혈액 중으로 이행되기 위해서는 이 폐포벽을 거쳐 폐모세혈관/허파모세혈관을 통하여 다시 적혈구 속으로 들어가 hemoglobin과 결합해야 한다.

이 과정은 혈액이 폐포를 통과하는 사이에 이루어져야 한다. O_2를 옮기는 힘은 단순한 산소분압차 뿐이며 특별한 수용체(receptor)나 수송기(carrier)는 존재하지 않는다. 이렇게 확산이라는 수동적인 방법만으로 O_2는 폐포에서 혈중으로 이행하지만 일반적인 상태에서는, 혈액이 폐포를 통과하는 전체 시간(약 0.75초) 중의 겨우 1/3(0.25초)의 시간으로 혈중 O_2는 포화된다(**그림 1–1**).

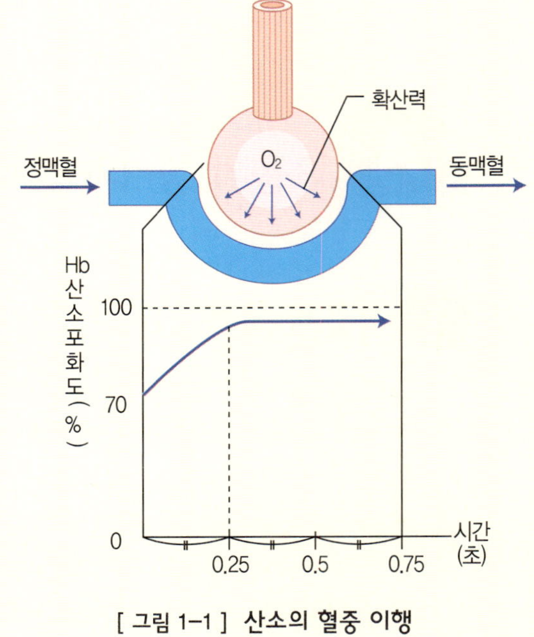

[그림 1–1] 산소의 혈중 이행

저산소혈증 Hypoxemia 이 발생하는 이유

산소가 공기 중에서 세포내 미토콘드리아에 이르기까지의 경로에서는 다음과 같은 기전으로 저산소혈증이 발생할 가능성이 있다.

① 흡기/들숨의 산소분압 저하
높은 고도, 기압이 낮은 곳

② 폐포저환기/허파꽈리호흡저하(hypoventilation)

③ 확산장애

④ 환기관류비/환기혈류비 불균형 분포

⑤ 단락(shunt, 정맥혈 혼합)

⑥ O_2와 결합할 수 있는 혈색소/Hb의 감소 : 빈혈, methemoglobinemia

⑦ 산소 해리 곡선의 좌측 이동(H^+↓, CO_2↓, 온도↓ 등) : 말초조직에서 혈색소/Hb으로부터 O_2의 해리가 잘 안됨.

⑧ 순환부전으로 인한 허혈(ischemia)

⑨ 혈액에서 조직으로의 O_2의 확산장애 : 부종(edema)

⑩ 조직에 대한 O_2 수요의 증대

⑪ 미토콘드리아 전자전달계의 저해

이상에서 호흡기계와 관계가 깊은 것은 ② ③ ④ ⑤이며, 이 4가지의 기전은 반드시 암기해 두어야 한다. 다음으로 이 ② ③ ④ ⑤에 대해서 간단히 언급하겠는데 그 전에 ① 흡기의 산소분압에 대해서 잠깐 살펴보자.

흡기/들숨 단계에서는 기압이 760mmHg라면 거기에서 37℃에서의 수증기압 47mmHg를 뺀 나머지 713mmHg가 체내에 흡입된 가스의 전체압력이다. 분압과 농도는 비례하므로 흡기 중의 산소분압 P_IO_2 (I : inspirator)는 전체압 713mmHg에 O_2 농도 21%를 곱한 수치, 즉 약 150mmHg가 된다. PO_2가 감소한다는 것은

① 전체압력이 감소된다는 것이다. 즉 높은 산에 올라갔을 때와 같이 대기압이 내려간 상태이거나 또는

② O_2 농도가 낮아졌을 때를 말한다.

반대로 P_IO_2를 증가시키고 싶을 때는 압력을 가하여 증가시키거나 O_2의 농도를 높여주면 된다. 자주 나오는 "O_2 투여"라는 것은 P_IO_2를 증가시키기 위하여 실시하는 것이다.

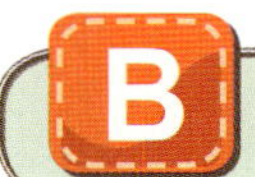

B 저산소혈증시 생각할 수 있는 4가지 사항

호흡기 질환에서는 저산소혈증(hypoxemia)이 자주 문제가 된다. 왜 저산소혈증이 되는가, 그 기전을 잘 이해하는 것이 질환의 병태를 파악하는 데 있어서 매우 중요하다. 그러면 앞에서 언급한 ②~⑤에 대해서 자세히 살펴보자.

1 폐포 저환기 Hypoventilation

문자 그대로 폐포/허파꽈리 환기가 낮다고 하는 것인데 쉽게 말하자면 폐포내의 공기(alveolar air) 교환이 나쁘다는 것으로 신선한 공기가 들어오지 않아 저산소혈증을 초래한다는 것이다. 폐포 저환기가 발생하는 기전으로서는

① 호흡횟수가 줄어들었을 때
② 정상적인 횟수라도 1회의 호흡에 해당되는 호흡량(1회 호흡량/환기량)이 감소되었을 때
③ 1회의 호흡량/환기량은 정상이라도 사강/죽은공간(dead space)용적이 커졌을 때 등을 생각할 수 있다.

여기에서 또 한가지 중요한 것은 폐포호흡량/허파꽈리호흡량의 대소에 좌우되는 중요한 요인이 있다는 점이다.

그것은 바로 P_ACO_2이다(A : Alveolar). CO_2 배설량(CO_2)와 폐포호흡량, 폐포공기 CO_2 농도(F_ACO_2)와의 사이에는

$$\dot{V}CO_2 = \dot{V}_A \times F_ACO_2$$

라는 관계가 성립하는데, 몸의 대사가 일정하다면 CO_2 생산도 일정하다고 생각할 수 있으며 $\dot{V}CO_2$도 일정하다고 할 수 있으므로 $\dot{V}_A$와 F_ACO_2는 반비례하는 관계가 된다.

$\dot{V}_A$, 즉 폐포환기량/허파꽈리호흡량이 저하하면 F_ACO_2(분압표시로 하면 P_ACO_2)는 상승하는 것이다. 또한 P_ACO_2와 $PaCO_2$(a : artery)는 같은 수치이므로 "폐포환기량과 $PaCO_2$가 반비례한다"고 표현할 수도 있다. $PaCO_2$는 동맥혈가스 측정을 하면 알 수 있기 때문에 우리는 $PaCO_2$를 측정함으로써 폐포환기량이 많고 적음을 알 수 있는 것이다.

폐포저환기/허파꽈리호흡저하(hypoventilation)
→ $PaCO_2$ ↑
폐포과환기/허파꽈리과다호흡(hyperventilation)
→ $PaCO_2$ ↓

이로써 폐포에서의 호흡량이 $PaCO_2$와 반비례 관계에 있다는 것을 알게 되었는데, 그러면 이것이 왜 저산소혈증과 관련이 있는 것일까? 여기에서 다시 한번 정리하면서 생각해보자.

폐포호흡 저하시에는 몸 안에서 만들어진 CO_2가 배설되지 못하고 축적되어 $PaCO_2$가 상승한다. $PaCO_2$의 상승은 P_ACO_2의 상승으로도 이어진다. 이렇게 하여 폐포/허파꽈리내의 CO_2의 분압이 상승하면 폐포내의 산소분압은 어떻게 되는가? 당연히 CO_2에 밀려 줄어든다. 즉 P_AO_2의 저하를 초래하는 것이다. P_AO_2가 저하되면 당연히 혈중으로 확산되는 O_2도 감소하므로 저산소혈증이 되는 것이다. 여기에서 $PaCO_2$와 P_AO_2의 관계에 대하여 좀 더 상세하게 알아보자. 이 두 가지 사이에 다음과 같은 관계가 성립된다.

$$P_AO_2 = P_IO_2 - \frac{P_aCO_2}{R}$$

R은 호흡상수(Respiratory Quotient)로 약 0.8인 정수이다. P_IO_2는 앞에서 언급했듯이 1기압에서 O_2 농도가 약 21%인 보통의 공기를 들이마시는 경우가 약 150mmHg라고 생각되므로 이것도 여기서는 정수로 취급하기로 한다. 그러면

$$P_AO_2 = 150 - \frac{P_aCO_2}{0.8}$$

라는 식으로 고쳐 쓸 수가 있다. 이 식이 의미하는 것은 $PaCO_2$가 상승하면, P_AO_2가 감소한다는 것이다. 예를 들어 $PaCO_2$가 40mmHg로 정상적인 경우는 P_AO_2는 100mmHg가 된다.

이와 같이 이 식은 실제로는 측정이 곤란한 폐포중의 O_2 분압을 예측할 수 있게 한다.

P_AO_2가 100mmHg인 경우, 폐포에서 혈중으로 O_2가 확산되어 포화상태가 되고 평형에 도달하면 혈중 O_2 분압도 같은 100mmHg가 된다. 그러나 실제의 동맥혈중 O_2 분압을 측정해 보면 100mmHg가 아니라 95mmHg 정도로 약간 낮아진다.

왜 정상적인 폐에서도 5mmHg의 저산소가 생기는가에 대해서는 나중에 언급되는 환기관류불균형/환기혈류비의 불균등(V/Q mismatch) 등이 관계되는 것으로 생각된다. 자세한 것은 거기에서 살펴보기로 한다. 그런데 계산상으로 나온 수치인 P_AO_2와 동맥혈을 채취함으로써 측정되는 P_aO_2와의 차를 (A−a)DO_2라고 부르는 경우가 있다(p. 23, 플러스 코너 2 참조). 정상인에서는 (A−a)DO_2는 5~15mmHg 정도이다.

폐포저환기의 경우는 (A−a)DO_2가 정상이라는 것을 전제로 한다. 즉 (A−a)DO_2가 정상이라고 해도 P_AO_2가 감소하면 PaO_2도 감소한다는 기전으로 발생하는 저산소혈증은 폐포저환기에서 기인하는 것이다. 그러면 좀 더 구체적으로 알아보자. 지금 폐포저환기 상태로 인해 $PaCO_2$가 64mmHg로 상승한 사람이 있다. 이 사람의 (A−a)DO_2는 5mmHg였다고 한다.

그러면 이때의 PaO_2는 얼마이겠는가?

앞의 식에 대입해 보면 다음과 같다.

$$P_AO_2 = 150 - \frac{68}{0.8} = 70\,\text{mmHg}$$

(A−a)DO_2가 5mmHg이기 때문에 PaO_2는 65mmHg가 된다. 분명한 저산소혈증이다. 이것으로 보아 폐포저환기로 인하여 저산소혈증이 생기는 것을 알 수 있다.

실제로 환자들을 볼 때에는 반대로 혈액가스분석으로 PaO_2 = 65, $PaCO_2$ = 64라는 측정치를 얻을 수 있다.

주치의는 이 수치에서 (A−a)DO_2를 계산하여 5mmHg로 정상치임을 확인하고, 이 환자의 저산소혈증 기전이 "폐포저환기/허파꽈리호흡저하"에 기인하는 것임을 알 수 있으며 따라서 그 다음의 치료법을 결정할 수 있다.

그런데 저산소혈증이 되는 경우, 아무리 P_AO_2가 정상이라고 해도 (A−a)DO_2가 클 때에는 PaO_2가 감소하는 경우가 있다. 즉,

$$(A-a)DO_2 = P_AO_2 - PaO_2$$

라는 관계이기 때문에 P_AO_2가 정상이어도 (A−a) DO_2가 클 때에는 PaO_2는 저하되게 된다.

이와 같이 (A−a)DO_2가 커져 저산소혈증이 되는 경우는 다음에 나오는 **2. 확산장애, 3. 환기관류 불균등분포(V/Q mismatch), 4. 단락(shunt)**을 생각할 수 있다.

그러면 다음으로 (A−a)DO_2가 커지는 형태의 저산소혈증을 일으키는 기전에 대하여 살펴보기로 하자. 먼저 확산장애부터 보기로 하자.

2 확산장애 Diffusion disorder

폐포속에서 산소의 확산이 장애를 받으면 저산소혈증이 발생한다.

일반적으로는 폐포간질/허파꽈리사이질에 염증이 생겨 삼출액이 고이거나 섬유화가 일어나 폐포중격/허파꽈리사이막이 두꺼워졌을 때 확산장애가 나타난다.

폐포내의 공기(alveolar air)가 적혈구에 도달할 때까지의 거리가 길어졌기 때문에 혈색소/Hb을 충분히 산소화할 수 없기 때문이다**(그림 1−2의 b)**. 이 경우에 폐포 공기중의 산소분압을 높게 함으로써, 이론적으로는 혈색소(Hb)를 충분히 산소화하는 것이 가능하다**(그림 1−2의 c)**.

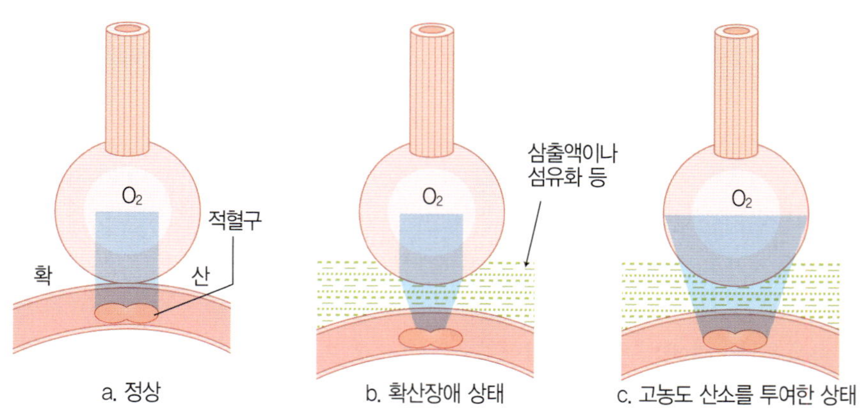

[그림 1−2] 폐포 속 산소의 확산

환기관류비/환기혈류비 불균형분포 V/Q mismatch

이것도 문자 그대로, 개념은 "환기와 관류의 비"를 문제로 하고 있다. 혈액을 산소화하기 위해서는 환기만으로도 안 되고, 관류가 존재하는 것만으로도 안 된다. 충분한 환기가 이루어지고 있는 폐포에 충분한 관류가 흘러야 비로소 혈액의 충분한 산소화가 이루어지는 것이다.

정상의 폐에서도 다소의 관류와 환기의 불균등은 일어나고 있다. 정상 폐의 관류분포를 보면, 서있는 자세(standing position)에서는 중력의 영향 때문에 폐첨부/허파꼭대기 쪽은 관류가 적고 폐저부/허파바닥로 감에 따라 관류가 많아진다**(그림1-3)**.

한편 환기 쪽을 보면 역시 중력의 영향으로 폐저부/허파바닥에 있는 폐포는 아래쪽에 있기 때문에 위쪽의 무게에 눌려 찌부러지기 쉬워 환기가 나빠지고 반대로 폐첨부/허파꼭대기에 있는 폐포는 그러한 외압이 없으므로 환기도 양호해지게 된다**(그림 1-4)**.

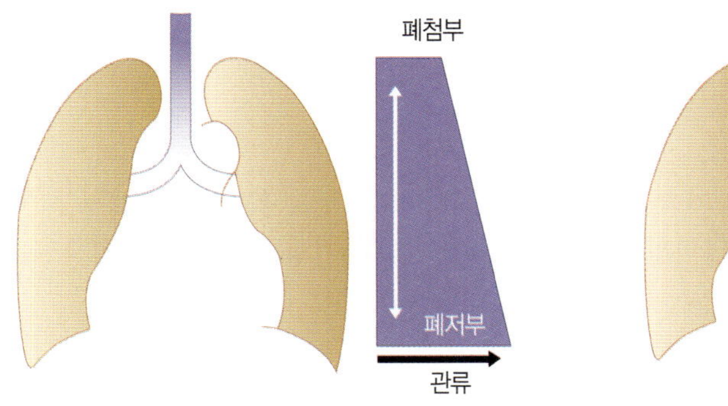

[그림 1-3] 정상 폐의 관류분포

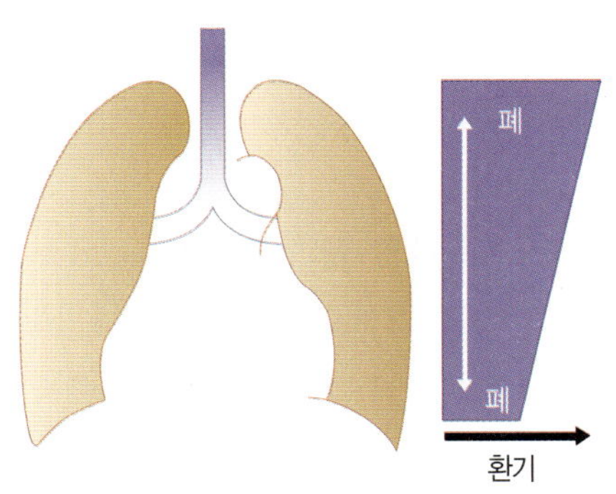

[그림 1-4] 정상 폐의 환기분포

이상으로 폐첨부/허파꼭대기 쪽은 환기에 비해 관류가 적고 폐저부/허파바닥 쪽은 관류에 비해 환기가 적다는 것을 알 수 있다. 양쪽 모두 저산소혈증의 원인이 되는데 생리적 상태에서는 이러한 환기관류분포 때문에 저산소혈증이 나타나는 경우는 없다. 이상적으로는 폐전체영역(lung field)에서 환기와 관류가 균등하게 분포되어 있는 상태, 즉 "환기/관류(환기관류비)"가 1.0으로 균등하게 분포해 있는 것이 중요하다.

그러나 실제로는 위에서 언급한 바와 같이 폐첨부/허파꼭대기에서는 1.0 이상, 폐저부/허파바닥에서는 1.0 이하가 되어 평균치에서 다소 벗어난다. 생리적으로 이와 같은 현상이 일어난다면 문제는 전혀 없지만 병으로 나타날 때는 저산소혈증을 초래한다.

조금 극단적인 예를 생각해보자**(그림 1-5)**.

만약 환기가 전혀 일어나지 않는 폐포가 있다면 어떻게 될까?(**그림 1-5의 a**) 혈액은 산소를 공급받지 못하고 그대로 좌심방/왼심방으로 돌아간다. 만약에 이러한 폐포가 증가한다면 몸에서 돌아온 더러운 혈액은 폐를 "단락(shunt)"하여 그대로 다시 몸으로 보내지기 때문에 저산소혈증을 일으키게 된다. 한편 반대로 관류가 전혀 흐르지 않는 폐포가 있다면 어떻게 될 것인가?(**그림 1-5의 b**) 그러한 폐포에서는 아무리 환기가 이루어진다고 해도 산소를 혈액으로 운반할 수가 없다. 따라서 단순히 "사강/죽은공간(dead space)"이 증가할 뿐이다. 사강과 폐포환기량을 식으로 나타내면

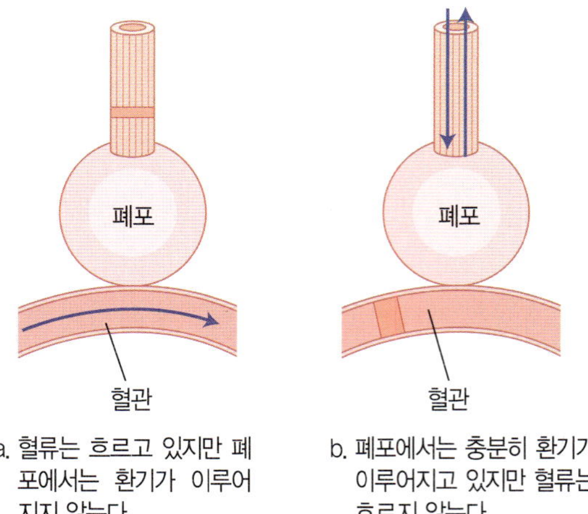

a. 혈류는 흐르고 있지만 폐포에서는 환기가 이루어지지 않는다.

b. 폐포에서는 충분히 환기가 이루어지고 있지만 혈류는 흐르지 않는다.

[그림 1-5] 환기관류비/환기혈류비의 불균형

폐포환기량 = 1회 호흡량/환기량 − 사강이 된다.

정상적으로는 1회 환기량/호흡량(tidal volume)이 약 500ml로 사강(dead space)이 해부학적으로는 약 150ml, 생리학적으로는 약 180ml이기 때문에 폐포환기량/허파꽈리호흡량은 약 320ml 정도가 된다.

만약 사강이 늘어나면 폐포환기량이 줄어든다는 것은 식에서도 분명히 알 수 있다.

폐포환기량의 감소, 즉 폐포저환기가 저산소혈증의 원인이 된다는 것은 앞에서 설명했다.

이와 같이 **그림 1-5a**와 같은 "단락(shunt)"과 **그림 1-5b**와 같은 "사강"의 증가는 모두 저산소혈증을 초래하는 원인이 되는 것이다. 이는 아주 극단적인 예이지만 실제 병에서는 이와 비슷하게 관류와 폐포 사이에 불균형이 발생한다. 그러한 개개 폐포에서의 환기와 관류의 불균형이 폐 전체에서 불균일하게 일어나면 저산소혈증이 발생하게 되는 것이다.

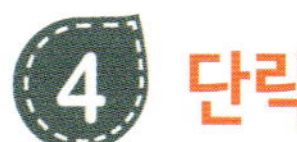

4 단락 Shunt

단락(shunt)이란 환기에 관여하지 않은 관류를 의미한다. 앞에서 설명한 바와 같이 **그림 1-5의 a**는 하나의 단락이라고도 할 수 있다. 즉 기도가 폐쇄되어 환기가 이루어지지 않게 된 폐포에서는 혈액이 그냥 지나쳐 갈 뿐이다. 이러한 상태를 "폐내/허파내 단락(shunt)"이라고 하기도 한다.

폐내/허파내 단락(shunt)은 기관지가 완전히 폐쇄되어 일어나는 "무기폐(atelectasis)"나 폐기종(emphysema) 등의 말초기관지가 폐쇄되는 "폐쇄성 폐질환(obstructive lung disease)" 등으로 인하여 발생한다. 가장 알기 쉬운 것은 폐 밖을 통과한 정맥혈이 산소화되지 않고 동맥혈에 섞이는 경우인데, 이때는 당연히 저산소혈증(hypoxemia)을 초래하게 되는 것이다(**그림 1-6**).

단락(shunt)이 존재하는 한, 아무리 흡기/들숨 중의 산소분압을 높인다고 해도 동맥혈 산소분압은 상승하지 않는다. 왜냐하면, 흡기중의 산소분압을 아무리 높여도 **그림 1-6** ①의 혈액의 혈색소/Hb 산소포화는 100%인 상태로 거의 변동이 없는데, 그 이상은 상승하지 않기 때문이다. 그곳에 단락(shunt)에 의해 정맥혈이 흘러 들어오면, **그림 1-6** ②의 혈액은 산소분압 저하가 초래된다.

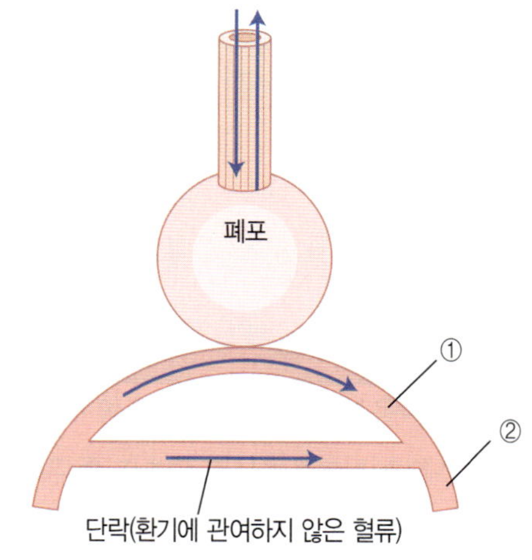

[그림 1-6] **단락(shunt)**

5 정리

앞에서 말한 2.확산장애, 3.환기관류 불균형, 4.단락의 3가지 형태는 모두 (A-a)DO_2가 커진다. 이것은 PaO_2가 먼저 내려감으로써 호흡중추가 자극을 받아 그 보상으로 과환기 상태가 되기 때문이다. 호흡과다가 되면 앞에서 말한 바와 같이 $PaCO_2$가 내려간다. $PaCO_2$가 내려가면, $P_AO_2 = 150-PaCO_2/0.8$이므로 P_AO_2가 상승한다.

이렇게 해서 생체는 호흡과다에 의해 P_AO_2를 조금이라도 올림으로써 저산소혈증 상태를 벗어나려고 한다. 그러나 2~4와 같은 원인이 제거되지 않는 한, PaO_2는 완전히 본래의 수치로 회복되지 못한다. 따라서 P_AO_2는 상승하지만 PaO_2는 그대로 낮은 상태가 되어, (A-a)DO_2가 커지는 것이다.

이와 같이 저산소혈증이 나타났을 때에는, 우선, (A-a)DO_2를 계산함으로써 그 원인이 1로 인한 것인지, 2~4로 인한 것인지 구별할 수가 있다. 또한 2~4의 3가지는 고농도의 산소를 투여함으로써 감별할 수 있다.

즉,

고농도 O_2 투여로 PaO_2를 시정할 수 있으면

→ 2. 확산장애

고농도 O_2 투여로 PaO_2가 약간 좋아지면

→ 3. 환기관류불균형(V/Q mismatch)

고농도 O_2 투여로 PaO_2가 전혀 개선되지 않으면

→ 4. 단락(shunt) 이 된다.

정리

① (A-a)DO_2가 정상
: 폐포저환기(hypoventilation)

② (A-a)DO_2가 클때
- 2. 확산장애
- 3. V/Q mismatch
- 4. 단락(shunt)

* 2~4의 감별

	O_2 투여의 효과
2. 확산장애	◎
3. V/Q mismatch	△~○
4. 단락(shunt)	×

C 환기의 기전

 사강/죽은공간 Dead space

이상과 같이 호흡의 개념을 비롯하여 폐에서 일어나는 가스교환에 이르기까지 살펴보았다. 다음으로 가스교환의 원동력이기도 한 환기의 기전에 대하여 설명하겠다.

앞의 저산소혈증에 대한 설명 속에서 폐포저환기라는 말이 나왔다. 즉, 환기가 감소하면 가스교환도 나빠지고 저산소혈증의 원인이 된다는 것이다.

인간에서 환기는 가스교환이 행해지는 장소, 즉 폐에서 나오는 한 줄기 관인 기관을 통해서 이루어진다. 부엌에 있는 환풍기도 환기를 하는 하나의 시스템인데, 그와 같이 항상 일정한 방향으로 가스 흐름이 이루어지는 시스템이 훨씬 효율이 좋다. 그러나 인간의 경우는 하나의 관밖에 없기 때문에 1회의 환기를 위하여 같은 관을 가스가 왕복해야 하므로 흡입한 가스의 일부는 교환에 충당되지 않고 바로 뿜어져 나가게 된다.

이처럼 가스교환에 참가하지 않는 기도의 공간을 사강/죽은공간(dead space)이라고 한다. 만일 한쪽 방향으로만 흐르는 환기 시스템을 지닌 인간이 있다면, 환기 효율은 좋아도 수분을 점점 상실하게 될 것이다. 가스교환의 입장에서 본다면, 사강은 쓸모없는 공간에 지나지 않는다. 그런데 왜 인간은 쓸모없는 공간을 가지고 있을까?

그 이유를 생각해보기 위해서, 항상 일정한 방향으로 공기가 흐르는 시스템을 지닌 인간을 상상해보자(**그림 1-7**).

틀림없이 환기효율은 좋을 것이다.

그러나 이렇게 된다면 폐는 항상 건조한 공기에 노출되게 되고 또한 호기/날숨에 포함되는 수분이 점차 상실되어 버릴 것이다. 이는 육지에서 살아가는 인간에게 있어서 생명을 위협하는 일이다. 그래서 인간은 사강내에 수증기를 저장해 두어 폐가 건조해지는 것을 막으며 헛되이 수분이 소실되지 않도록 하는 것이다.

실제로 물 속에서 사는 어류는 입으로 물을 빨아들이고 아가미로 토해내는 방식의 한쪽 방향의 환기를 하고 있다. 인간도 육지에서 살아가기 위해 잘 적응하고 있는 것이다.

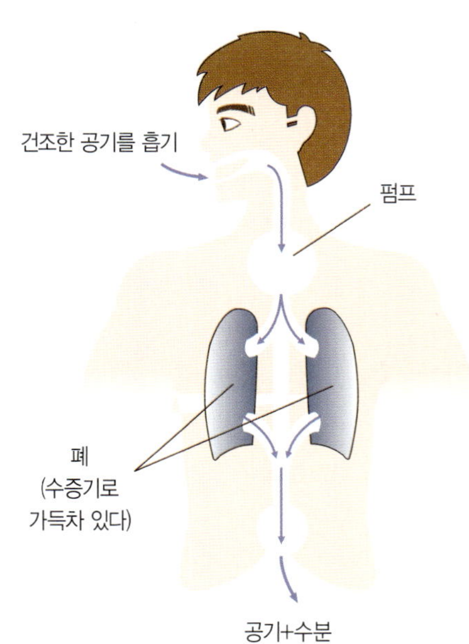

만일, 한쪽 방향으로만 흐르는 환기 시스템을 가지고 있다면 환기의 효율은 좋겠지만, 수분은 점차 상실되어 버릴 것이다.

[그림 1-7]

2 해부학적 사강과 생리학적 사강

사강은 가스교환에 참가하지 않는 기도의 공간이다. 가스교환을 하는 장소는 폐포이므로 폐포 이외 기도의 공간을 사강이라고 할 수 있다. 실제로 폐포가 없는 기도 부분의 용적을 측정하면, 약 150ml 정도가 된다. 이것을 "해부학적 사강(anatomical dead space)"이라고 한다. 사강에 대해서는, 이 정도만 알면 될 것 같지만, 그렇지 않다.

왜냐하면 언뜻 보기에 폐포가 있는 것 같이 보이는 부분이 정말로 "가스교환"을 하고 있다고는 단정할 수 없기 때문이다.

즉, 폐포에 혈액이 흐르고 있지 않으면 가스교환은 불가능하기 때문이다. 폐포의 총면적은 70~80m²로, 테니스 코트 한 면 정도의 넓이인데, 그 폐포를 흐르는 관류는 1분간에 약 5L이다. 따라서, 겨우 1분 동안 테니스 코트 한 면에 5L의 페인트를 칠하는 장면을 그려봄으로써, 폐포관류가 흐르는 것을 이미지화할 수가 있다. 당연히 그 칠에 얼룩이 생기리라는 것도 쉽게 예상할 수 있다. 다시 말해 폐포에 항상 관류가 흐르고 있는 것이 아니기 때문이다. 관류가 흐르지 않은 폐포는 가스교환에 참가할 수 없으므로 "사강"이 되는 것이다.

이러한 "사강"도 포함해서, 사강은 약 180mL 정도가 되며, 그것을 "생리학적 사강(physiologic dead space)"이라고 한다. 생리학적 사강은 해부학적 사강보다 항상 크다.

3 환기 기전, 폐-흉곽계/가슴우리 기전

폐를 흉곽/가슴우리 밖으로 꺼내면, 폐는 줄어든다. 이로써 폐가 흉곽 안에 들어 있을 때에는 팽창된 상태였다는 것을 알 수 있을 것이다. 또한, 그 때의 흉곽을 관찰해 보면 바깥쪽으로 벌어져 있다. 즉, 폐가 흉곽 속에 있었기 때문에 폐가 수축하는 힘과 흉곽이 벌어지려고 하는 힘이 서로 균형을 이루고 있다는 것을 알 수 있다 (그림 1-8).

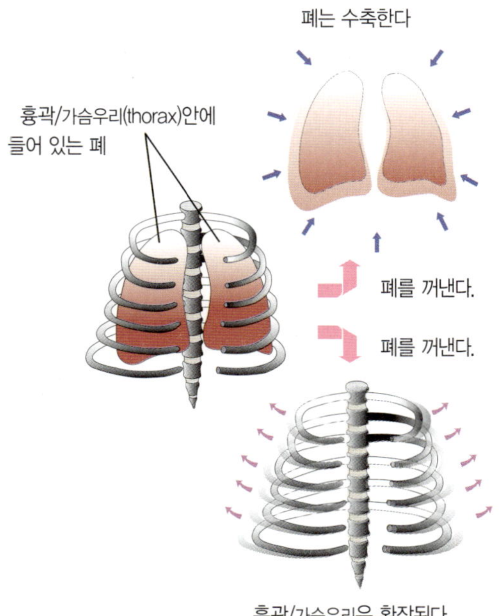

[그림 1-8] 폐와 흉부의 힘 관계

폐의 바깥 둘레는 장측흉막/내장쪽가슴막(visceral pleura)이 덮고 있고, 흉곽의 안쪽은 벽측흉막/벽쪽가슴막(parietal pleura)이 덮고 있다**(그림 1-9)**.

폐는 수축하려 하고 흉곽/가슴우리은 확장하려고 하므로 양쪽 흉막의 극간인 흉강/가슴안(thoracic carity)내압은 음압이 된다. 환기(즉, 호흡운동)는 흉곽의 확장으로 인하여 2차적으로 폐가 팽창됨으로써 이루어지는 것이다.

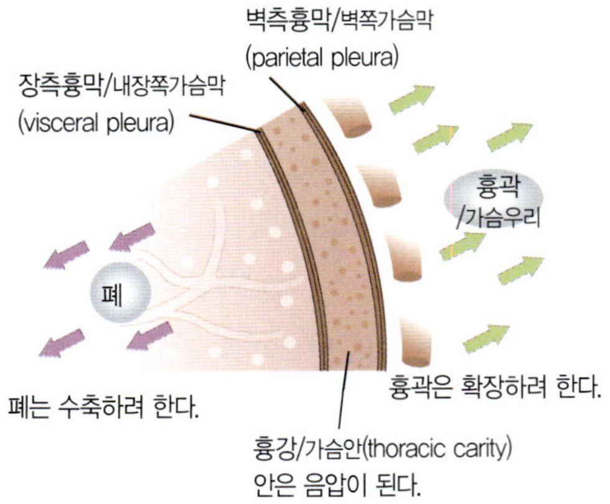

벽측흉막/벽쪽가슴막
(parietal pleura)
장측흉막/내장쪽가슴막
(visceral pleura)
흉곽
/가슴우리
폐
폐는 수축하려 한다.
흉곽은 확장하려 한다.
흉강/가슴안(thoracic carity)
안은 음압이 된다.

[그림 1-9] 폐와 흉곽, 장측, 벽측 흉막

늑간근/갈비사이근의 수축으로 늑골/갈비뼈이 끌어 올려지면, 흉곽의 횡단면적은 넓어지기 때문에 흉강/가슴안(thoracic carity)내 용적도 커지는데, 실제의 호흡운동에서는 오히려 횡격막/가로막이 수축하여 횡격막이 끌려 내려감으로써 생기는 효과가 크다.

Ⅱ 호흡기능 검사

폐가 그 기능을 충분히 다하기 위해서는 몇 가지 조건이 필요하다. 우선, 폐포/허파꽈리의 환기가 충분히 이루어져야 한다. 또한 아무리 충분한 환기가 이루어진다고 해도 폐포에서 가스교환이 이루어지지 않으면 의미가 없다.

따라서 폐의 기능은 '환기 기능'과 '가스교환 기능'으로 대별할 수가 있다. 그 어느 한 쪽 혹은 양쪽에 기능장애가 없는지 검사한다.

1 환기기능 검사 Ventilation test

폐활량계(spirometer)에 의한 검사가 중심이 된다. mouth piece를 입에 대고 숨을 쉬어 폐활량 등을 검사하는 것이다.

생리학 실습에서 실제로 해 본 적이 있는 사람도 많을 것이다. 검사법으로는 각 조건에 따라서 호흡을 하게 하여, 가로축을 시간축으로 해서 기록하여 검사한다. 실제의 폐활량계(spirography) 기록을 보자(**그림 2-1**).

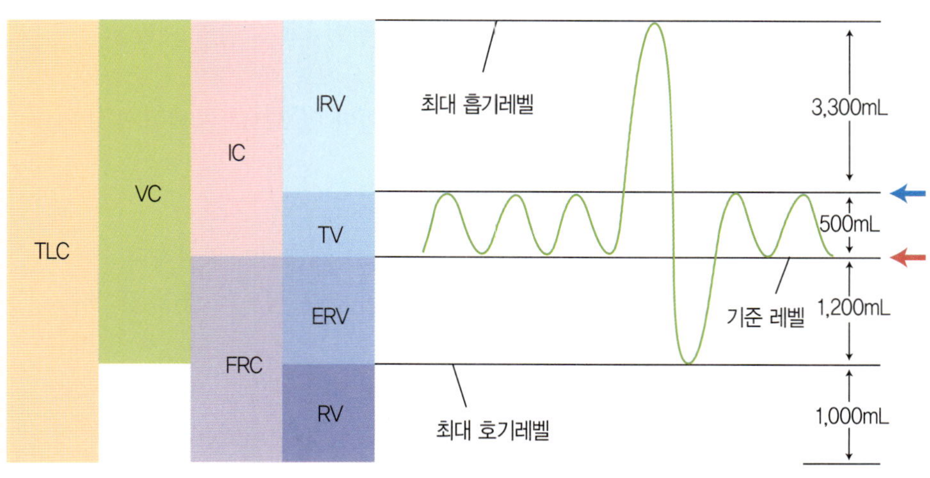

[그림 2-1] **폐용량곡선(spirogram)**

이 중에서 직접 측정할 수 있는 것은 다음과 같다.

1) 폐활량(Vital capacity : VC)
2) 1회 호흡량(Tidal volume : TV)
3) 예비 흡기량/들숨량(Inspiratory reserve volume : IRV)
4) 예비 호기량/날숨량(Expiratory reserve volume : ERV)
5) 최대 흡기량/들숨량(Inspiratory capacity : IC)

차례대로 살펴보자.

1) 폐활량 VC

폐활량이라는 것은 가능한 최대한으로 숨을 들이마시고, 가능한 최대한의 공기를 내뱉을 때, 내뱉을 수 있는 공기의 양을 말한다. 따라서 폐가 1회에 환기할 수 있는 한계량이 폐활량이 되는 것이다.

이는 아래에 설명하는 1회 호흡량(TV)+예비 흡기량/들숨량(IRV)+예비 호기량/날숨량(ERV)의 합이 되며, 호흡의 예비량도 포함한 최대한의 호흡량을 폐활량(VC)이라고 하는 것이다.

특히 가능한 있는 힘을 다하여 내뱉은 경우의 폐활량을 노력성 폐활량(forced vital capacity : FVC)이라고 한다. 폐활량은 연령이나 신장에 따라 차이가 크므로 표준화한 정상치와의 비를 취한 폐활량비(%VC)가 임상에서 중요시되고 있다. 그런데, 이 %VC는 어떠한 경우에 감소하는가?

예를 들어, 간질폐렴과 같이 폐 자체가 굳어져서 부풀어오르지 못하는 경우에 폐활량은 감소한다. 또한, 중증 근무력증(Myasthenia gravis)이나 Guillain-Barré syndrome과 같은 신경·근육질환에서도 호흡근의 기능이 약해져 흉곽이 부풀어오르지 않아 폐활량이 감소한다.

그리고 척추측만증과 같이 흉곽의 변형을 초래하는 경우에도 폐활량이 감소한다.

이와 같이, 폐활량비(%VC)의 감소에는 여러 가지 원인이 있으므로 감별이 필요하다.

2) 1회 호흡량 TV

안정시, 무의식적으로 호흡하고 있을 때의 1회 호흡량은 개개인이 일정하다.

여러분들도 지금 무의식적으로 하고 있는 호흡은 매회 같은 정도의 양일 것이다. 이것을 측정한 것이 1회 호흡량이다.

특히, 보통으로 숨을 내쉰 상태의 흉강내압이 대기압에 가장 가깝기 때문에, 이를 안정호기위라고 부르며, 기준레벨로 한다(**그림 2-1**의 붉은 화살표). 이 기준레벨은 바로 다음에 설명하는 기능적 잔기량(FRC)과 일치한다.

3) 예비 흡기량/들숨량 IRV

보통으로 숨을 들이마신 상태(안정흡기위 : **그림 2-1**의 푸른 화살표)보다 좀더 숨을 들이마실 수 있다. 이것을 예비 흡기량/들숨량이라고 한다.

4) 예비 호기량/날숨량 ERV

보통으로 숨을 내쉰 상태(안정호기위 : **그림 2-1**의 붉은 화살표)보다 좀더 숨을 내쉴 수가 있다. 이것을 예비 호기량/날숨량이라고 한다.

5) 최대 흡기량/들숨량 IC

안정호기위에서 최대로 숨을 들이마셨을 때, 그 양을 최대 흡기량이라고 한다.

이상은 직접 측정이 가능한 것이며, 반대로 직접 측정이 불가능한 것을 열거해 보면 다음과 같다. 이것은 시험에도 자주 출제되는 항목 중의 하나이다.

6) 잔기량 RV
7) 총폐활량 TLC
8) 기능적 잔기량 FRC

7)은 폐활량+잔기량, 8)은 예비 호기량/날숨량+잔기량이다. 그러므로 이들의 공통점은 모두가 그 구성 성분으로 잔기량을 포함한다'는 점이다. '잔기량(RV)을 포함하고 있으면 직접 측정은 불가능하다'라고 기억하자.

그런데 7), 8)은「이미 설명한 사항 + 잔기량」이므로 잔기량만 좀더 자세하게 설명하기로 한다.

6) 잔기량 Residual volume : RV

최대한 숨을 내쉬어도, 아직 폐나 기도 속에 남아 있는 공기량을 말한다. 숨을 내쉬기 힘들어지면 증가하기 때문에 잔기량은 감소하는 것보다 증가하는 쪽이 문제가 된다. 잔기량이 증가하는 질환(숨을 내쉬기 힘들어지는 질환)의 대표적인 예는 만성 폐기종(chronic emphysema)이다. 이 병에서는 말초 기도가 닫히기 쉬우므로 숨을 내쉬기 힘들어진다. 그런데 잔기량은 spirometer로 직접 측정할 수가 없다.

따라서 보통, 가스 희석법이라 불리는 방법으로 측정한다. 여기에서 가스 희석법의 원리를 간단히 설명하겠다.

우선 체내에서 대사되지 않고 물에 녹기 어려운 가스(inert gas : nitrogen, Helium 등)를 일정량 함유한 비닐봉지를 준비한다. 이것을 안정된 호기자세에서 입에 대고 여러 번 반복해서 호흡한다. 그러면 점차 폐 속과 비닐 속의 기체는 균일하게 되어 평형에 도달한다. 여기서 비닐 속의 기체분압을 측정하면 처음에 넣어둔 헬륨 등이 기도 속으로 어느 정도 이동했는가를 알 수 있다.

실제로 계산해 보자. 4ℓ의 비닐봉지에 1ℓ의 헬륨을 넣어(헬륨분압은 0.25atm) 안정된 호기자세에서 이것을 입에 댄다. 여러 번 호흡을 하여 헬륨분압이 0.20atm이 되었다고 하자. 이때, 기능적 잔기량을 $x\ell$로 하면 다음과 같다.

$0.25atm \times 4\ell = 0.20atm \times (4\ell + x\ell)$

이 식을 풀면, 기능적 잔기량은 1ℓ가 된다. 만일 예비 호기량/날숨량이 0.4ℓ라면 잔기량은 0.6ℓ가 되어 간단하게 잔기량을 구할 수가 있다.

지금까지는 정적인 폐의 환기기능에 대하여 설명했는데, 환기기능 검사에서는 동적인 환기기능에 관한 측정도 행해진다. 중요한 것은 1초간 노력성 호기량($FEV_{1.0}$%)과 flow volume 곡선이다.

양쪽 모두 폐활량계(spirography)를 사용하여 측정한 것을 수학적으로 처리해서 구한다. 수학적이라고 해도 그다지 어려운 것이 아니므로 확실하게 이해하고 넘어가자.

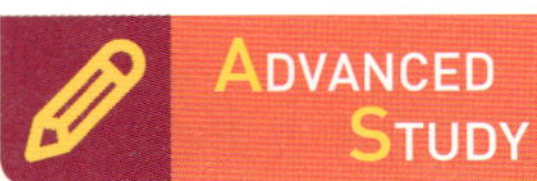

환기기능 검사

1초율 FEV_1

최대흡기위/최대들숨레벨에서 가능한 힘껏 숨을 내쉬었을 때, 처음의 1초간 내뱉은 양(ℓ/sec)을 1초간 노력성 호기량/날숨량이라고 한다. 이것을 노력성 폐활량으로 나누어 구한 %를 1초율($FEV_{1.0}$%)이라고 한다. 이 수치는 숨을 내쉬는 장애의 정도를 나타내는 데 이용된다. 숨을 내쉬기가 어려워지면 당연히 1초율($FEV_{1.0}$%)이 감소한다. 즉, 폐쇄성 폐질환에서는 FEV_1이 감소한다는 사실을 기억해두기 바란다**(그림 2-2)**.

이상의 %VC와 $FEV_{1.0}$%를 이용하여 제한성 장애와 폐쇄성 장애를 구분하기 위한 그래프를 만들 수가 있다**(그림 2-3)**. 그래프에 데이터를 기입하면 환자의 호흡장애를 분류할 수 있다.

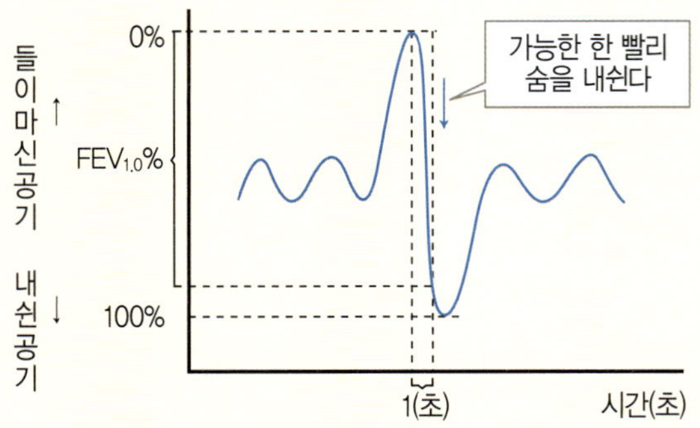

[그림 2-2] 1초율 ($FEV_{1.0}$%)의 계측법

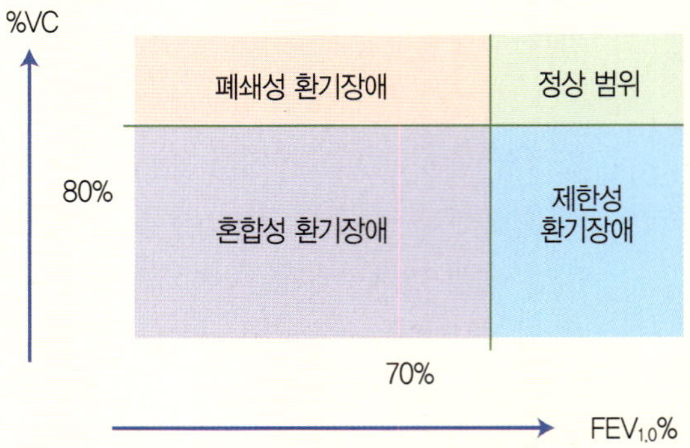

[그림 2-3] 제한성 환기장애와 폐쇄성 환기장애

유량용량곡선/flow-volume 곡선

노력하여 숨을 내쉬었을 때의 flow(호기유량 : ℓ/sec)를 세로축/종축으로 하고, volume(호기량/날숨량 : ℓ)을 횡축/가로축으로 하여 그래프화한 것이다. 주의할 것은 횡축은 시간축이 아니라는 점이다(spiro-graphy에서는 시간축이었음).

또, 횡축/가로축은 호기량/날숨량이므로 곡선의 횡폭/가로폭은 폐활량과 일치한다. 즉, 횡폭이 좁은 곡선에서는 폐활량이 감소한다는 것이다. 이 flow volume 곡선을 이용하면, 곡선 패턴에서 기도협착의 종류를 추정하거나 폐활량의 변화를 알 수가 있다. 따라서 호흡기 질환 감별에 매우 유용한 검사가 된다(그림 2-4).

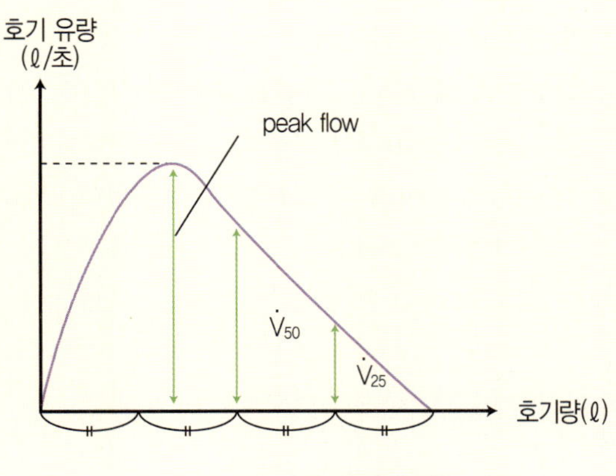

[그림 2-4] 정상 유량용량곡선

이 곡선의 이해를 돕기 위해, 크게 숨을 들이쉬고 힘껏 내뱉어 보면 처음에만 힘차게 내뱉을 수 있고, 그 후에는 점점 힘이 약해진다는 것을 알 수 있을 것이다. 이것을 알기 쉽게 그래프화한 것이 flow volume curve이다. 그런데 이 곡선에는 몇 개의 지표가 되는 점이 있다.

- peak flow(최대 유량)

peak flow란 내쉬는 공기의 흐름(호기유량)이 가장 빠른 점이다. 이 점이 내려갈 때에는 숨을 내쉬기 힘들어진다.

- $\dot{V}_{50}$(50% 잔존 폐용량시 유량)

폐활량의 50%까지 폐가 수축된 상태에서의 호기유량이다.

- $\dot{V}_{25}$(25% 잔존 폐용량시 유량)

폐활량의 25%까지 폐가 수축된 상태에서의 호기유량이다. $\dot{V}_{50}$, $\dot{V}_{25}$,에 관해서는 바로 이해하기 어려울 것이다. 실은 이들의 지표는 서로간의 비를 구함으로써, 즉 $\dot{V}_{50}$, / $\dot{V}_{25}$를 구해야 의미가 있다.

구체적으로는 비를 구함으로써 말초기도의 협착 유무를 조사할 수가 있다. 왜냐하면, 말초기도 협착에서는 flow volume 곡선이 아래로 볼록한 모양이 되는 경우가 많기 때문이다.

왜 그렇게 되는가에 대해서는 나중에 설명하겠지만, 이 비가 커질수록 곡선이 아래로 볼록한 모양이 되며, 구체적으로는 3.0 이상에서 말초기도 협착이 있는 것으로 판단된다. 이상의 지표를 근거로 하여 질환별 flow volume 곡선의 유형을 살펴보자.

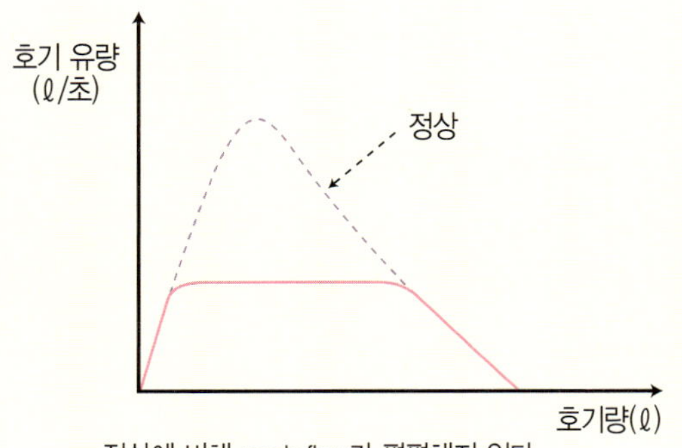

정상에 비해 peak flow가 편평해져 있다.

[그림 2-5] 상기도 협착

• 상기도 협착

상기도 협착의 예로서 기관에 이물(foreign body)이 들어간 경우를 생각해 보자. 이물이 있으면 그곳만 공기의 출구가 작아지므로 출구가 좁은 만큼 힘차게 숨을 내쉴 수 없다.

그 때문에 peak flow가 편평한 모양이 된다. 물론 폐활량에는 변화가 없으므로 가로폭/횡폭에도 변화는 없다(그림 2-5).

• 말초기도 협착

여기에는 몇 개의 유형이 있다. 말초기도 협착이 발생하는 기전에 따라 유형에 변화가 생긴다(그림 2-6).

예를 들어, 만성 폐기종 환자의 경우는 말초에만 기도협착이 일어난다. 그 이유는 기도협착이 일어나는 기전을 생각하면 자연히 알 수 있게 된다. 폐기종에서는 폐실질의 구조가 파괴되어 너덜너덜한 스폰지와 같은 상태가 된다. 폐실질에는 말초기도를 주위에서 끌어당겨 닫히지 않도록 하는 작용이 있다. 말초기도에는 기관지 연골이 없으므로 항상 밖에서 끌어당기지 않으면 닫혀버린다.

말초의 기도는 기도내압이 높을 때, 즉 숨을 내쉬기 시작한 초기에는 열려 있지만, 어느 정도 숨을 내쉬면 기도내압이 내려가 숨을 다 내쉬기 전에 말초의 기도가 닫혀버린다.

그런 까닭에 곡선은 아래로 볼록한 모양이 되고, $\dot{V}_{50}/\dot{V}_{25}$은 증가한다. 또 중증화되면 숨을 내쉴 수 없어 잔기량이 많아지고 결과적으로 폐활량이 적어지며 그래프의 횡폭/가로폭이 좁아지는 경우도 있다.

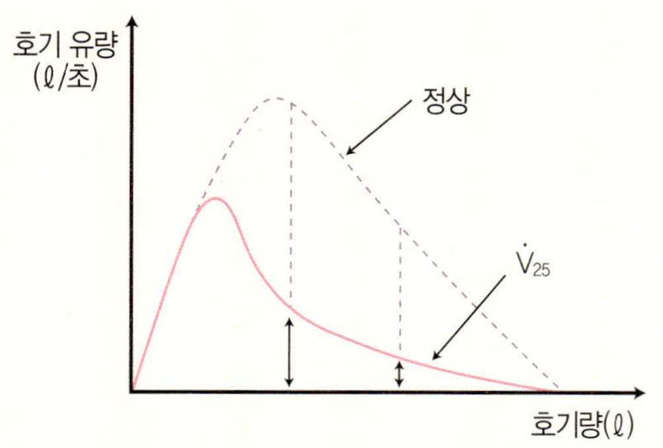

① 만성 폐기종의 경우
peak flow가 내려가고, $\dot{V}_{50}/\dot{V}_{25}$가 커진다(아래로 볼록해진다).
말초에만 기도협착이 있을 때 이런 모양이 된다.

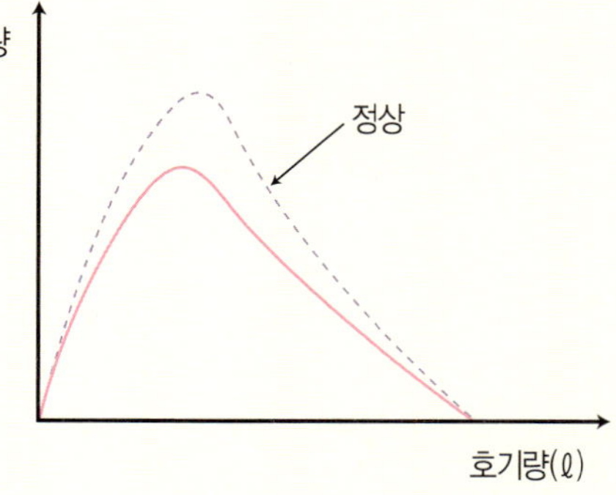

② 기관지천식의 경우
정상에 비해 전체적으로 높이가 낮아져 있다.
상기도~말초까지의 연축(spasm)에 의한 협착을 반영하고 있다.

[그림 2-6] 말초기도 협착

한편 만성 기관지천식 환자에서는 기관지의 연축(spasm)에 의해 기도협착이 발생한다. 이 협착은 기도에 광범위하게 발생하기 때문에 상기도협착과 폐기종이 합쳐진 듯한 그래프가 된다.

• 폐섬유증(idiopathic pulmonary fibrosis : IPF)

이 질환에서는 폐실질의 변화로 인해 폐가 부풀어 오르기 힘들어진다. 그로 인한 폐활량 감소가 주된 현상으로 나타나기 때문에 그래프는 가로폭만 좁아지고 높이에는 그다지 변화가 일어나지 않는다(그림 2-7).

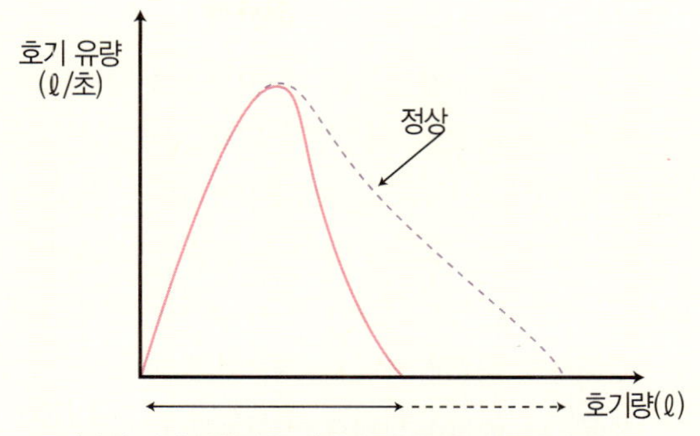

[그림 2-7] **폐섬유증(IPF)**

Closing volume(폐쇄 용적)

말초기도가 폐쇄될 때의 폐내 용량을 closing volume이라고 한다. 본래 숨을 다 내쉴 때까지는 기도는 열려 있어야 한다. 도중에 닫혀 버리면 숨을 내쉴 수 없어 곤란해진다.

그러나 폐기종처럼 말초기도에 폐쇄가 있으면 closing volume은 잔기량보다 상당히 커진다. 따라서 closing volume을 측정함으로써 말초기도의 폐쇄 유무를 조사할 수도 있다.

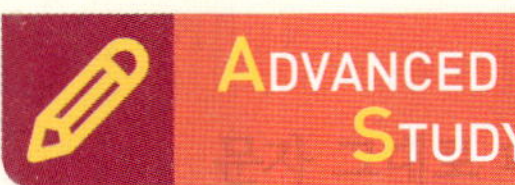

호흡기능 검사

가스교환 기능검사

동맥혈에서 얻을 수 있는 항목으로는 산소분압, 이산화탄소분압, pH가 있다. 이들로부터 계산해 낼 수 있는 것으로, O_2 포화도 · HCO_3^- 농도 · Base excess 등이 있다. 혈액 가스분석에 의해 가스교환능, 즉 산소섭취능 · 이산화탄소배설능 등 호흡기계의 능력을 파악할 수 있다. 또 전신의 대사, 신장/콩팥(kidney)에 의한 산염기 평형조절능력의 파악이 가능해진다.

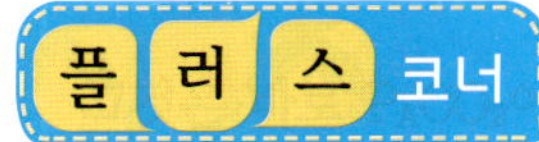

1. 물속에서 오랫동안 잠수하려면?

산소를 몸 속에 받아들이기 위해 숨을 들이쉬고 내쉬고 한다는 것은 누구나 알고 있다. 그러나, 그 호흡운동을 위한 자극인자가 산소가 아니라 이산화탄소라는 사실은 대부분 모른다.

호흡운동을 위한 중추는 연수에 있다. 연수는 몸으로부터 오는 여러 정보를 바탕으로 호흡운동을 조절한다. 정상 상태에서는 혈중 이산화탄소(CO_2) 농도가 호흡자극의 최대 요인이 된다. 혈중 CO_2가 상승하면, 그것이 자극이 되어 연수의 호흡중추가 흥분하고 호흡이 활발해진다. 호흡이 활발해지면 혈중의 CO_2는 저하하여 원래 상태로 돌아간다. 이미 알고 있는 바와 같이 폐포환기량과 혈중 CO_2 농도는 반비례 관계에 있다. 따라서 호흡횟수가 증가하고 폐포환기량이 증가하면 혈중 CO_2 농도는 저하된다.

그러면 다음과 같은 응용문제를 풀어보자.

어떻게 하면 오랫동안 숨쉬지 않고 견딜 수 있을까? 호흡의 자극인자가 되는 CO_2를 미리 감소시켜 놓으면, 한참동안은 호흡을 하지 않아도 된다. 그러니까 숨을 멈추기 전에 일부러 과환기/호흡과다를 만들어 두고 혈중 CO_2 레벨을 낮추어 놓은 다음 숨을 멈추면 된다. 1분 이상은 거뜬하게 숨쉬지 않고 견딜 수 있다. 그런데 호흡자극인자는 CO_2 뿐만이 아니다. CO_2는 지극히 일반적인 상태에서 작용하는 가장 최초의 요인이다.

만약 이 요인이 없어지거나 CO_2를 감지하는 센서가 마비된다면 어떻게 될 것인가?

그때를 위해서 준비되어 있는 인자가 산소(O_2)이다. O_2는 CO_2의 경우와 반대로 혈중 농도의 저하가 자극이 되어 호흡을 촉진한다. 예를 들어 CO_2가 전혀 포함되지 않은 공기를 연속적으로 들이쉬게 하면 차츰 호흡을 하지 않게 된다. 혈중 CO_2가 점점 저하되기 때문이다. 호흡을 하지 않고 있으면 곧 혈중의 O_2 농도가 저하된다. 그리고 이번에는 이 저하된 O_2가 자극이 되어 호흡을 하게 된다.

이와 같은 상태는 만성 폐쇄성 폐질환(COPD) 환자에게서도 볼 수 있다. COPD에서는 혈중 CO_2가 상승하여 저산소혈증을 초래한다.

혈중 CO_2가 높아지면 호흡중추가 자극을 받아 호흡이 촉진된다. 그러나 COPD처럼 만성적으로 고이산화탄소혈증이 계속되면 센서가 마비되어 CO_2가 호흡자극인자로서 작용하지 않게 된다. 그렇게 되면 저산소혈증이 자극이 되어 호흡이 촉진되게 되는 것이다. 여기에서 문제가 되는 것은 COPD 환자의 치료이다.

COPD 환자의 저산소혈증을 개선시키기 위해서는 산소를 흡입시킨다. 그러나 이 산소흡입을 갑자기 고농도로 하면 안 된다. 고농도의 산소를 투여하면 저산소혈증은 현저하게 개선될지 모른다.

그러나 환자는 저산소혈증을 자극으로 하여 호흡하고 있는 것이므로 환자의 저산소혈증을 개선시키는 것은 호흡자극 인자를 빼앗는 것과 같으므로 환자의 호흡은 현저하게 억제된다.

호흡이 억제되면, 폐포저환기가 일어나고 혈중 CO_2 농도는 현저하게 상승한다.

고이산화탄소혈증이 급격하게 발생하면, 중추신경장애가 초래되어 의식장애 내지는 혼수에 이르는 경우가 있는데, 이와 같은 상태를 CO_2 narcosis라고 한다. COPD 환자를 치료할 때에는 CO_2 narcosis가 되지 않도록 반드시 저농도의 산소 흡입부터 시작해야 한다.

2. 혈중 산소의 농도를 높이려면?

간단한 일이다. 산소의 농도를 높인 공기를 흡입시키면 된다. 그러나 이것은 원리에 대한 충분한 설명이 되지 않는다. 원리적으로 생각하면, 폐포 내의 O_2 분압을 높게 해주면 혈중 O_2 농도도 높아진다. 즉 혈중의 O_2 농도를 높게 하기 위해서는 폐포 내의 O_2 분압을 높게 하면 되는 것이다.

그러면, 폐포 내의 O_2 분압은 어떤 인자로 결정되는 것일까? 앞에서 설명했듯이 폐포 내의 O_2 분압을 P_AO_2, 흡기중의 O_2 분압을 P_IO_2, 동맥혈중 CO_2 분압을 $PaCO_2$, 호흡상수(respiratory quotient)을 R로 표기하면,

$$P_AO_2 = P_IO_2 - \frac{PaCO_2}{R} \quad (R = \text{약 } 0.8)$$

이 된다.

R을 정수라고 하면, P_AO_2는 P_IO_2와 $PaCO_2$의 두 개의 인자로 결정되는 것을 알 수 있다.

$PaCO_2$는 혈액가스를 측정하면 알 수 있지만 P_IO_2는 어떻게 알 수 있을까?

P_IO_2는 흡기/들숨중의 O_2분압이다. 대기압이 760mmHg이면 O_2 농도는 21%이므로, $P_IO_2 = 760 \times 0.21$이 된다. 그러나 실제는 37℃에서의 포화수증기압 만큼 분압이 감소하므로 760에서 37℃의 수증기압 47mmHg를 뺀 후, 거기에 0.21을 곱해야 한다.

따라서,

$$P_IO_2 = 0.21 \times (760 - 47) \fallingdotseq 150\text{mmHg}$$

가 된다. 이것은 흡기/들숨중의 산소농도를 21%로 했을 때의 흡기 산소분압이므로, 만약 대기를 들이마시기만 한다면,

$$P_AO_2 = 150 - \frac{PaCO_2}{0.8}$$

이 된다.

따라서 P_AO_2는 $PaCO_2$에 의해 결정되며, $PaCO_2$가 감소하면 P_AO_2는 상승한다.앞에서도 설명했듯이 폐포환기량을 증가시키면 $PaCO_2$는 감소하고 그렇게 되면 P_AO_2도 상승한다. 그러나 P_AO_2를 상승시키기 위해 단지 폐포환기량만을 증가시키는(즉, 호흡의 회수와 크기를 증가시킴) 방법은 그다지 효율적이 아니다.

예를 들어, 정상상태에서는 $PaCO_2$가 40mmHg이므로 P_AO_2는 150−40/0.8=100mmHg 정도가 된다. 지금 호흡을 촉진시켜 폐포환기량을 정상의 2배로 했다고 가정해보자. 계산상으로는 $PaCO_2$는 절반이 된다. 즉 20mmHg이다. 이때의 P_AO_2는 150−20/0.8=125mmHg이다. 즉, 환기를 2배로 하여도 P_AO_2는 25mmHg밖에 올라가지 않는다. 그 대신 $PaCO_2$가 반으로 줄어들기 때문에 오래 지속되지는 않는다.

한편, P_AO_2를 상승시키기 위해 P_IO_2를 상승시키면 효율이 좋아진다. P_IO_2를 올리기 위해서는 흡입산소농도를 상승시키면 가능하다. 비강(nasal) cannula에 의한 산소투여가 자주 행해지는데, 1ℓ/분의 유속으로 산소를 흡입/들숨시키면 흡기/들숨중의 농도는 4%씩 상승한다고 하자. 만약 지금 3ℓ/분으로 산소를 투여하면 12%의 산소농도가 상승하므로 33%가 된다. 따라서 P_IO_2는 0.33×(760−47) ≒ 230mmHg가 된다.

$PaCO_2$를 40mmHg라고 가정한다면 P_AO_2는 230−40/0.8 = 180mmHg까지 상승한다.

폐포내의 산소가 정상적으로 폐포벽을 통과하여 혈중으로 이행한다면, P_AO_2가 높을수록 이행도 빨라진다. 그러나 혈중에서 산소분자는 헤모글로빈(혈색소/Hb)과 결합하여 운반된다. 혈색소/Hb과의 결합은 산소분압이 약 100mmHg를 넘어 높아져도, 그 이상 증가하지는 않는다. O_2분압 100mmHg에서 혈색소/Hb과 O_2의 결합은 최대점에 도달한다. 즉 산소포화도는 100%이다. 따라서 P_AO_2가 아무리 높아져도 동맥혈산소분압 PaO_2가 100mmHg에 도달하면 산소포화도는 더 이상 오르지 않는다.

Ⅲ 증상

환자가 호소하는 주된 증상으로는 다음과 같은 것이 있다.

① 기침
② 객담/가래
③ 호흡곤란
④ 흉통
⑤ 천명/그렁거림
⑥ 쉰목소리

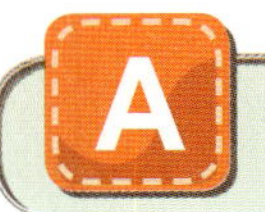

A 기침 Cough

1 기침의 종류

기침이란 이물질을 배출하는 생체의 방어반사 중의 하나이다. 기침의 종류에는 다음과 같은 것이 있다.

1. 건성기침 Dry cough

건성기침은 가래(sputum)를 동반하지 않는 기침이다. 외부로부터의 기계적 또는 화학적 자극으로 발생한다.

2. 습성기침 Wet cough

습성기침이란 가래를 동반하는 기침이다. 한마디로 호흡기 감염증에 의해 발생한다고 할 수 있는데, 그외 폐기종, 기관지천식, 폐암 등에 의해서도 발생한다. 다음 항목인 **B. 객담**/가래에서 설명하겠지만, 가래의 특징이 진단에 있어서 중요하다.

기침과 질환과의 관계

기침의 특징과 함께 중요한 것은 기침이 "언제", "어느 정도"로 "어떠한 상황"에서 발생하는가 하는 점이다. 문진을 통해 환자에게서 알아낸 사실로, 질환의 종류를 파악하는 데 어느 정도 초점을 좁혀나갈 수 있다.

다음에 예로 드는 질환과 기침과의 관계는 시험에 출제되는 임상문제를 푸는 데 중요한 키 포인트가 되므로 반드시 기억해 두자.

① 아침에 일어났을 때 기침이 난다 : 만성 기관지염, 기관지 확장증
② 새벽 3~4시, 기침 때문에 괴로워 일어난다 : 기관지천식
③ 한밤중에 자다가 돌연히 기침이 난다 : 심부전
④ 밤에 잠자리에 들어 따뜻해졌을 무렵에 기침이 난다 : 급성 기관지염
⑤ 체위를 바꾸었을 때 기침이 난다 : 폐농양(lung abscess), 흉수, 종격동종양
⑥ 겨울이 되면 기침이 난다 : 만성 기관지염, 폐기종

만성기침의 주된 원인

① postnasal drip(후비루)
② 기관지천식
③ 위식도역류
④ 만성기관지염

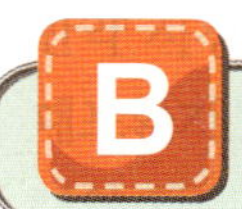

객담/가래 Sputum

객담이란?

기도 분비물이나, 염증으로 인한 삼출물 등이 입 밖으로 나오는 것을 객담(가래)이라고 한다. 환자에 따라서는 "자주 가래가 나온다"라는 이유로 내원하는 사람이 있는데 실제는 가래가 아니라 단순한 타액이었던 것으로 요컨대 지나치게 민감한 사람도 있다. 정말 가래인지의 여부를 확인할 필요가 있다. 가래의 양이 많은 질환으로서는

① 기관지확장증
② 폐농양
③ 기관지염

등이 있다.

1. 객담의 특징

앞에서도 서술하였듯이 객담의 특징을 보는 것은 매우 중요하며 그에 따라서 질환의 종류를 어느 정도 파악할 수 있다.

Ⅲ

① 화농성 객담 : 기관지확장증, 포도상구균 폐렴
② 벽돌색 : 폐렴구균 폐렴
③ 암적색 내지는 딸기젤리모양, 젓갈모양 : 원발성 폐암
④ 혈성 암갈색 객담 : 폐흡충증
⑤ 점상, 선상의 혈성객담 : 상부기도의 출혈(하부기도의 출혈이라면 혈액은 균일하게 섞인다)
⑥ 악취가 나는 객담 : 혐기성 세균성 폐농양(폐괴사)
⑦ 분홍색의 포말상 객담 : 폐부종(좌심부전)

2 혈담 Blood, Stained sputum 과 객혈 Hemoptysis

혈담이나 객혈이란, 가래에 혈액이 섞이거나, 또는 혈액 그 자체가 주로 하기도에서 배출되는 것이다. 환자는 "피를 토했다"라고만 표현할 수 있으므로 정말 객혈(hemoptysis)인지 그렇지 않으면 토혈(hematemesis)인지를 감별해야 한다.

그 감별 포인트를 정리하면 **표 3-1**과 같다. 혈담, 객혈을 유발하는 질환과 그에 수반되는 증상도 알아두도록 하자.

혈담, 객혈을 유발하기 쉬운 질환은

① 기관지확장증
② 폐암
③ 폐결핵
④ 폐경색(pulmonary infarct)
⑤ Goodpasture syndrome
⑥ 폐흡충증

등이 있다.

		객혈(hemoptysis)	토혈(hematemesis)
전구증상		목구멍의 통증	오심
		기침의 욕구	위 불쾌감
증상발현		기침에 의해 배출	구토에 의해 배출
배출물의 성질	색깔	일부 선홍색	전체적으로 암갈색
	거품	(+)	(-)
	pH	알칼리성	산성
	내용	백혈구, 적혈구, hemosiderin(+), macrophage	음식물 찌꺼기
대변		정상	흑색변(melena, tarry stool)
빈혈		가끔 나타남	항상 나타남
병력		폐질환	알콜중독성, 소화성궤양, 간질환

[표 3-1] 객혈과 토혈의 감별 포인트

1. 혈담을 접했을 때의 문진의 진행방식

그러면, 다음으로 문진의 진행 방식에 대해 설명하기로 한다. 혈담을 접했을 때는 다음과 같은 절차로 문진을 진행해간다. 어떤 질환인가를 생각하며, 또한 환자에게 어떠한 질문을 해야 하는가를 이해하는 것이 중요하다.

① 발열이 있다 → 폐렴 등 염증성 질환
② 흉통이 있다 → 폐경색, 원발성 폐암, 폐렴
③ 호흡곤란이 있다 → 폐부종, 승모판 협착증(MS), 폐경색
④ 혈뇨가 있다 → Goodpasture syndrome

C 호흡곤란 Dyspnea

 호흡곤란이란?

호흡곤란이란 하나의 자각증상이며, 노력을 요구하는 호흡운동이 의식되는 경우를 말한다. 보통 사람도 운동을 하면 그렇게 된다. 따라서 정상 이하의 운동으로 호흡곤란이 유발되는 경우가 문제가 되는데, 절대적인 지표가 없으며, 그래서 Hugh-Jones의 분류가 사용된다.

1. Hugh -Jones의 분류

① Grade 1 : 같은 연령의 건강한 사람들과 함께 일을 할 수 있고, 보행하고, 계단도 같이 오를 수 있다(정상).

② Grade 2 : 평지에서는 건강한 사람들과 같이 보행할 수 있지만, 언덕이나 계단은 나란히 오를 수 없다(가벼운 숨가쁨).

③ Grade 3 : 평지에서조차 건강한 사람들과 나란히 걸을 수는 없지만, 자신의 페이스로는 1.6km 이상 걸을 수 있다(중등도의 숨가쁨).

④ Grade 4 : 쉬엄쉬엄 가지 않으면 45m도 걸을 수 없다(고도의 숨가쁨).

⑤ Grade 5 : 이야기를 하거나 옷을 벗거나 신변을 챙기기에도 숨이 가쁘다 - 거의 누워있음(극히 고도의 숨가쁨).

 호흡곤란의 원인

호흡곤란은 반드시 호흡기 질환에 의해서만 일어나지는 않는다. 이 밖에도 심장성, 대사성, 빈혈성 호흡곤란이 있다.

1) **심장성 호흡곤란** ; 울혈성 심부전, 승모판 협착증(MS) 등의 판막질환으로 발생한다.

2) **대사성 호흡곤란** ; 대표적인 질환으로는 갑상선기능 항진증이 있다.

3) **빈혈성 호흡질환** ; 고도의 빈혈에서는 고심박출량성의 심부전이 발생하고, 호흡곤란을 일으키는 경우가 있다.

4) **폐성 호흡곤란**(호흡기에서는 이것이 문제가 된다)

① 호흡운동량의 증가로 인한 호흡곤란

ⓐ 제한성(restrictive pattern) 장애 : 호흡운동, 즉 흉곽/가슴우리의 움직임이 억제되고 있기 때문에 숨쉬기 힘들어진다. 예로서는 흉막염/가슴막염, 비만, 척추측만증 등이 있다.

ⓑ 폐쇄성(obstructive pattern) 장애 : 기도의 폐쇄가 원인이 되어 숨을 잘 내쉬지 못하고 숨이 막힌다. 예로서는 만성 폐기종, 만성 기관지염, 기관지천식 등이 있다.

② 호흡근력의 저하로 인한 호흡곤란

ⓐ 예로서는 중증 근무력증, 소아마비(polio), 말초 신경염 등이 있다.

이상, 호흡곤란을 원인에 따라 대강 분류해 보았는데, 이와 같은 분류는 실제 문제에 있어서나, 임상적으로나 그다지 중요하지는 않다. 임상적으로는 오히려 호흡곤란의 증상 발현에 대한 방식과 양식이 중요하다. 다음으로 호흡곤란의 증상 발현에 대한 방식에서 중요한 증상을 살펴보자. 중요한 증상으로는,

- 돌발성 호흡곤란
- 발작성 야간호흡곤란(PND : paroxysmal nocturnal dyspnea)

등이 있다.

1. 돌발성 호흡곤란

여기에는 긴급 의료행위의 필요성이 높은 질환이 포함되어 있기 때문에 정확한 정보를 청취한 후, 진단, 처방을 결정해야 한다.

예를 들면, 다음과 같은 증상을 들 수 있다.

① 자연기흉/자연공기가슴증(spontaneous pneumothorax)

② 기도부종

③ 폐색전증 : 흉통이나 폐담 등의 증상이 나타난다.

④ 기관지천식 : 환절기나 밤중이나 새벽 등, 기온이 내려갈 때 많다.

⑤ 박리성 대동맥류(dissecting aneurysm) : 격통(intense pain)이 오랫동안 계속된다.

⑥ 과환기증후군/호흡과다증후군(hyperventilation syndrome) : 갑자기 발생하며, 손발의 저림 등을 호소한다. 정신적인 문제를 안고 있는 경우도 있다.

2. 발작성 야간호흡곤란 Paroxysmal nocturnal dyspnea : PND

발작성 야간호흡곤란(PND)은 심부전, 특히 좌심부전의 환자에게 일어나는 호흡곤란이다. 밤에 잠자리에 들면, 하지에 저류되어 있던 혈액이 심장으로 돌아와 심장에 용적부하가 걸리게 되는데, 심부전인 경우에는 그것을 적절히 내보낼 능력이 없으므로 폐울혈을 유발하게 된다. 울혈된 결과 폐의 모세혈관이 확장되고, 또 그것이 확산장애나 환기관류비/환기혈류비 불균등분포를 유발하기 때문에 저산소혈증 상태를 초래하여 호흡곤란을 일으키게 된다.

잠자리에 들어 1~2시간 후에 돌연히 호흡곤란을 호소해 오는 경우는, 발작성 야간호흡곤란이라는 것을 깨닫고, 좌심부전을 의심해야 한다.

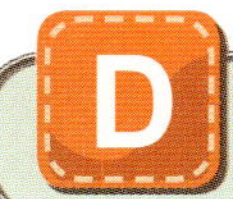

흉통 Chest pain

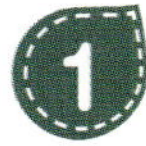

흉통이란?

흉통/가슴통증이란, 흉부/가슴에 발생하는 동통이다. 여러 가지 질환에서 나타난다.

흉통을 유발하는 질환

1. 심장에서 유래하는 것

협심증, 심근경색, 심막염 등이다.

2. 심장 이외의 흉강/가슴안 Thoracic carity 내 장기에서 유래하는 것

여기에는 다음과 같은 것이 있다.

① 대동맥에서 유래하는 것
박리성 대동맥류, 매독성 대동맥염 등이다.

② 폐동맥에서 유래하는 것
폐색전증, 원발성 폐고혈압 등이다.

3. 복부장기에서 유래하는 것

이것은 흉부/가슴에 이르러 확산되는 통증이다. 따라서 대개의 경우, 원발된 부분의 통증을 동반한다. 위궤양, 위염, 담석증 등을 예로 들 수 있다.

4. 호흡기질환과 관계가 있는 흉통

폐 그 자체에는 통증 신경이 없다. 따라서 병변이 폐의 국소에 한정된 경우에는 통증이 없다. 통증을 느낄 수 있는 장소는 흉막/가슴막이다. 그러므로 흉막염/가슴막염에서는 통증을 느낄 수가 있다.

그러면, "폐의 병변은 전부 무통인가?"하면, 그렇지는 않다. 예를 들면, 폐렴 등에서도 염증이 흉막/가슴막에 미치거나, 종대에 의하여 흉막으로 신전되면 통증을 느끼게 된다.

마찬가지로 폐암, 폐농양, 폐부종, 자연기흉/자연공기가슴증, 폐색전증, 폐쇄성 폐질환(폐기종, 기관지천식, 만성 기관지염)등에서도 흉통을 호소하는 경우가 있다.

이렇게 되면, 대부분의 호흡기질환이 흉통을 유발할 수 있다는 이야기기가 된다. 그러면, 이들의 감별에 대하여 알아보자.

① 흉통의 성질 ② 흉통의 발생형태(급하게 일어나는가의 여부) ③ 지속성 ④ 정도 등에 대한 문진부터 시작한다.

· 갑자기 생긴 흉통
  → 폐경색, 자연기흉/자연공기가슴증 등
· 침으로 찌르는 듯한 통증 → 흉막염
· 지속성의 둔한 통증 → 폐렴, 폐농양, 폐암

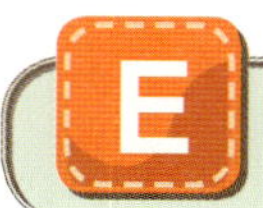

천명/그렁거림 Stridor

천명/그렁거림(stridor)이란 기도가 협착됨으로 인해 발생되는 잡음이다.

청진기를 가슴에 대지 않아도, 주위의 사람에게 들리는 정도를 말한다. 천명/그렁거림(stridor)을 유발하는 질환으로는 기관지천식(bronchial asthma)이 대표적인데, 1대1로 대응하는 것은 아니다. 폐쇄성 폐질환이나 기도 속의 이물질로도 들리는 경우가 있다.

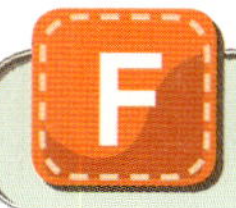

쉰목소리 Hoarseness

발성기관이 손상을 입거나, 성문/성대문(glottis)에 관계되는 기능에 이상이 생겨 일어나는 현상이다. 구체적으로는 다음과 같은 현상을 생각할 수 있다.

- 반회신경/되돌이후두신경(recurrent laryngeal n.) 마비 : 종격 종양으로 인한 압박, 폐암의 침윤 등
- 성문(glottis)의 edema : 점액수종 등

반회신경(recurrent laryngeal n.)은 좌우의 주행이 다르다. 우반회신경(right recurrent laryngeal n.)은 쇄골하동맥을 돌아 상행하여 성대의 움직임을 담당하는 근육에 이르는데, 좌반회신경(left recurrent laryngeal n.)은 대동맥궁을 돌아 상행한다.

따라서, 왼쪽의 주행이 길기 때문에 장애를 받을 위험도 많은 것이다. 호흡기질환, 특히 폐문부의 폐암침윤이나 종격동종양의 압박에서 좌반회신경(left recurrent laryngeal n.) 마비로 인해 목쉰소리가 나는 현상은 이러한 이유 때문이다.

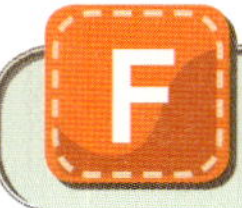

흉수저류 Pleural effusion

흉수저류란 흉강/가슴안(thoracic carity)에 흉수가 고여있는 현상이다. 정상에서도 흉막간/가슴막사이의 마찰을 부드럽게 하고, 호흡을 원활하게 하기 위해서 약 5ml의 흉수/가슴막삼출액는 있는데, 그것보다 대량으로 흉수가 고여 있으면 병적인 의미가 있다.

흉수는 정수압 · 교질 삼투압 · 모세혈관 투과성의 균형이 무너짐으로써 저류된다.

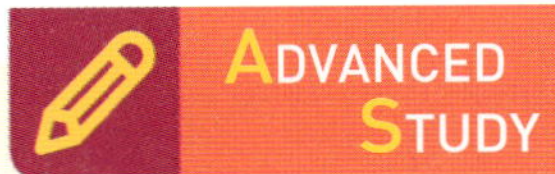

흉수저류 Pleural effusion

흉수의 분류

흉수/가슴막삼출액는 그 특징에 따라 크게 2가지로 분류할 수 있다.

- 여출성(transudate)
- 삼출성(exudate)

이 2가지는 어떻게 다를까? 주로 수분이 슬며시 새어나오는 현상을 여출성, 혈장 중의 단백 등도 함께 흘러 넘치는 현상을 삼출성으로 상상하면 된다.

즉, 여출성에서는 흉수의 비중이 낮으며, 또한 흉수중의 단백 · LDH도 낮아진다. 반면, 삼출성에서는 흉수의 비중이 높으며, 단백 · LDH도 높아진다. 이 현상을 정리한 것이 **표 3-2**이다. 그 원인도 함께 기재했으니 참고하기 바란다.

그리고 유미성 흉수(chylothorax)라는 것이 있는데, 이는 림프관에서 림프액이 새어나옴으로써 생기는 현상이다.

그 원인으로는 다음과 같은 것이 있다.

① 외상
② 수술의 합병증
③ 악성종양

그러면, 각 질환에 대한 흉수의 특징을 살펴보자.

1. 삼출성 흉수 Exudate

염증 등이 원인이 되어, 혈관 투과성이 항진되면, 혈액 중의 단백질 등, 비교적 큰 물질이 혈관 밖으로 스며 나온다. 이렇게 흉강/가슴안(thoracic carity)내에 고인 흉수가 삼출성 흉수이다.

① 염증성 질환

- 결핵 : 흉수 ADA 상승, glucose 감소
- RA : rheumatoid factor(+), glucose 감소
- 췌장염 : 흉수 중의 Amylase 상승, 왼쪽우위(왼쪽 흉수라면, 일단 췌장염을 의심한다)

② 종양

- 폐암 : CEA의 높은 수치
- 악성 흉막중피종 : hyaluronic acid 상승

그리고 반드시 기억해두어야 할 사항은 흉수천자는 늑골상연에서 해야 한다는 점이다. 늑골하연에는 VAN(정맥 · 동맥 · 신경)이 통하고 있기 때문이다.

	삼출성	여출성
비중	1.030 이상	1.018 이하
Protein	3g/dℓ 이상	3g/dℓ 이하
LDH	200IU/ℓ 이상	200IU/ℓ 이하
흉수단백 /혈청단백	0.5 이상	0.5 이하
흉수LDH /혈청LDH	0.6 이상	0.6 이하
원인	① 염증성 질병결핵 RA : SLE 췌장염 ② 악성 종양 폐암 악성 흉막중피종	① 저단백혈증 간경변 nephrotic syndrome ② 정수압 상승 심부전

[표 3-2] 흉수의 특징에 따른 분류

2. 여출성 흉수 Transudate

혈관 투과성은 정상의 상태에서도 혈액중의 단백질 농도가 저하하면 수분이 혈관 밖으로 새어나온다. 이것은 교질삼투압이 저하되기 때문이다.

"교"란 "아교" 즉, 단백질이며, 교질삼투압이란 혈액 중의 단백질에 의한 삼투압이다. 이 압력은 혈관의 안쪽을 향해 물을 끌어들이는 방향으로 작용하는 힘이다. 단백 농도가 낮아져서, 물을 끌어들이는 힘이 약해지면, 물은 혈관 밖으로 새어나가게 된다. 이렇게 하여 고인 흉수를 여출성 흉수라고 한다.

① 저단백혈증

- 간경변 : albumin 합성이 저하
- Nephrotic syndrome : 요중으로 단백질 배설 증가

② 정수압 상승

- 울혈성 심부전 : 울혈로 인한 혈관내압의 상승으로, 좌심부전에서만 폐울혈이 발생한다. 그러나, 흉수저류는 생기지 않는다는 점이 중요하다.

Ⅳ 신체소견

시진, 촉진, 타진, 청진 4가지가 대표적인 신체소견 검사이다.

이것은 시험에도 자주 출제되는 아주 중요한 키 포인트이다. 소견과 병명을 1대1로 암기하고 "왜 그렇게 되는가?"하는 병태생리도 반드시 이해하고 넘어가도록 하자. 그렇게 되면 지식은 확신이 되고 또한 바로 응용이 된다.

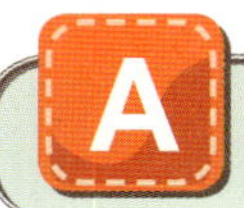

A 시진 Inspection

1 흉곽/가슴우리 Thorax

흉곽을 주의 깊게 시진해 보자. 단지 보는 것만으로 알 수 있는 병이 있다. 그러면, 시진에 대해서 구체적으로 살펴보자.

1. 술통형 가슴 Barrel chest

흉곽/가슴우리은 전후경/앞뒤지름(AP diame-ter)쪽이 횡격보다 짧은 것이 보통이다. 또한 늑골/갈비뼈의 경사도도 45°정도가 보통이다.

Barrel chest에서는 "맥주통"처럼 전후경/앞뒤지름과 횡격이 같거나, 혹은 반대로 전후경이 길고, 늑골/갈비뼈의 경사도 수평에 가까운 것을 말한다(**그림 4-1**). 이것은 폐의 과팽창으로 인해서 생긴다. 요컨대, 폐가 탄성 수축력을 잃고 수축하려는 힘이 약해지면, 갈비뼈가 확장하려는 힘이 상대적으로 커지기 때문에 발생한다고 본다. 이 경우는 구체적으로 폐기종(emphysema)을 고려해야 한다.

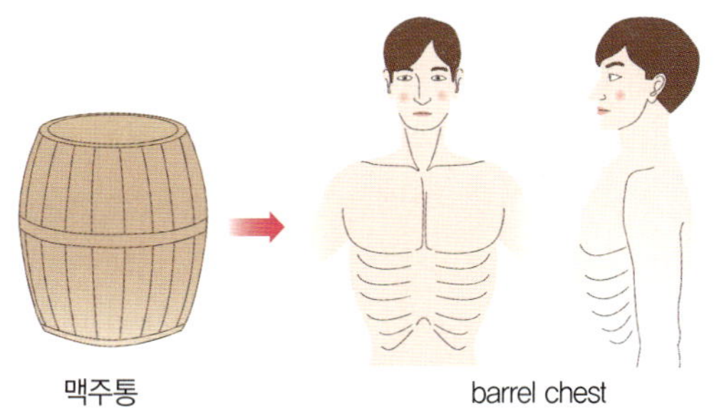

[그림 4-1] 술통형 가슴(barrel chest)

2. 누두흉/오목가슴 Funnel chest (그림 4-2)

병이기는 하지만, 대부분은 무증상이므로 본인은 자각하지 못하는 경우도 있다. 그러나 상당히 눈에 띄는 변형으로, 일종의 기형이다. 원인은 불명이다.

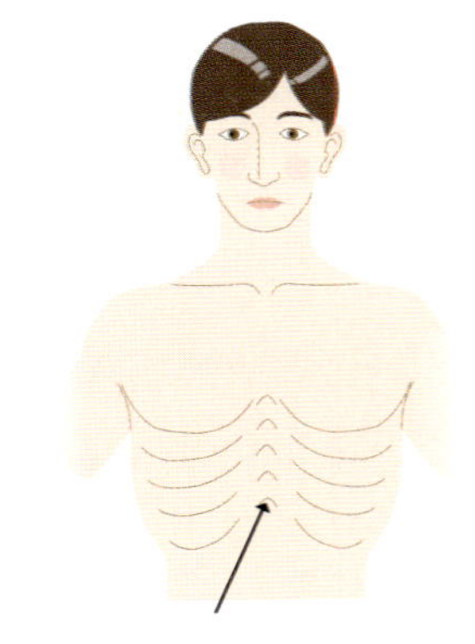

[그림 4-2] funnel chest

3. 새가슴 Pigeon chest (그림 4-3)

흉부/전가슴가 전방으로 돌출한 흉곽/가슴우리의 변형으로 대부분 선천성인데, 후천성으로는 심실중격결손, 심방중격결손 환자에서 많이 나타난다. 또한 구루병에서도 나타난다.

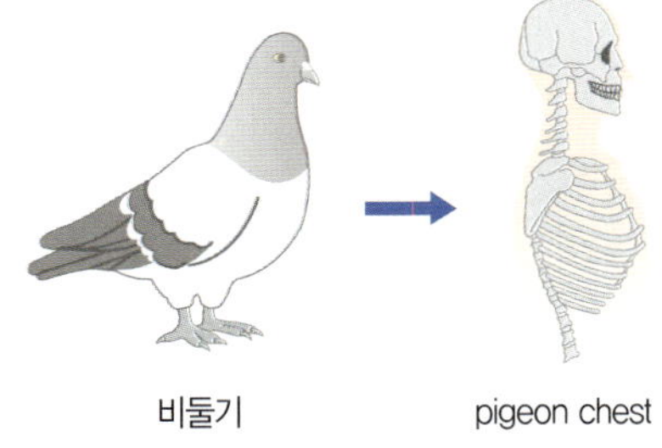

[그림 4-3] pigeon chest

4. 기타 흉곽의 변형

흉곽/가슴우리의 모습이나 크기에 좌우의 차이가 생기는 경우가 있다.

폐질환과 관계가 있는 경우가 많으며, 또한 시험에도 키포인트로서 자주 등장하는 중요한 소견이다.

(1) 이환된 쪽의 흉곽이 함몰되어 있을 때 (반대측은 보상성으로 팽창한다)

흉부가 함몰한 경우, 그것은 폐가 수축한 상태임을 의미한다. 구체적으로는 무기폐나 한쪽 흉막에 대한 심한 유착으로 인해 발생한다.

(2) 이환된 쪽의 흉곽이 확장된 경우

흉곽이 확장되어 있다고 반드시 폐가 팽창된 상태를 의미하는 것은 아니다. 이것이 까다로운 점으로, 오히려 이때는 기흉/공기가슴증(pneumothorax)을 일으키고 폐는 허탈되어, 수축된 경우가 많다.

그러나 무기폐와는 다르다. 기흉에서는 흉강(thoracic carity)내에 공기가 흡입되기 때문에, 흉강내 음압이 소실되고 폐를 확장시키는 힘이 없어져서 폐가 허탈된 것이기 때문이다.

반대로 늑골/갈비뼈 쪽은 안쪽으로 끌어당겨지는 힘이 없어지기 때문에 확장되는 것이다.

이상의 내용을 도식으로 정리하면 **그림 4-4**와 같다.

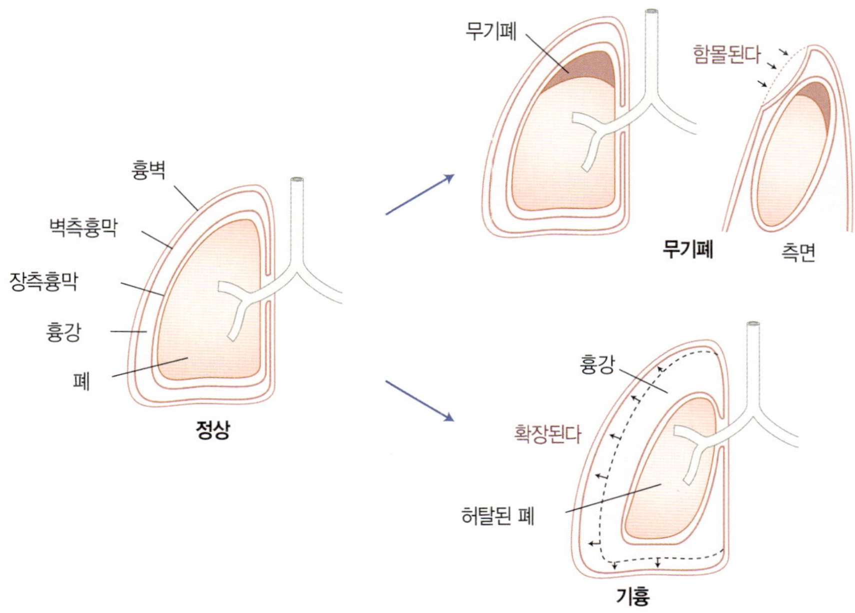

[그림 4-4] 무기폐와 기흉/공기가슴증(pneumothorax)

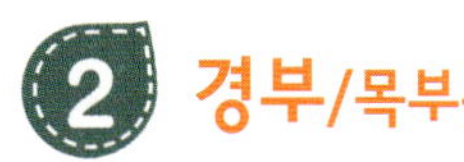

2 경부/목부분 Neck

1. 내경정맥/속목정맥 Internal jugular vein

내경정맥의 확장을 볼 수 있다. 정상인이라도 누우면 경정맥이 확장되어 부풀어오른 상태로 보인다. 내경정맥/속목정맥의 혈액이 우심방으로 돌아가는 일은 중력의 도움을 받아 원활하게 이루어진다.

선 자세와 앉은 자세에서는 내경정맥을 잘 볼 수 없다(예를 들면, 심장보다 아래의 종아리나 발의 정맥은 스스로도 보면 알 수 있는데, 선 자세와 앉은 자세에서는 항상 확장된다. 잘 이해가 되지 않으면, 자신의 발을 보자).

선 자세이든 앉은 자세이든 관계없이 내경정맥이 확장되어 있으면, 분명히 이상이 있다. 이때는 심장으로 향하는 혈액순환이 방해받는다는 것을 의미한다. 폐쇄성 폐질환에서는 숨을 내쉴 때 기도가 협착 내지는 폐쇄되기 때문에, 그 저항을 이겨내면서 숨을 내쉬게 된다.

따라서 폐를 축소하기 위하여 강한 압력을 필요로 하게 된다(정상인이라면 숨을 들이쉰 후, 호흡근을 이완시키는 것만으로도 폐의 탄성 수축력이 작용하여, 자연히 숨은 내쉬어진다).

그 결과, 흉강내압은 높아지고, 그 때문에 흉강(thoracic cavity)내를 통과하는 경정맥/목정맥의 혈액이 심장으로 되돌아가는 데 방해를 받는다. 한편, 흡기시에도 똑같이 폐를 팽창시키기 위해, 흉강(thoracic carity) 안을 보다 강하게 음압으로 하지 않으면 안 된다.

그 결과, 경정맥의 관류는 빨려드는 것 같이 심장으로 환류하므로 내경정맥은 완전히 허탈된다. 정상에서도 내경정맥은, 호흡운동에 동반하여 흉강내압이 변화하므로 흡기시에 허탈하며 호기시에 확장한다.

그러나 그 변화는 아주 작아서 시각적으로는 확인하기도 어려울 정도인데 비해 폐쇄성 폐질환에서는, 그 변화가 커지며, 특히 호기시의 확장이 현저해진다.

2. 보조 호흡근 Accessory muscle

흉쇄유돌근(SCM), 전사각근/앞목갈비근(anterior scalene muscle), 복직근판/배곧은근(rectus abdominis)은, 정상의 호흡근만으로 호흡이 일어나지 않을 때에 작용하여 호흡을 보조한다. 이들 근육이 호흡시에 수축되어 보일 때는 노력호흡을 하고 있다는 것을 의미한다.

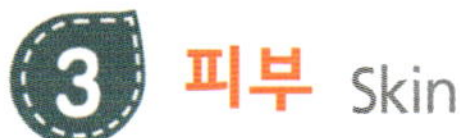

3 피부 Skin

1. 청색증 Cyanosis

1) 청색증(cyanosis)이란?

청색증(cyanosis)이란 피부나 점막이 청자색으로 되는 상태이다. 피부의 표재 모세혈관에 환원 헤모글로빈(환원 혈색소)이 5g/dℓ 이상 존재함으로써 발생한다.

혈색소/Hb의 농도가 15g/dℓ이라고 가정할 때, 그 중 1/3이 산소와 결합되지 않은 환원 혈색소의 상태가 되면, 청색증(cyanosis)이 나타나게 된다**(그림 4-5)**.

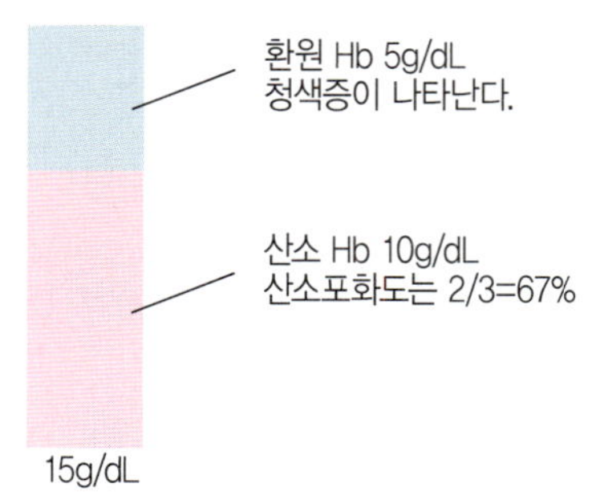

[그림 4-5] 청색증의 출현 기전

청색증(cyanosis)은 환원 혈색소 5g/dℓ이라고 하는 절대량이 기준이 된다. 따라서 혈색소의 농도에 따라서 청색증(cyanosis)이 나타나는 방식이 다르다.

빈혈의 상태에서는, 정상에 비하여 청색증(cyanosis)이 나타나기 어려워진다. 그 이유는 총 혈색소의 양이 적으므로 환원형 혈색소의 양도 감소한다. 예를 들면, 총 혈색소가 4.9g/dℓ의 사람에서는 청색증(cyanosis)이 절대로 나타나지 않는다**(그림 4-6)**.

2) 청색증(cyanosis)의 분류

청색증(cyanosis)은 다음과 같이 a) 중추성(central) 청색증과, b) 말초성(peripheral) 청색증으로 분류된다.

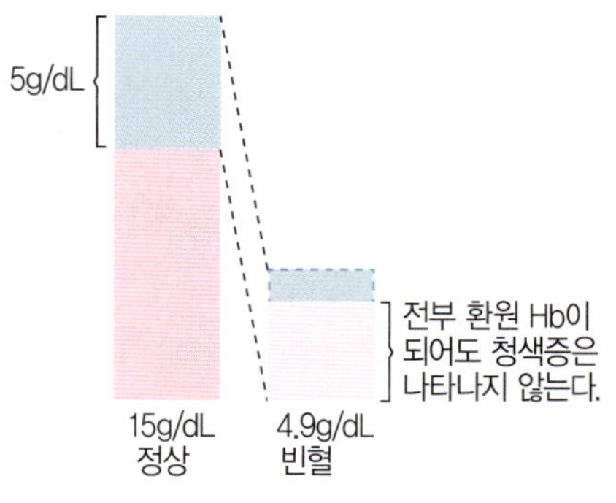

[그림 4-6] 빈혈이 심하면 청색증은 나타나지 않는다

(1) 중추성 청색증(Central cyanosis)

중추성 청색증이란, 중추의 동맥혈에 5g/dℓ 이상의 환원 혈색소/Hb가 포함된 상태를 말한다. 이 중추성 청색증의 원인으로서, ① **폐성 청색증과** ② **심장성 청색증을** 생각할 수 있다.

① 폐성 청색증

ⓐ 급성 : 폐렴, 폐부종, 천식, 폐경색, 기흉/공기가슴증

ⓑ 만성 : 폐기종, 폐섬유증, 원발성 폐고혈압

② 심장 청색증

Rt to Lt shunt가 있는 선천성 심질환에서는 중추성 청색증을 유발한다. 이를 심장성 청색증이라고 한다. 예로, Fallot 4징후(TOF), Eisenmenger화된 심방중격결손증(ASD), 심실중격결손증(VSD), 동맥관개존증(PDA) 등을 들 수 있다.

(2) 말초성 청색증(Peripheral cyanosis)

말초성 청색증이란, 중추성 이외의 청색증(cyanosis)으로, 동맥혈의 공급부족이나 정맥환류의 지연 등으로 생긴다.

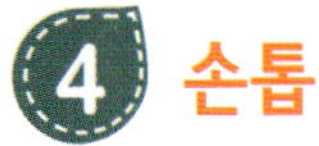

4 손톱 Nail

1. 곤봉손가락 Clubbed finger

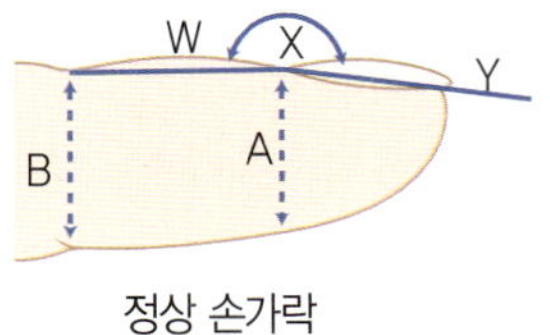

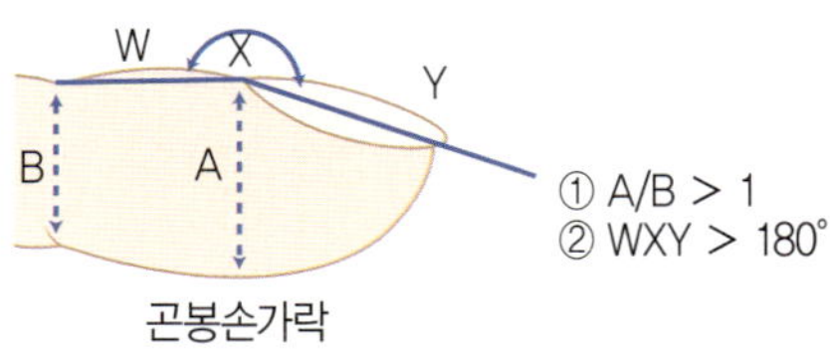

[그림 4-7] 곤봉손가락의 진단기준

손톱을 볼 때 체크할 필요성이 있는 소견은 곤봉손가락(clubbed finger) 같이 되는 증상이다. 이것은 다음과 같은 특징을 지닌 소견이다(**그림 4-7**).

① 손톱과 손톱바닥의 각도가 180°이상(정상은 160°정도)

② 손가락 끝이 커져 있다.

③ 손톱 끝이 둥글다.
④ 손가락으로 손톱을 누른 후, 손가락을 떼면, 원래의 색으로 돌아가는 데 시간이 걸린다.

그리고, 곤봉손가락을 유발하는 질환으로서는 다음과 같은 것을 들 수 있다.

① 호흡기 질환 : 만성 기관지염, 기관지 확장증, 폐기종, 폐암 등
② 호흡기 질환 이외의 것 : 간경변, 간암, 궤양성 대장염, Nephrotic syndrome, 감염성 심내막염 등

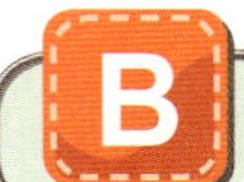

B 촉진 Palpation

1 림프절 Lymph node

림프절은 쇄골상와/빗장위오목(supraclavicular fossa), 경부/목부분, 귓바퀴 뒤쪽, 액와/겨드랑이에서 만져진다. 시험에도 자주 출제되는 림프절에는 Virchow's node가 있다.

이것은 좌측쇄골/왼쪽빗장뼈상의 단단한 림프절이며, 피부면에서 충분히 촉진(palpation)할 수 있다. 복부 장기의 악성 종양이 전이될 때 나타나는 경우가 있다.

2 목소리 진동음 Vocal fremitus

1. 목소리 진동음의 검사법

목소리 진동음에 대하여, 먼저 그 검사 방법부터 살펴보기로 하자. 환자를 뒤로 향하게 하고 횡격막/가로막 조금 위에 손을 얹는다. 환자에게 "하나-아"하고 낮은 소리로 발음하게 하고, 그 때 흉곽/가슴우리에 전해지는 진동을 등에서 촉진하면서, 좌우의 차를 비교한다. 폐의 조직은 스폰지와 같아, low pass filter라고 표현하기도 하는데, 낮은 소리를 잘 통과시키는 성질에서 이 방법에 대한 원리를 알 수 있다.

2. 목소리 진동음이 증가하는 경우

공기보다도 액체나 고체가 소리를 잘 전달한다. 따라서 전달이 증가하는 경우는 폐가 공기를 적게 품고 있다는 사실을 의미한다.

구체적으로는, 다음의 ①과 ②의 경우를 생각할 수 있다.

① 침윤이 생긴 폐 : 폐렴이나 폐결핵 등

② 농이 고여 있는 경우 : 폐농양(lung abscess)

3. 목소리 진동음이 감소하는 경우

전달이 감소하는 경우는, 위와 반대로 폐 내에 공기가 많아진 경우이다. 또한, 흉강/가슴안(thoracic carity)내에 액체나 기체가 있으면, 거기서 음이 흡수되어 감소되는 경우도 있다. 구체적으로는 다음의 ①과 ②의 경우를 들 수 있다.

① 폐내 공기가 증가한 경우 : 폐기종

② 흉강/가슴안(thoracic carity)내에 액체 · 기체가 있는 경우 : 흉수, 기흉/공기가슴증

4. 무기폐 Atelectasis 의 경우는 어느 쪽인가?

무기폐의 경우는 조금 복잡하다. 중추기관지의 폐쇄로 인해 일어나는 무기폐에서는 폐에 흡수된 공기조차 들어가지 않으므로, 목소리 진동음은 감소된다.

한편, 폐가 외부에서 눌려 찌그러져 무기폐가 된 경우는, 공기가 다소 들어가고, 거기에 함기량/공기함유량의 저하로 음이 잘 전달되므로 목소리 진동음은 증가된다. 시험에서, 무기폐라고 하면, 전자의 병태를 가리키는 경우가 많으므로 "목소리 진동음이 약화된다"라고 기억해두어도 무방할 것이다.

C 타진 Percussion

타진이란?

타진이란, 체표면을 두드려, 음향의 성질에 따라 그 아래 조직에 대한 공기의 함유량을 알 수 있는 방법이다. 쉽게 말하자면, 두드려 낸 소리를 조직으로 보내, 튀어 돌아온 음을 손가락의 바닥 부분으로 느끼고, 그 손가락으로 느낀 음의 크기, pitch 등을 통하여 조직의 상태 등을 파악하고자 하는 방법이다(그림 4-8).

초음파 검사라는 것이 있는데, 원리적으로는 이 타진과 같아, 음을 발사해서 튀어 돌아오는 음으로 그 아래의 조직의 상태를 알 수 있는 것이다.

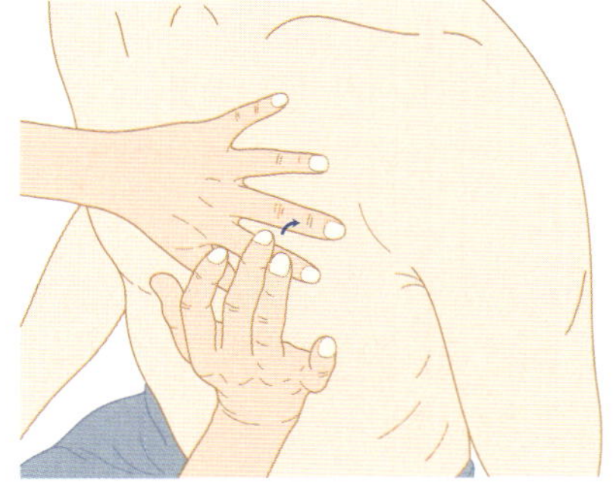

[그림 4-8] 타진

타진으로 알 수 있는 사항

1. 음의 크기

타진상의 음의 크기에 대해서는, 다음의 2가지로 나누어 생각한다.

1) 공명음 Resonance

튀어 돌아온 음의 진폭이 큰 것을 의미한다. 이것은 함기량/공기함유량이 많은 것을 나타낸다. 정상의 폐는 공기가 많으므로 청음이다.

2) 둔탁음 Dullness

위의 청음과 반대로 진폭이 작은 것이다. 함기량이 적음을 의미한다.

ⓐ 비교적 둔탁음 → 청음에 가까운 것

ⓑ 절대적 둔탁음 → 전혀 공기를 포함하고 있지 않은 경우의 음. 대퇴부를 두들겼을 때와 같은 둔탁한 소리

2. 고실음/고음 Tympany

고실음이란, 연속적이고 규칙적인 진동에 의한 단음에 가까운 음으로, 벽의 긴장도를 반영한다. 위포(magenblase ; X-선 상에서 위에 공기가 찬 부분)부위를 두들기면 전형적인 고실음/고음이 들린다.

3. 음질(pitch－음의 고저)

음질에 대해서는 다음의 2가지로 나누어 생각한다.

① **high pitch(진동수가 크다)**
공기의 함유량이 적음을 의미한다.

② **low pitch(진동수가 작다)**
공기의 함유량이 많음을 의미한다.

3 정상인의 타진 소견

정상인의 타진 소견을 각각 부위별로 나타내면 다음과 같다. **그림 4-9**를 참조하기 바란다.

① 폐영역 : 청음에서 저음 내지는 고실음/고음(폐첨부/허파꼭대기 쪽은 약간 고실음)
② 심장의 거의 대부분 : 비교적 둔탁음
심장이 전흉벽에 접하는 부분 : 절대적 둔탁음
③ 폐와 간의 경계 이하 : 비교적 약간둔탁음
간이 흉벽/가슴벽에 접하는 부분 : 절대적 약간 둔탁음
④ 좌전흉 하부에서 위포에 해당하는 부분 : Traube의 반월형 고실음/고음부

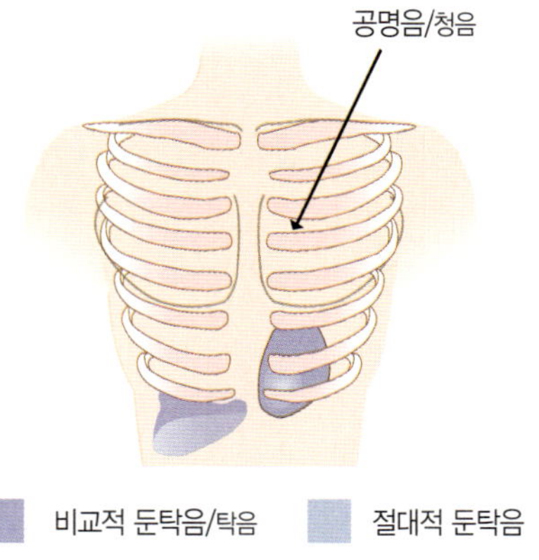

[그림 4-9] **정상인의 타진 소견**

4 타진음의 이상

1. 비정상적으로 큰 타진음

골판지 상자를 두들겼을 때와 같은 음이다. 폐의 함기량/공기함유량이 현저하게 증대했다는 것을 의미한다. 폐기종이나 기흉/공기가슴증에서 볼 수 있다.

2. 고실음/고음(tympany, 정상시는 Traube의 semilunar space〈위내 공기기포〉)

비정상적인 고실음/고음은 다음 2가지의 경우에 청취된다.

① 흉벽/가슴벽 가까이에 공동이 있는 경우
예를 들면 폐결핵이나 폐낭종

② Skoda 고실음/고음대(대상성 기종)
대엽성 폐렴과 같이 한쪽 폐에 광범위한 침윤이 생기면, 정상측 폐는 대상성 기종의 상태가 된다. 흉수저류로 인하여 폐하부/허파아래부분가 완전히 위축되면, 흉수에 압박되지 않은 폐 상부가 대상성으로 한정적인 기종을 발생시켜, 탁음부의 상방에 고실음/고음이 들리는 경우가 있다. 이것을 Skoda 고실음이라고 한다.
그림 4-10을 참조하기 바란다.

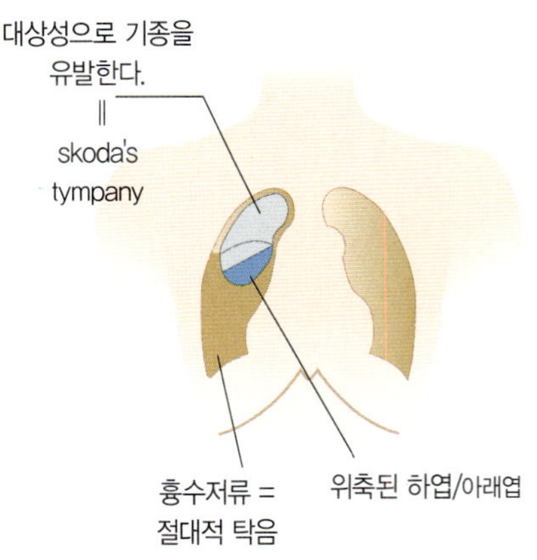

[그림 4-10] Skoda's tympany

3. 둔탁음/탁음 Dullness

1) 폐의 함기량/공기함유량 저하

병소가 가슴벽/흉벽 바로 아래에 있고, 병변의 두께가 3cm 이상이 아니면 알 수 없다.

① 폐침윤 : 폐결핵, 대엽성 폐렴, 폐농양, 폐경색
② 무기폐 : 종양, 동맥류, 흉막염/가슴막염 등으로 인한 압박

2) 흉막강의 액체저류

흉막강/가슴막안의 액체저류가 400㎖ 전후인 경우는, 저류 부위에서 탁음이 생기고, 그 부분에서는 목소리 진동음이 소실된다.

또한 500~1,000㎖ 정도인 흉수저류의 경우는 탁음이 생기는 상한이 안쪽에서 위쪽 바깥 방향으로 향하여, 후액와선/뒤겨드랑이선(post axillary gland)에서 최고가 된다.

이것을 Ellis- Damoiseau 곡선이라고 한다. 배면/등쪽(dorsal) 환측에서 이 곡선의 안쪽으로 척추에 접하는 삼각형의 경탁음부를 Garland's triangle이라고 한다.

또한 저류가 고도로 되면, 탁음이 생기는 상한은 쇄골/빗장뼈 높이에까지 달한다. 이때, 배면/등쪽 하부 정상측에 삼각형의 탁음계가 생기는데 이것을 GroccoRauchfuss 삼각이라고 한다. 이상을 도식화하면 **그림 4-11**과 같다.

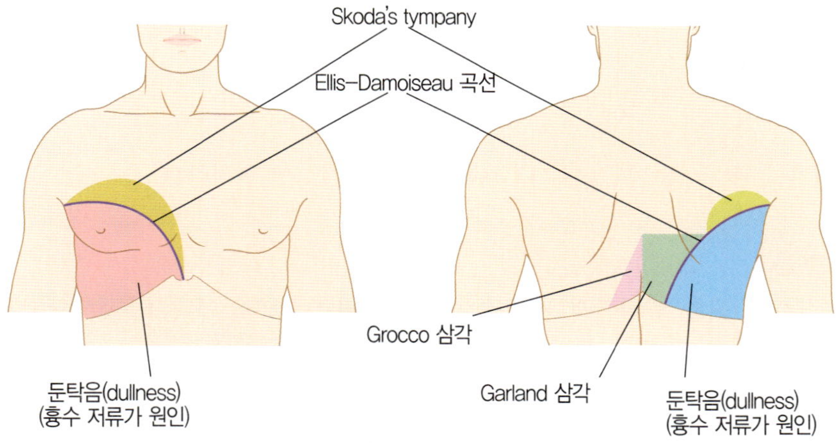

[그림 4-11] 흉수 저류 시의 다양한 둔탁음(dullness)계

D 청진 Auscultation

청진은 비정상적인 호흡음을 진단하기 위함이다.

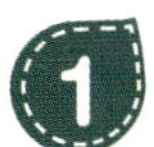

호흡음

호흡음에는 정상 호흡음, 이상 호흡음, 부잡음의 3종류가 있다. **표 4-1**을 참조하기 바란다.

호흡음	**협의의 호흡음**	정상 (폐의 특정 부위)	기관 호흡음 기관지 호흡음 기관지폐포 호흡음 폐포 호흡음
		이상 (다른 부위)	정상 호흡음이 변화된 것
	부잡음	모두 병적인 호흡음	

[표 4-1] 호흡음의 분류

1. 정상호흡음 Breathing sound

정상 호흡음에 대해서는, 다음의 1)~4)로 나누어 생각하면 편리하다.

1) 기관 호흡음

공기가 후두, 기관을 통과하기 때문에 생기는 음

2) 기관지 호흡음

공기가 기관지를 통과하기 때문에 생기는 음

3) 폐포 호흡음

공기가 폐포/허파꽈리를 출입하기 때문에 생기는 음

4) 기관지폐포 호흡음

위의 ②와 ③의 중간음

표 4-2는 폐포 호흡음과 기관 호흡음을 비교한 것이다. 다른 점을 잘 파악해두기 바란다.

	폐포 호흡음(v)	기관 호흡음(t)
유형	흡기/들숨 호기/날숨	흡기/들숨 호기/날숨
강하기 지속 중단	흡기시 강하다 모든 흡기시와 호기시의 처음 중단되지 않는다	호기시 강하다 흡기·호기 같음 중단된다
소리의 높이/음조 느낌	low pitch(120Hz) 산뜻하고 부드럽다	high pitch (1,000Hz) 거칠다
들리는 부위	흉곽/흉곽 상부 액와 견갑극	후두 기관 견갑간부

[표 4-2] 폐포 호흡음(vesicular breath sound)과 기관호흡음(bronchial breath sound)의 차이

또 **그림 4-12**는 폐포 호흡음, 기관지폐포 호흡음, 기관지 호흡음, 기관 호흡음이 각각 들리는 장소를 나타낸 것이다. 잘 보아두기 바란다.

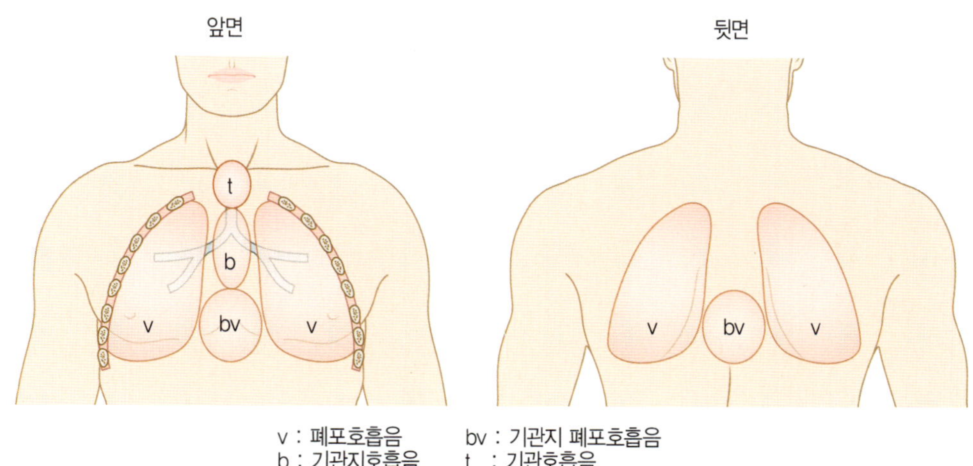

[그림 4-12] 호흡음을 들을 수 있는 장소의 분포

2. 이상 호흡음 Abnormal breath sound

먼저 앞 항목에서 다룬 정상 호흡음에 대한 충분한 이해가 전제되어야 할 것이다. 그것을 모르면, 호흡음의 비정상적인 변화를 알 수 없다.

1) 성질의 변화(특히 폐포 호흡음의 변화)

원인은 소리의 전달이 항진되는 데 있다.

폐실질은 본래 높은 음이 통과하기 어렵고 낮은 음이 통과하기 쉬운 low pass filter이므로, 전달의 항진은 함기량의 저하를 나타낸다(침윤, 간질/사이질(interstitial)의 부종, 섬유화 등). 예를 들면, 폐렴, 무기폐, 폐섬유증 등이 있다.

2) 호흡음의 감소

원인으로는 음의 발생원 자체의 장애가 많다. 즉, 공기의 출입이 원활하지 못하기 때문에 음량이 감소하는 탓이다.

(1) 폐실질의 병변

폐렴의 초기, 폐부종 등

(2) 호흡운동의 제한

① 흉통 : 흉막염/가슴막염, 늑간 신경통

② 호흡근 마비 : 중증 근무력증

③ 횡격막/가로막 운동장애 : 횡격신경/가로막신경 마비

(3) 흉막/가슴막의 병변(전달경로의 장애)

삼출성 흉막염/가슴막염, 흉수/가슴막삼출액, 기흉/공기가슴증(pneumothorax), 흉막의 비후 등

(4) 기도협착

후두폐쇄, 기관지폐쇄 등

3) 호기 연장

호기의 연장 현상은, 기도협착으로 인하여 기도저항이 증가한 경우에 발생한다. 이른바 폐쇄성 폐질환 등이 여기에 속한다.

3. 부잡음

부잡음이란 호흡음 이외에 들리는 소리를 말한다. 이를 분류하면 다음과 같다.

1) 흉막에서 시작되는 음

① 흉막 마찰음(friction rub)

2) 폐에서 시작되는 음

① 연속성 수포음(rale)

② 불연속성 수포음

ⓐ 대수포성 수포음(coarse crackle)

ⓑ 비빔소리(fine crackle, 소수포성 수포음, Velcro 수포음)

그러면, 이 음들에 대해서 구체적으로 살펴보자.

1) 흉막 마찰음 Friction rub

흔히 악설음으로 표현된다(눈 밟는 소리와 같은 소리).

2) 연속성 수포음(= 건성 수포음)

흡기시와 호기시 모두에 나타나지만, 주로 호기시에 확실히 청취된다.

① **고조성**

ⓐ 피리소리음 : 피~피~

ⓑ 삐걱거리는 소리 : 끼익끼익

② **저조성**

ⓐ 벌이 나는 소리 : 부웅부웅

ⓑ 코고는 소리 : 쿠~쿠

이 소리들은 기관지천식에서 많이 들린다.

Ⅳ

3) 불연속성 수포음(= 습성 수포음)

① Coarse crackle

기관지내의 분비물 등에 의해서 일어나는 현상인데, 실제로는 건성 수포음과 마찬가지로 발생기전은 알 수 없다. 음은 단속적으로 무언가 중얼거리는 듯한, 우르르 우르르 하는 느낌의 음이 청취된다. 폐렴, 기관지염, 폐부종 등에서 들린다.

② Fine crackle

흡기/들숨의 끝에 들리는 음으로, 마치 귀밑에서 머리카락을 비비는 듯한 소리와 비슷하다고 하여 비빔소리라고도 한다. 혈압계의 커프 등에 사용되고 있는 매직 테이프를 떼어낼 때와 같은 찌이익 찌이익하는 소리와 비슷하므로 Velcro 수포음이라고도 한다.

극히 말초부분 영역의 병변에 의한 것으로 본다. Fine crackle을 들었을 때는, 폐섬유증이나 미만성 간질 폐렴, 폐렴의 초기, 폐결핵의 초기, 폐부종 등을 고려한다. 이 음은 시험에도 자주 출제되고 있으므로, 위의 질환들을 반드시 암기하도록 하자.

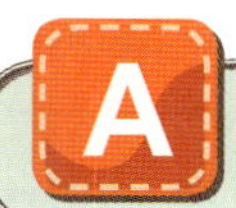

V 이론적 X-선 진단법

A Contrast를 생각한다

1 흰 부분과 검은 부분의 의미

흉부 X-선 사진은 흰 부분(투과성이 낮은 부분)과 검은 부분(투과성이 높은 부분)의 두가지로 나타난다. 뼈나 석회화, 금속 등은 희게, 공기는 검게 보인다.

흉부 X-선 사진에는 기관이나 기관지, 폐 등에 포함된 공기에 의한 air density와 심장, 대혈관, 폐혈관, 종격/세로칸, 횡격막/가로막 등의 water density가 있다. 여기에서 주의해야 할 것이 있다.

Air density는 검고 water density는 희다고 했는데, 실제로 보이는 X-선 사진의 상은 그 contrast라고 하는 점이다.

이해를 돕기 위해서, 물을 넣은 용기 속에 공기가 들어간 공과, 물이 들어간 공을 각각 가라앉게 하여, X-선에서 사진으로 찍어보자. 물 속에서 공기가 들어간 공은 까맣게 보이지만, 물을 넣은 공은 주위의 물과 구별이 안 가므로(contrast가 없다) 사진에 찍히지 않는다. **그림 5-1**은 이것을 도식화한 것이다.

요컨대, X-선 사진에 찍히기 위해서는 density가 다른 것끼리의 contrast에 차이를 두는 것이 필요하다. 같은 density인 것이 서로 접하여 존재할 때는, 그 경계의 contrast가 소실되어, 선명하지 않게 되는 것이다.

이것을 silhouette sign(+)라고 한다. 구체적인 silhouette sign(+)에 대해서는 다음 **Advanced Study**에서 자세하게 다루도록 한다.

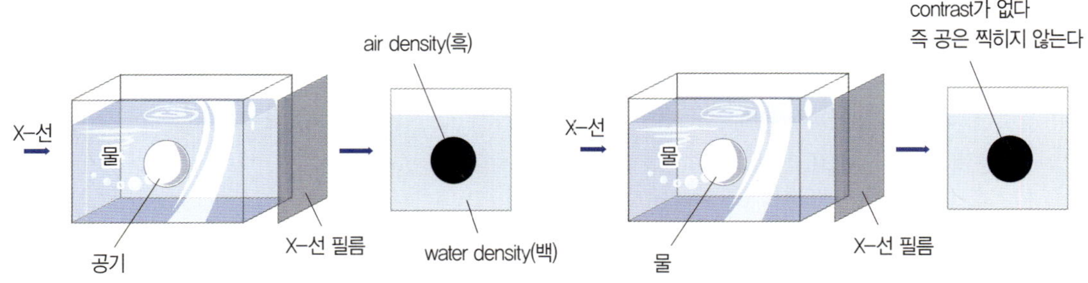

[그림 5-1] contrast의 원리

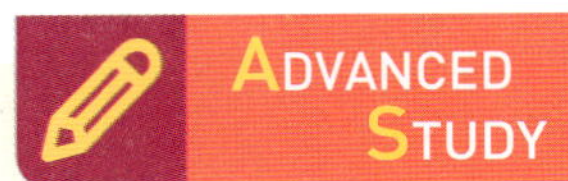

Contrast를 생각한다

Contrast와 X-선 진단과의 관계

1. Air bronchogram이란?

Contrast에 대해서는 이해했으리라 생각한다. 그런데 이것이 실제로 어떻게 X-선 진단과 연결이 될까?

예를 들어, 폐영역에서 나타나는 음영은 혈관음영이고, 기관지는 벽이 얇기 때문에 원칙적으로는 보이지 않는다. 왜냐하면, 기관지내의 공기를 폐포/허파꽈리내의 공기와 구별해서 볼 수는 없기 때문이다.

그러나 기관이나 기관분지부/기관잘림부는 종격/세로칸 부분이 water density이므로 contrast의 차이로 약간 거무스레하고 밝은 상으로서 보이는 것이다. 만약 폐내/허파내의 기관지내 가스가 단순 X-선 사진에서 나타나면, 그것은 폐내의 병변으로 인한 이상 현상이다.

즉, 폐는 본래 공기를 함유하고 있으므로 air density 이어야 하는데, 어떤 이유로 water density로 되면, contrast의 차이에 의해 기관지 안이 밝게 투영되기 때문이다.

이것을 air bronchogram이라고 한다. air bronchogram은 마치 양끝 쪽을 마개를 막은 빨대를 물 속에 가라앉히어 찍은 X-선 사진과 비슷한 것이다(**그림 5-2**).

그것을 실제로 흉부 X-선 사진으로 본 것이 **그림 5-3**이니 참고하기 바란다.

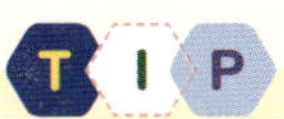

물속에서는 물이 보이지 않는다.
→ 흰 곳에서는 흰 물체가 보이지 않는다.

공기속에서는 공기가 보이지 않는다.
→ 검은 곳에서는 검은 물체가 보이지 않는다.

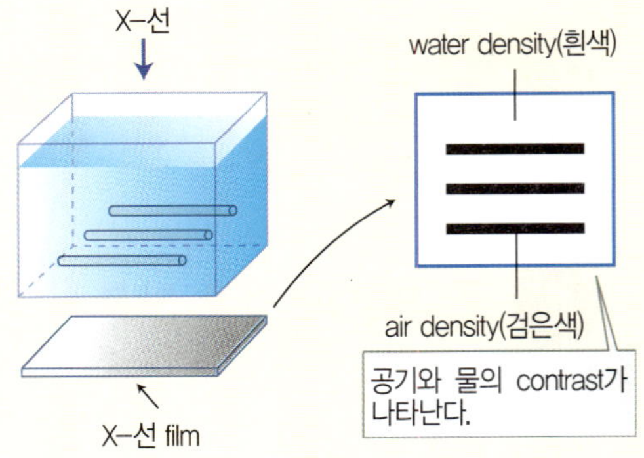

[그림 5-2] air bronchogram이 찍히는 원리

2. 종격기종 Pneumomediastinum 이란?

종격/세로칸 부분에는 대동맥궁/대동맥활이나 폐동맥/허파동맥 등이 있으며, 어느 것이나 water density 이므로 contrast의 차이가 없고, 각각을 감별(identi-fication)할 수는 없다.

앞의 air bronchogram과는 정반대로, 만약에 종격/세로칸 안을 주행하는 부분의 대동맥과 폐동맥/허파동맥, 기관 등의 가장자리 주변이 선명하게 나타났을 때에는, 종격 안으로 공기가 들어간 상태, 즉 종격기종을 생각해야 된다.

만약, 종격기종이 되면 종격 내는 공기 때문에 air density가 되므로, 주위의 혈관계와의 사이에 contrast가 생기고 대동맥이나 폐동맥/허파동맥이 나타나는 것이다.

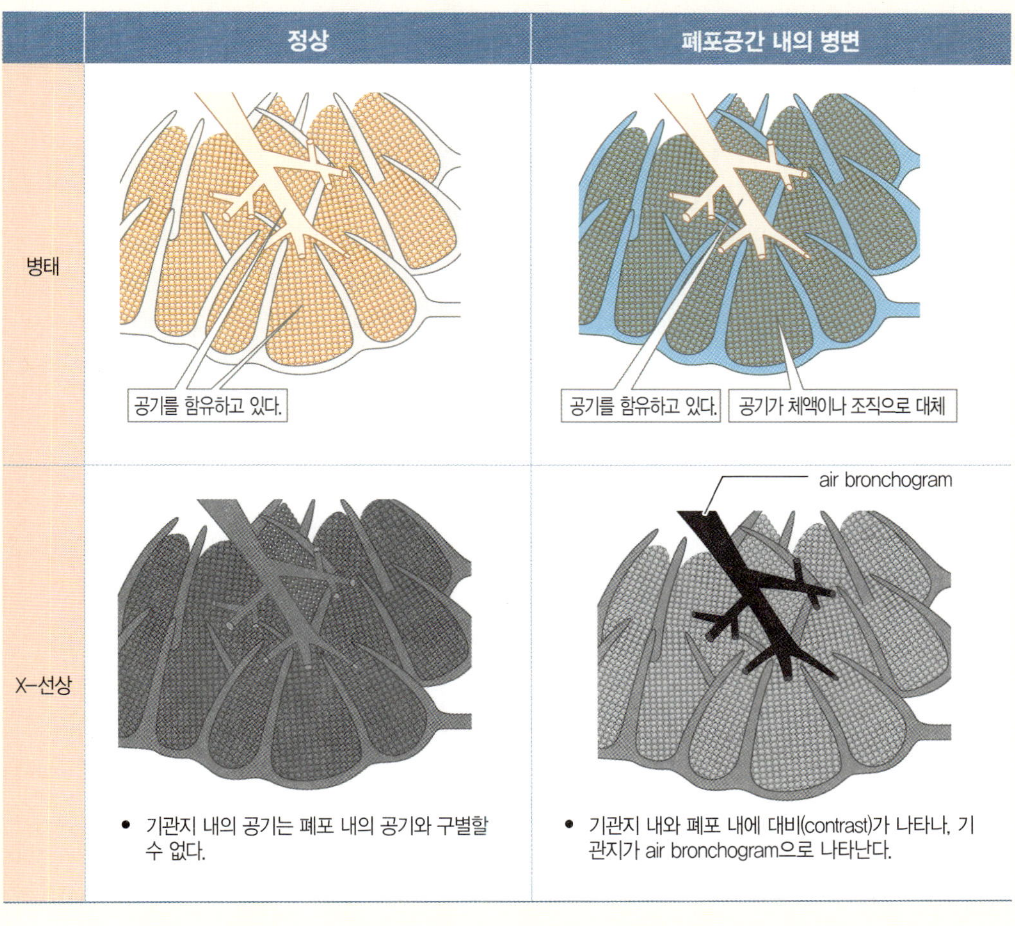

[그림 5-3] air bronchogram sign

폐의 범위를 알 것

앞에서 살펴보았듯이, 흉부 X-선 사진은 air density인 폐영역과 water density인 조직기관의 contrast로 성립된다. 따라서 흉부 X-선 사진을 판독할 경우 가슴 안에서 어디까지 폐가 있는가를 알고 있으면 매우 도움이 될 것이다.

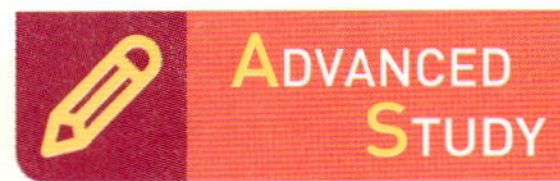

이론적 X-선 진단법

폐영역의 넓이

폐가 흉부 X-선 사진의 검게 보이는 부분 뿐이라고 생각한다면, 그것은 큰 잘못이다. 폐첨부/허파꼭대기에서는 빗장뼈/쇄골보다 위쪽으로 목부분/경부의 연부 음영이 중첩되어 있고, 아래쪽에서는 횡격막/가로막에 중첩되어 상당히 큰 폐저부/허파바닥가 존재한다.

또한 중앙 음영부에도 상당한 양의 폐가 중첩되어 있는 것을 기억해두어야 할 것이다. 이것은 흉부 CT 사진으로 살펴보면 잘 알 수 있다**(그림 5-4)**. 종격에 접하고 있는 폐는 심장의 전방에도 또한 후방에도 깊숙이 자리잡고 있다.

이렇게 폐가 들어간 부분은 흰 종격 음영 가운데 주위보다 조금 어두운 검은 부분을 만들어 나타낸다. 이와 같은 부분에 tumor 등이 생기면, 폐의 air density와의 근소한 contrast에 의하여 구별되어 보이는 경우가 있다. 이러한 근소한 contrast의 차를 놓치지 않는 것이 매우 중요하다. 이상하다고 생각되면 그 후 단층사진이나 흉부 CT사진을 찍는 것이 적절하다. 만약 그 차이를 파악하지 못한다면 방치하게 되는데 이 둘의 차이는 실로 엄청난 것이다.

중요한 것은 흉부 X-선 사진을 보고 병명을 붙이는 것이 아니라 비정상적인 contrast를 판별해내는 것이다.

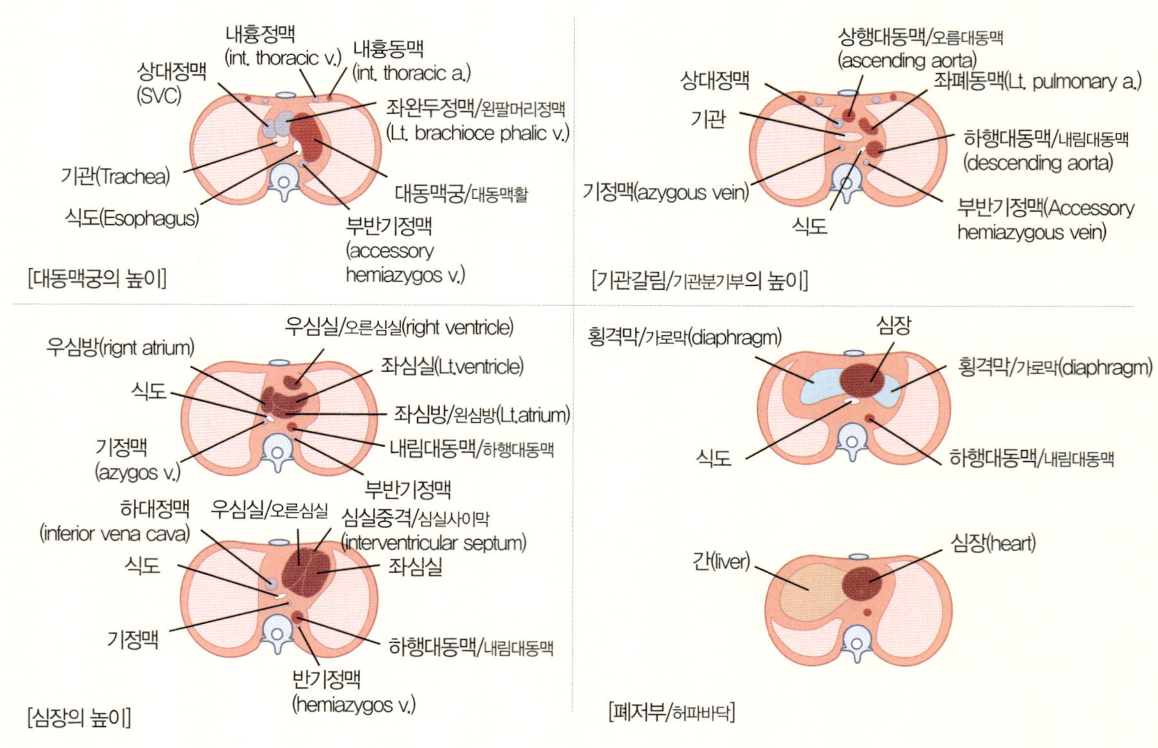

[그림 5-4] 여러 높이에서 자른 흉부 CT 사진의 모식도

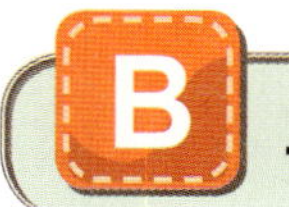

흉부/가슴의 해부

Contrast의 중요성을 이해했다면, 다음으로 흉부의 해부에 대하여 간단하게 복습해 보자.

Contrast의 이론을 알아도 어느 부분이 희게 되고, 검게 되는지를 모르면 이상을 검출해낼 수가 없다. 그러므로 해부가 필요한 것이다. 따라서 여기서 설명하는 해부는 해부학에서 공부하는 자세한 내용은 물론 아니다. 그러면, 먼저 "폐의 구역"부터 복습해보자.

V

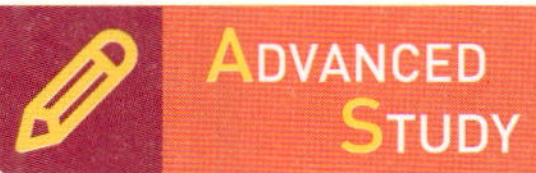

흉부/가슴의 해부

폐의 구역

폐는 우폐/오른허파가 3엽, 좌폐/왼허파가 2엽으로 나뉘어져 있다. 각 엽은 또한 구역으로 나뉘어져 있다 (표 5-1).

	우폐	구역	기관지	좌폐	구역	기관지
상엽	폐첨구 후상엽구 전상엽구	S_1 S_2 S_3	B_1 B_2 B_3	폐첨후구 전상엽구 상설구 하설구	S_{1+2} S_3 S_4 S_5	B_{1+2} B_3 B_4 B_5
중엽	외측중엽구 내측중엽구	S_4 S_5	B_4 B_5			
하엽	상하엽구 내측폐저구 전폐저구 외측폐저구 후폐저구	S_6 S_7 S_8 S_9 S_{10}	B_6 B_7 B_8 B_9 B_{10}	상하엽구 전폐저구 외측폐저구 후폐저구	S_6 S_8 S_9 S_{10}	B_6 B_8 B_9 B_{10}

[표 5-1] 폐구역

폐구역은 segment이므로, "S"라는 약자로 표기한다. 한편, 구역 기관지는 bronchus이므로 "B"로 표기한다.

그리고 구역, 구역기관지를 나타내는 분차수의 표기 방식에는, ① "S_1"과, ② "B_1"의 2종류가 있는데, 여기서는 ①의 방법으로 표기하도록 한다. 우폐와 좌폐를 비교하여 알 수 있듯이 좌폐에서는,

① S_1과 S_2가 하나로 되어 있다.

② S_4, S_5는 중엽을 형성하지 않고, 상엽 속에 포함된다.

③ S_7이 없다.

폐는 발생학적으로는 본래, 우폐와 같이 10개의 구역, 3개의 엽으로 되어 있는데, 좌폐/왼허파가 발생할 때는 같은 흉강/가슴안 내 장기인 심장이 방해를 하여 폐의 발생에 지장을 준다. 그 때문에 좌폐는 구역이 감소되고, 또한 S_4, S_5도 중엽이라고 부를 수 있을 정도로 크지 않으므로 소엽간열이 생기지 않아 상엽 속의 상설구/위혀구역, 하설구/아래혀구역로서 취급되게 되었다.

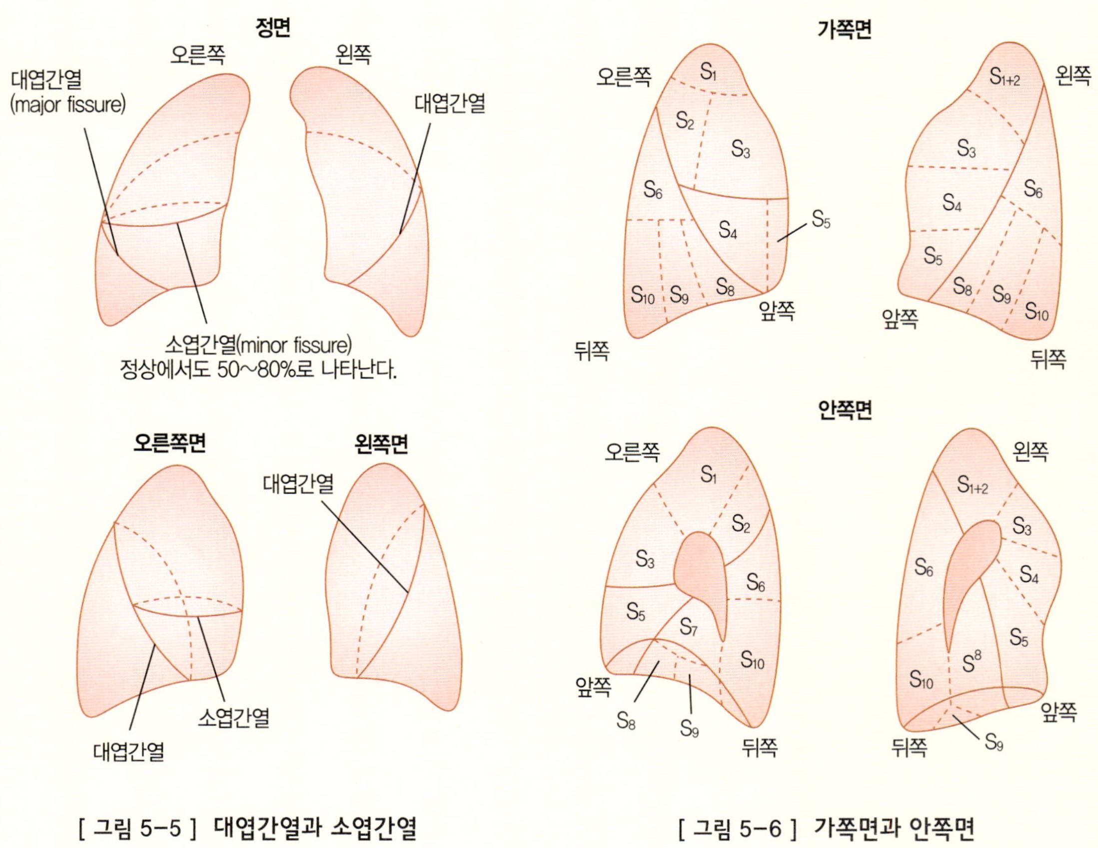

[그림 5-5] **대엽간열과 소엽간열**

[그림 5-6] **가쪽면과 안쪽면**

여기서 잠깐, **그림 5-5**를 보면서, **대엽간열**(major fissure)과 **소엽간열**(minor fissure)에 관하여 살펴보자. 엽간열은 흉부 X-선 사진에는 곡선으로 보이지만 입체적으로는 엽과 엽이 접하는 곡면이라는 점에 유의하기 바란다. 또한 우폐 및 좌폐의 내측면 · 외측면을 도식으로 살펴보자(**그림 5-6**).

폐 구역의 입체적인 위치 관계를 머리 속에 정리해 두는 것이 매우 중요하다. 그러면, 여기서 **그림 5-7**의 도식을 보면서 각 폐 구역을 지적해보자. 정답은 **p.66**에 있다.

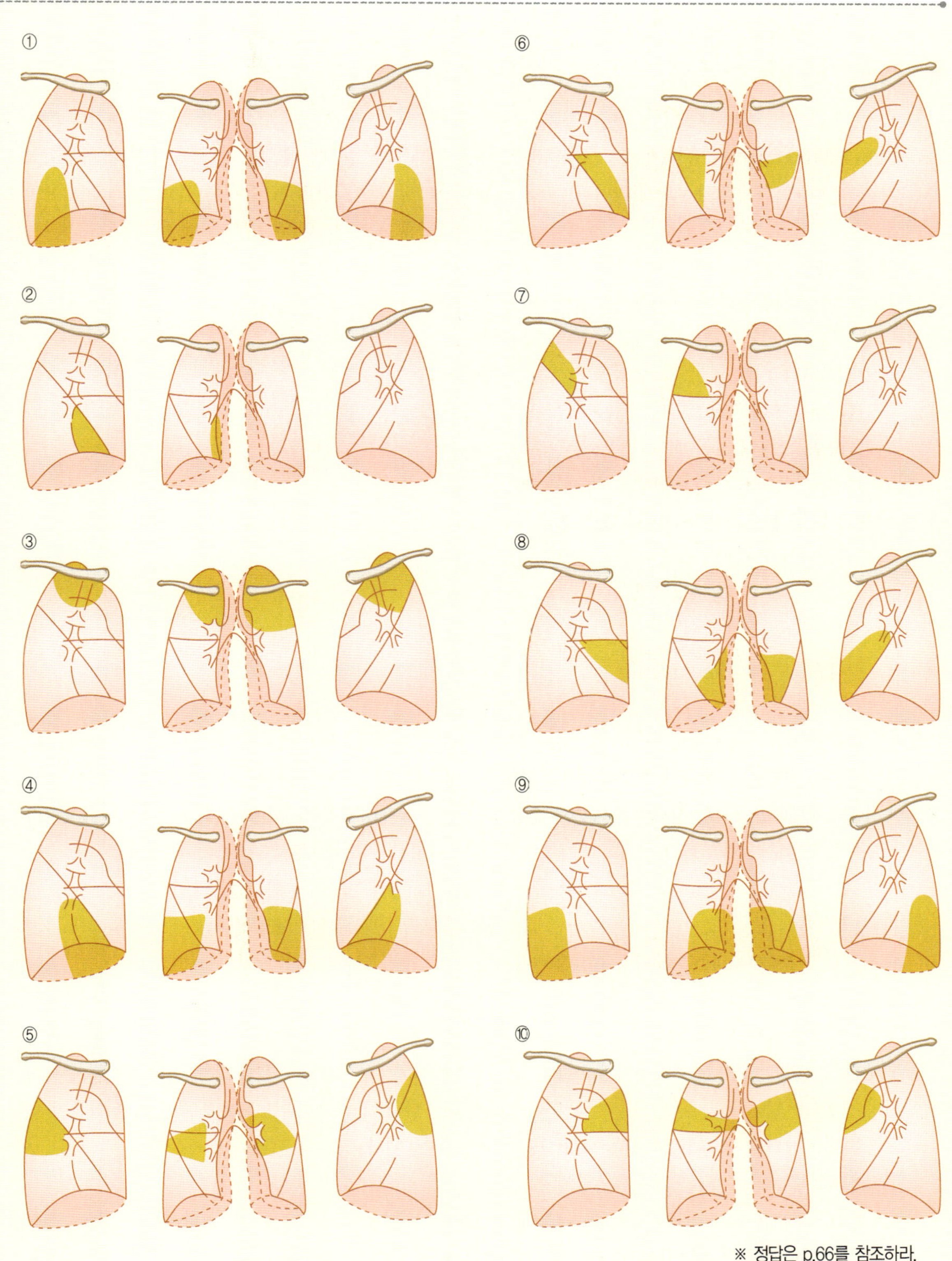

※ 정답은 p.66를 참조하라.

[그림 5-7] 각 구역은?

흉곽/가슴우리 Thorax

흉곽/가슴우리(thorax)이란, 흉벽/가슴벽, 종격/세로칸, 횡격막/가로막으로 이루어진 흉부의 골격이다.

1) 연성흉벽/연성가슴벽

연성흉벽이란 피부, 피하조직, 근육, 유방 등의 총칭이다. 흉부 X-선 사진에서는, 골성흉벽 외측의 엷은 음영으로 찍힌다.

2) 골성흉벽/골성가슴벽

골성흉벽이란, T_1~T_{12}, 늑골/갈비뼈, 쇄골/빗장뼈, 흉골/복장뼈로 된 골을 담은 바구니라고 할 수 있다.

흉부 X-선 사진에서는 ① 좌우의 대칭성 ②변형 ③ 가장자리 주변의 이상 ④ 분리(diastasis) ⑤ 융합 ⑥ 주행 이상 ⑦ 음영의 농도 등에 유의한다.

횡격막/가로막 Diaphragm

횡격막/가로막(diaphragm)이란 흉강/가슴안과 복강을 경계로 하며, 위쪽으로 향하여 둥글게 융기된 판 모양의 평활근육/민무늬근이다. 횡격막은 다음과 같은 항목으로 특징지을 수 있다.

① 기시

ⓐ 검상돌기/칼돌기(xiphoid) : 흉골부/복장뼈부분

ⓑ 제7~12늑골: 늑골부

ⓒ L_1~L_3 : 요추부/허리뼈부분

② 흉륵삼각/복장갈비삼각(Morgagni foramen)

전방에 있다.

③ 요륵삼각/허리갈비삼각(Bochdalek foramen)

후방에 있다.

④ 식도열공/식도구멍(esophageal hiatus)

T_8의 높이에서 횡근을 통과한다.

식도와 미주신경이 지나간다.

⑤ 대정맥공/아래대정맥구멍(vena caval foramen)

T_{10}의 높이에서 횡근을 통과한다.

하대정맥이 지나간다.

⑥ 대동맥열공/대동맥구멍(aortic hiatus)

T_{12}의 높이에서 횡근을 통과한다.

대동맥, 기정맥/홀정맥(azygos vein), 흉관/가슴림프관이 지나간다.

⑦ 높이

흡기위에서 제5늑골의 끝으로부터 제7늑간/갈비사이의 높이. 우횡격막은 일반적으로 왼쪽보다 1/2~1 늑간 높다(왼쪽이 높으면 이상이 의심된다).

종격/세로칸 Mediastinum

종격/세로칸(mediastinum)에는 여러 가지 장기와 조직이 포함되어 있어 복잡해 보이지만, 상하전후로 나누어 각 구역에 어떤 장기가 존재하는지를 알아두어야 한다. 왜냐하면, 종격에 이상 음영을 발견한 경우 그 이상이 종격의 어느 부분에 있는가에 따라서 대강 진단을 내릴 수 있기 때문이다. 먼저 종격의 일반적인 분류(①~④)를 아래에 설명했는데, 이는 대강의 기준으로 생각해도 무방하다. 실제는 심장부터 상, 전, 후의 3종류에 각별한 주의를 기울여 각각의 부위에 존재하는 장기가 무엇인지를 체크해 두면 좋다.

① 상부종격/위세로칸(sup.)

흉골자루/흉골병 하단과 제4 흉추 사이를 연결한 선보다 위의 구역

② 전부종격/앞세로칸(ant.)

심장 앞쪽 가장자리와 복장뼈/흉골 사이의 구역

③ 중부종격/중간세로칸(middle)

④ 후부종격/뒤세로칸(post.)

심장 뒤쪽 가장자리와 흉추/등뼈 사이의 구역

이상, 종격의 구역과 장기 · 조직에 대해서 정리한 표를 잘 보고 암기해 두도록 하자(**표 5-2, 그림 5-8**).

구역	해부학적 위치	존재하는 장기와 조직
상부종격 (심장에서 위쪽)	앞 : 흉골병 /복장뼈자루 뒤 : T_1~T_4	대동맥궁과 그 분기, 기관, 식도, 흉관, 상대정맥, 완두정맥, 흉선(윗부분), 갑상선의 일부, 교감신경, 횡격막신경, 왼되돌이후두신경, 림프절
전부종격 (심장에서 앞쪽)	앞 : 흉골체 /복장뼈몸통 뒤 : 심낭	흉선(아랫부분), 지방조직, 림프절
중부종격	위, 앞, 뒤부분의 각 종격으로 둘러싸인 부분	심낭, 심장, 상행대동맥, 폐동맥간, 횡격막신경, 림프절
후부종격 (심장에서 뒤쪽)	앞 : 심막과 횡격막 뒤 : T_5~T_{10}	하행대동맥과 그 분기, 식도, 교감신경, 미주신경, 흉관, 림프절

[표 5-2] 종격의 구역과 장기

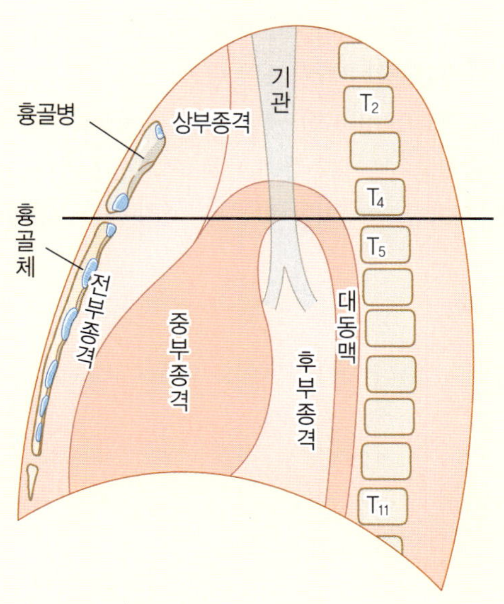

[그림 5-8] 종격 구역

1 기관지 Trachea 폐동맥/허파동맥 Pulmonary artery 폐정맥/허파정맥 Pulmonary veim

여기에서는 해부에 대한 상세한 지식은 필요 없다. 대충 파악해두는 것으로 충분하다.

기관지와 폐동맥은 사이좋게 나란히 뻗어 있는데, 폐정맥만 다른 방향으로 주행하고 있다. 중추 부근에서 폐정맥은 기관지와 수직으로 교차하도록 주행한다. 이들에 대해서 좀더 상세하게 알아보자.

1. 기관지 Bronchus

기관지(bronchus)는 내강이 공기로 채워져 있으므로, 그 벽을 제거하면 air density를 나타내는 기관이다. 또한 벽도 아주 얇기 때문에 보이지는 않지만, X-선 방향으로 평행으로 주행하는 기관지는 X-선의 흡수가 크므로, 마치 기관지를 둥글게 자른 듯한 링모양으로 보이는 경우가 있다.

이것을 기관지의 탄젠트(tangent)상(**그림 5-9**) 등이라 부르기도 하는데, 부르는 방법은 차치하고, 그 내용을 모르면, 공동성 병변과 착각하게 되므로 주의하기 바란다.

그림 5-10의 기관지 분기도를 보면 알 수 있듯이 정면상의 X-선 사진을 촬영한 경우 그 dorsal 또는 dorsoventral 방향으로 뻗는 기관지는 ① B_3b라고 하는 B_3에서 다시 분지된 하나의 기관지와 ② B_6의 2가지가 있다.

이들이 흉부 X-선 사진상에서 링모양의 공동 병변으로 보이는 경우가 있다. 폐입구 부위 부근에 링이 보이면 주의를 요하는 상황이나, 서둘러 진단을 내려서는 안 된다. 기관지는 폐영역에서는 일단 보이지는 않는다. 폐영역은 폐포/허파꽈리의 공기에 의하여 air density를 나타내므로 같

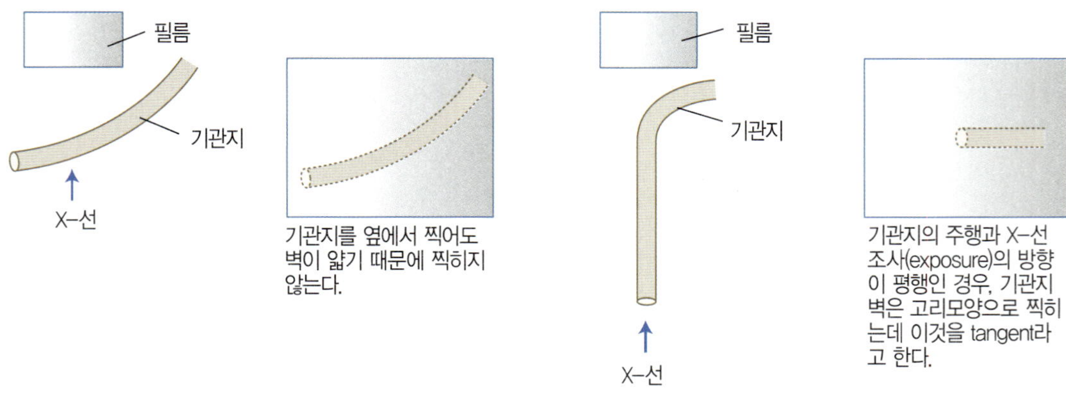

[그림 5-9] 기관지의 탄젠트(tangent)상

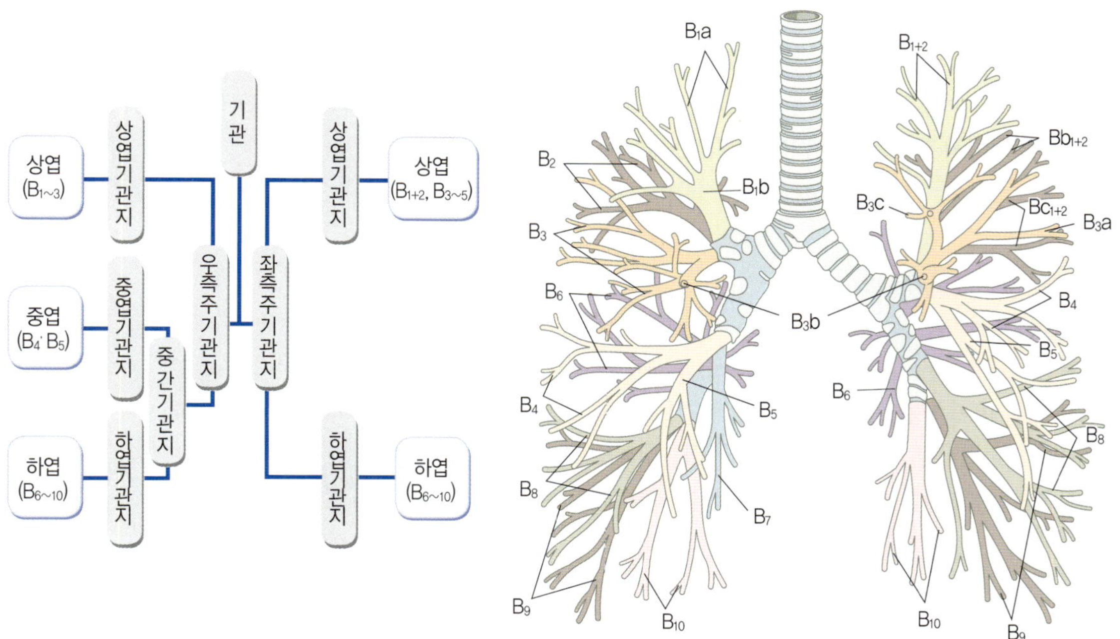

[그림 5-10] 기관분기부의 모식도

은 air density인 기관지와는 contrast를 형성하지 않기 때문이다.

기관지는 Y자형으로 분기하면서 나눠어진다. 이것이 16분기째가 되면, 종말 세기관지(terminal bronchiole)라고 불리며 이름 그대로 맨 마지막 기관지가 된다. 그 이후에는 폐포/허파꽈리(alveoli)가 존재하기 때문이다. 그리고 이 종말 세기관지 이후를 하나의 단위로 취급하여 세엽(acinus)이라고 한다. 이는 정상일 때는 물론 보이지 않지만 세엽에 삼출액 등이 고이고 water density를 나타내면 세엽음영으로 보인다.

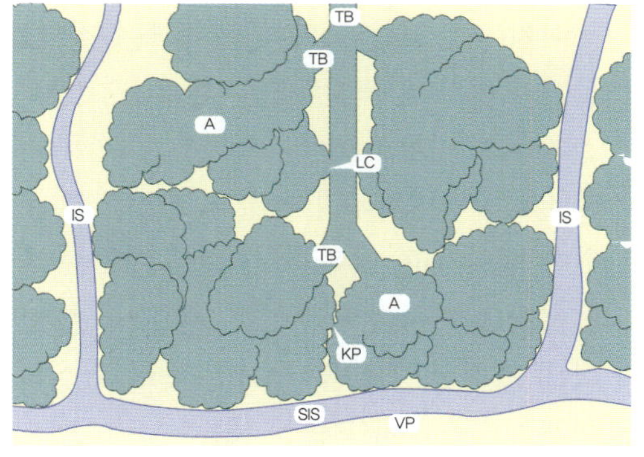

LB : 소엽기관지, TB : 종말세기관지, A : 세엽
IS : 2차 소엽간 사이막/중격, SIS : 흉막하간질강
VP : 폐측흉막/장측흉막, LC : Lambert 경로,
KP : pore of Kohn
종말세기관지의 말초가 세엽이다.

[그림 5-11] 2차 소엽과 세엽의 모식도

크기는 5mm 정도인데 이것이 폐렴 등의 염증성 질환인 경우 병변 단위가 되므로 중요하다. 보통 이 세엽이 3~5개 모이면, 소엽이라 불리는 1~2cm의 구조가 되어, 일명 2차 소엽이라 부르기도 하는데, 결합조직의 중격/사이막(septa)으로 둘러싸인 또 다른 하나의 큰 단위를 형성하는 것이다. 중격에는 정맥과 림프관이 주행하고 있고, 이것이 비후되면, Kerley B line으로 표현된다. 소엽이 중격으로 둘러싸여 있는 것은, 염증이 인접하는 폐포/허파꽈리로 침윤하여 퍼지는 현상을 방지하는 의미가 있는 것으로 생각된다.

소엽이 모이면 세부구역, 세부구역이 다시 구역, 폐엽이라는 식으로 호칭이 달라진다. 그러면, 2차 소엽과 세엽에 대한 도식을 살펴보자(**그림 5-11**). 참고로 말하자면, 기관지의 영양혈관은 2종류로서 종말 세기관지(16분기)까지는 기관지동맥이고, 그 이하는 폐동맥/허파동맥이 된다. 17분기 이후의 기관지에는 폐포/허파꽈리가 존재한다.

2. 폐동맥 Pulmonary artery

폐동맥/허파동맥(pulmonary artery)의 해부학적인 위치를 암기하도록 하자. 먼저 **그림 5-12**를 살펴보기 바란다.

심장에 있는 4종류의 판막 중에서, 가장 앞에 있는 폐동맥판/허파동맥판에서 나온 폐동맥간/허파동맥줄기(pulmonary trunk)은 뒤쪽으로 주행하고, 기관지를 등받이 삼아 뒤로 젖혀진 모양을 하고 있다.

심낭을 나온 후, 좌우의 폐동맥간/허파동맥줄기(Lt, Rt pulmonary artery)으로 나뉘어지는데, 오른쪽과 왼쪽에서는 길이와 굵기가 다르다. 우폐동맥간은 왼쪽의 그것보다 길며, 굵고, 낮게 주행한다. 기관분기부/기관갈림(carina)의 넓적다리 아래의 전방을 그 우완이 뻗어간다. 우완이 긴 것은 이곳을 대동맥이 통과하기 때문이다. 이 내용을 만화로 표현한 도식을 참고로 하여 확실히 이해하도록 하자(**그림 5-13**).

"오른쪽 손목 앞"은 상대정맥/위대정맥도 지나간다. 폐동맥은 폐문부에서는 기관지보다 앞, 그리고 더욱 위쪽으로 주행한다. 그러므로 종격/세로칸 부분에 기관지의 밝은 상이 발견되면, 그 조금 위로 폐동맥/허파동맥이 주행하고 있다고 생각하면 된다.

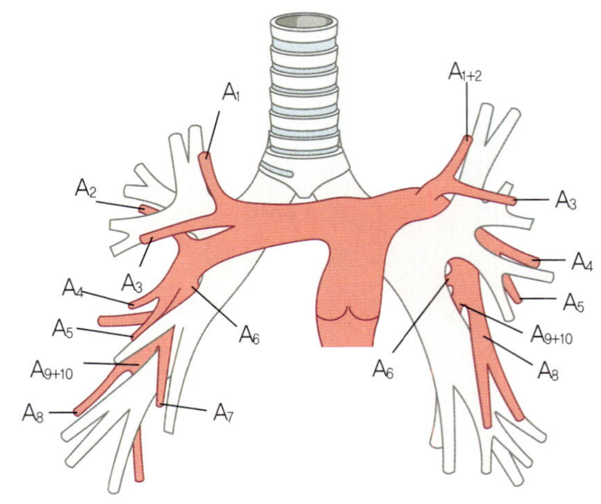

[그림 5-12] 폐동맥과 기관지

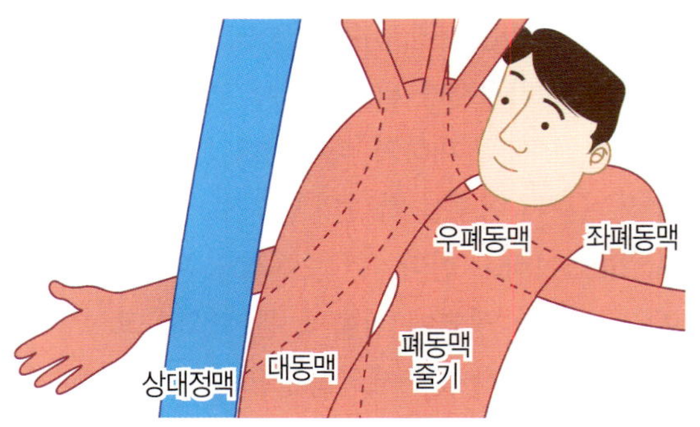

[그림 5-13] 오른팔이 긴 이유

그리고 왼쪽의 제2궁/제2활이 폐동맥간/허파동맥줄기(pulmonary trunk)이므로 폐동맥의 전체적인 흐름이 대강 보일 것이다. 폐동맥은 말초로 감에 따라 가늘어지므로 보기 어려워진다.

일반적으로, 흉막/가슴막에서 약 1cm 부분까지는 폐동맥에 의한 혈관음영을 볼 수 있다고 하는데 확실하지는 않다(**그림 5-14**). 만약, 상당히 말초임에도 불구하고, 폐동맥의 혈관음영이 선명하게 보인다면, 폐혈류량의 증대, 즉 Lt to Rt shunt를 생각한다.

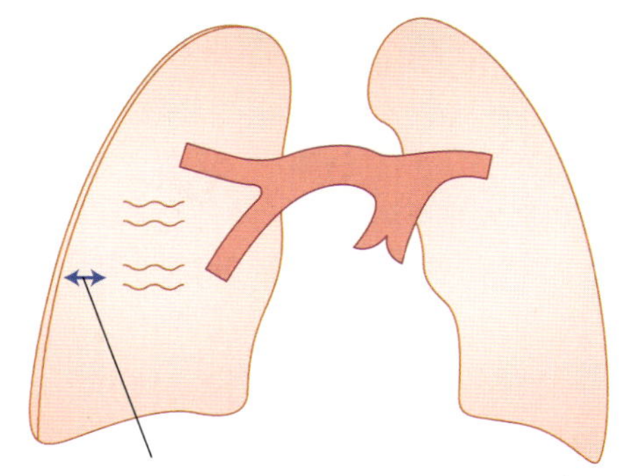

[그림 5-14] 폐동맥에 의한 혈관음영

3. 폐정맥 Pulmonary vein

폐정맥/허파정맥(pulmonary vein)은 4줄기 있으며, 그 주행은 폐동맥, 기관지와는 독립된 모습을 취한다(**그림 5-15**).

기관지는 분기부가 폐문부보다 위쪽에 있으며, 또한 좌우의 폐동맥도 기관지 분기부에서 좌우로 나뉘어지는 데 비하여, 폐정맥은 폐문부에 비교하면 아래쪽에 위치한 좌심방으로 직접 유입되기 때문이다. 상폐정맥은 좌우 모두 폐동맥보다 아래쪽에 위치하며, 기관지의 앞쪽을 지나, 오른쪽은 상대정맥/위대정맥의 뒤, 왼쪽은 좌심이(auricular atrii sinistri)의 뒤를 지나 좌심방으로 들어간다. 또한, 하폐정맥/아래폐정맥은 거의 수평으로 뻗어 왼심방으로 들어간다(**그림 5-16**).

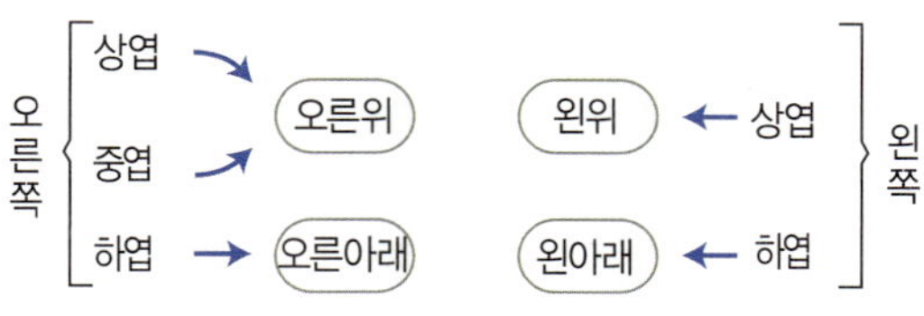

[그림 5-15] 폐정맥의 경로

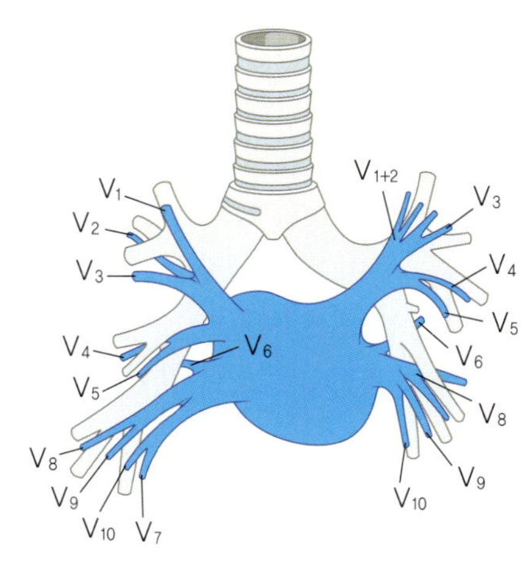

[그림 5-16] 폐정맥과 기관지

2 림프절, 림프관

정상적인 상에서는 림프절과 림프관은 보이지 않는다. 림프절(lymph node)은 2cm 정도로 팽창해야 비로소 확인할 수 있게 된다. 또한 림프관은 소엽의 중격/사이막 속을 통과하는데, 역시 림프관의 확장이나 비후에 의하여 소엽 중격의 비후상으로 나타난다(이를 septal line이라고 하는 경우가 있는데, 앞에서 언급된 Kerley B line도 이 중 하나이다).

※ 그림 5-7(p.59)의 정답

① ……S_9 ② ……S_7 ③ ……오른쪽S_1, 왼쪽S_{1+2} ④ ……S_8 ⑤ …… S_6

⑥ ……S_4 ⑦ ……S_2 ⑧ ……S_5 ⑨ ……S_{10} ⑩ ……S_3

이상 10개 중 7개 이상 맞추면 합격이다.

⑤ = S_6, ⑨ = S_{10}은 조금 어렵지만 확실히 알아두자.

Ⅵ 흉부 X-선 사진의 실제

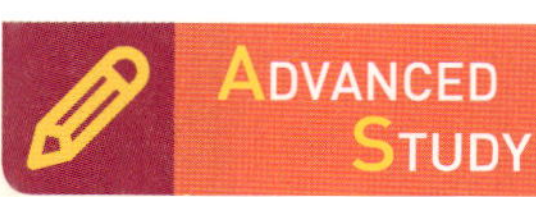

흉부 X-선 사진의 실제

정상 음영

앞에서 흉부 X-선 사진의 판독이론에 대해서 살펴보았다. 다음은 그 실제의 판독에 대해서 살펴보자. 먼저, 흉부 X-선 사진을 접했을 때, 중요한 것은 그 사진이 어떻게 촬영되었는가하는 점이다. 일단 어떤 체위에서 촬영한 것인지를 확인한다. 구체적으로는 다음의 3종류가 있다.

1) 정면상

① 전후상(anteroposterior view ; AP view)

② 후전상(posteroanterior view ; PA view)

: 일반적으로는 이것이 많이 사용된다.

2) 측면상

양손을 머리 위에 올리고 촬영한다.

① 오른쪽면상(right lateral view ; RL view)

② 왼쪽면상(left lateral view ; LL view)

: 일반적으로 이것이 많이 사용된다.

3) 사위상

① 제1사위상(right anterior oblique ; RAO view)

② 제2사위상(left anterior oblique ; LAO view)

이상 촬영체위와 X-선 조사방향의 관계를 정리한 **그림 6-1**을 참조하기 바란다.

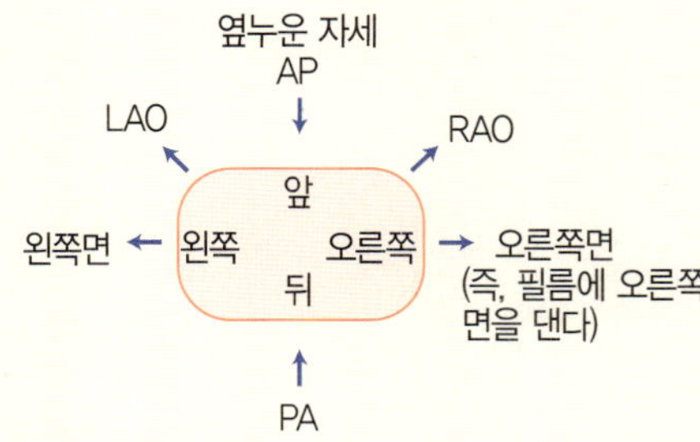

※ 화살표는 X-선 조사 방향

[그림 6-1] 촬영 체위와 X-선 조사 방향의 관계

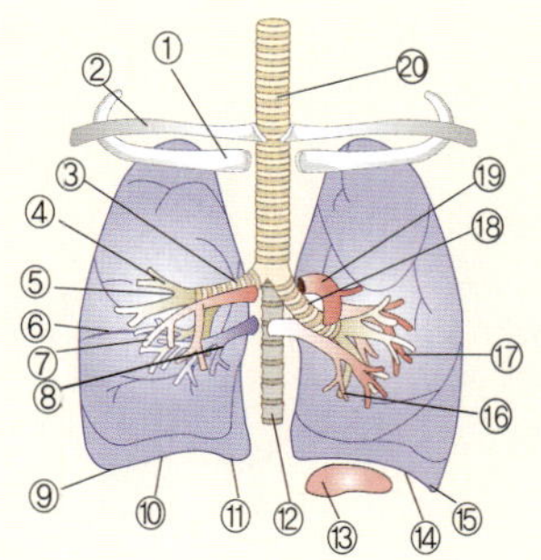

① 제1늑골(rib)
② 쇄골/빗장뼈(clavicle)
③ 우측주기관지 (Rt. main bronchi)
④ 우상엽기관지 (Rt. superior lobar bronchus)
⑤ 폐문각
⑥ 수평틈새(horizontal fissure)
⑦ 우하강폐동맥(Rt. Inf.pulmonary artery)
⑧ 우폐정맥간
⑨ 우늑골횡격막(Rt. costophrenic angle)
⑩ 우횡격막(Rt. Diaphragm)
⑪ 심횡격막각 (cardiodiaphragmatic angle)
⑫ 흉추(thoracic vertebra)
⑬ 위포(stomach bubble)
⑭ 좌횡격막(Lt. Diaphragm)
⑮ 좌늑골횡격막각 (Lt.costophrenic angle)
⑯ 하행대동맥/내림대동맥 (Descending aorta)
⑰ 좌폐동맥 (left pulmonary artery)
⑱ 좌측주기관지(Lt. main bronchi)
⑲ 대동맥궁/대동맥활(aorta arch)
⑳ 기관(trachea)

[그림 6-2] 정면상에서 촬영된 모습

그리고 각 체위별로 촬영된 것을 그림으로 살펴보자(**그림 6-2~4**). 정면상의 경우에는 그것이 똑바른 정면에서 촬영된 것인지를 판단한다.

거기서는 추체극돌기의 열이 흉골/복장뼈의 정중앙선을 통과하는가, 혹은 쇄골/빗장뼈의 높이가 좌우에서 같은가를 볼 수 있으면 된다. 그리고 X-선의 경도와 핀트, 편차 등에 대해서도 볼 수 있으면 더할 나위가 없다.

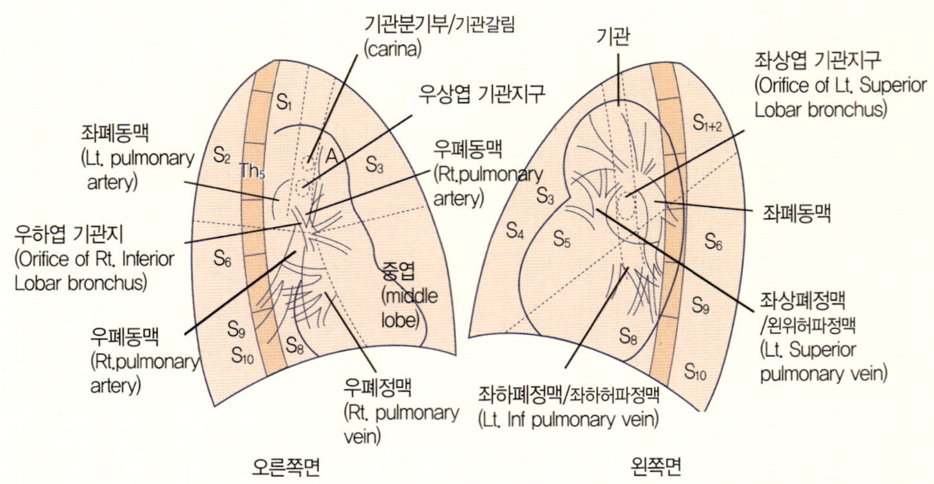

[그림 6-3] 측면상에서 촬영된 모습

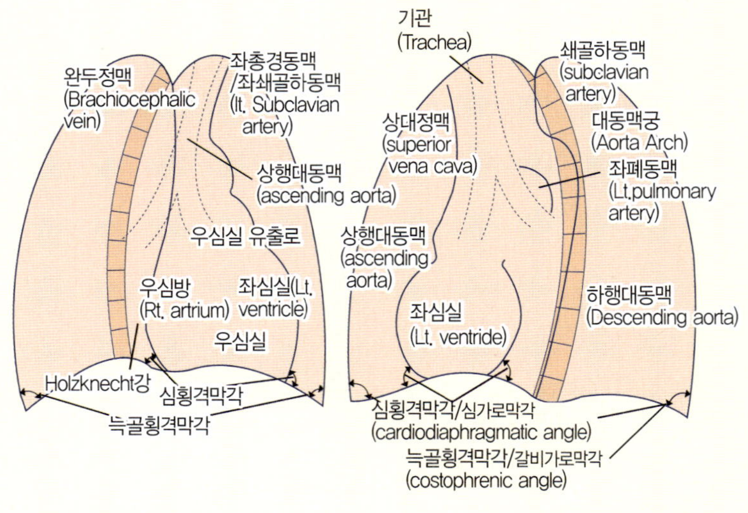

[그림 6-4] 사위상에서 촬영된 모습

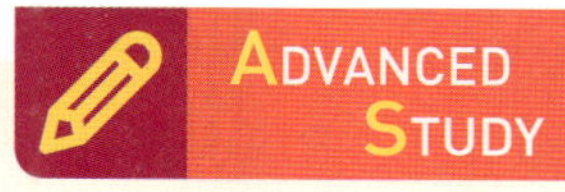

흉부 X-선 사진의 실제

흉부 X-선 사진의 판독법

"Ⅴ. 이론적 X-선 진단법"에서 다루었던 내용과 중복되는 부분이 있지만, 그 때의 내용도 포함하여 다시 한번 정리하도록 하자.

기본적인 사항은 이해되었을 것이므로, 정리형식으로 요점만을 언급하도록 한다.

1. X-선 사진의 농도

1) Density의 종류

Density의 종류와 그 성질을 정리한 것이 **표 6-1**이다.

2) 검게 되는 경우

흉부 X-선 사진이 검게 나타나는 원인으로 다음의 3가지를 생각할 수 있다.

① 폐 용적의 증가 : 폐영역(영상에서 폐가 차지하는 영역)는 air density인데, 함기량이 증가하면 한층 더 검게 된다.

② 혈관구축의 소실 : 기흉/공기가슴증 등으로 폐가 허탈해진 경우 등

③ 기강(air cyst)의 출현 : cyst나 bleb이 존재할 때

또한, 그 기전에 대해서는 2가지 방식이 있다. 즉,

① 혈액의 분포가 적어진다 → water density의 저하

② 함기량이 증가한다 → air density의 증가를 야기시켜 양쪽 모두 X-선 투과성이 증가되어 검게 되는 것이다.

3) 하얗게 되는 경우

흉부 X-선 사진이 하얗게 되는 경우는 다음과 같은 유형으로 분류한다. 각각에 대해서는 별도의 항목에서 상세하게 설명하기로 한다.

① 폐포/허파꽈리와 기관지 등에 발생했을 때

→ ⓐ consolidation(경화)(아래의 "2"항 참조)

ⓑ volume loss(p.70 "3"항 참조)

② 간질/사이질(interstitial)에 발생했을 때 (p.72 "4"항 참조)

Density의 종류	Contrast	X-선 투과성	물질밀도
Bone density Water density Fat density Air density	흰색 ↕ 검은색	낮다 ↕ 높다	높다 ↕ 낮다

[표 6-1] density의 종류와 그 성질

2. Consolidation의 특징

Consolidation(경화)이란, 한 마디로 폐포 등의 공간이 삼출액으로 잠기게 된 상태를 말한다. 이는 폐렴의 경우에 발생하는 현상이다.

그 특징을 정리하면 다음과 같다.

1) 세엽음영 Acinar shadow

세엽에 대해서는 이미 언급한 바 있다. 직경 5mm 정도의 경계가 불분명한 작은 반점모양 음영으로, 실질성 음영의 최소 단위이다.

2) 소엽성 음영 Lobular shadow

위의 세엽음영이 몇 개 모여 생긴 음영이다.

3) 병소(병변이 있는 부분)가 더욱 확장되면, 대엽성 폐렴(lobar pneumonia)과 같이 하나의 폐엽 전체가 새하얗게 된다. 음영은 균일하다.

4) Air bronchogram

폐포에 병변이 있고, 삼출액에 잠겨 있지만, 기관지내에는 공기가 차 있는 경우에 나타난다. 따라서 기관지 구조가 파괴되거나, 내강이 분비물로 폐쇄되는 경우에는 나타나지 않는다.

3. Volume loss의 특징

Volume loss란, 폐의 함기가 감소한 상태를 일컫는다. 무기폐(atelectasis)의 상태이다.

이것은 기관지가 폐쇄된 경우에 나타난다. 기관지의 폐쇄로 인하여 폐포 내에 공기가 흐르지 못하게 되면, 얼마 안 있어, 폐포 내 잔기가 흡수되어 버리므로 air density는 저하되고 폐포도 허탈되므로 용적이 작아진다. 따라서 무기폐를 나타내는 sign에는 air density 저하 외에 이 폐포의 수축에 의한 주위 장기의 편위가 있다.

1) 직접적인 Sign

density의 증가 = 하얗게 된다 ← air density 저하가 원인

2) 간접적인 Sign

① 무기폐의 방향으로 혈관 음영이 집중(convergence)된다.

② 종격/세로칸이 무기폐 쪽으로 기운다. (fissure가 끌려 들어간다)

③ 기관이 무기폐 쪽으로 기운다. (bronchus가 끌려 들어간다)

④ 무기폐 쪽으로 횡격막/가로막이 거상(elevation)된다.

이상의 ①~④를 대응시켜 도식으로 표현하면 **그림 6-5**와 같다.

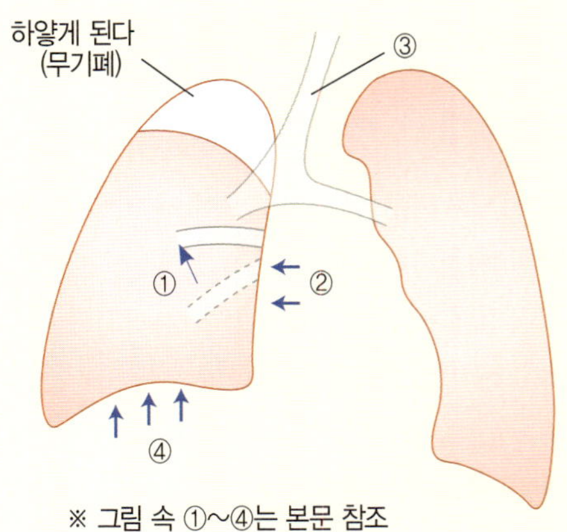

[그림 6-5] 무기폐의 간접적인 sign

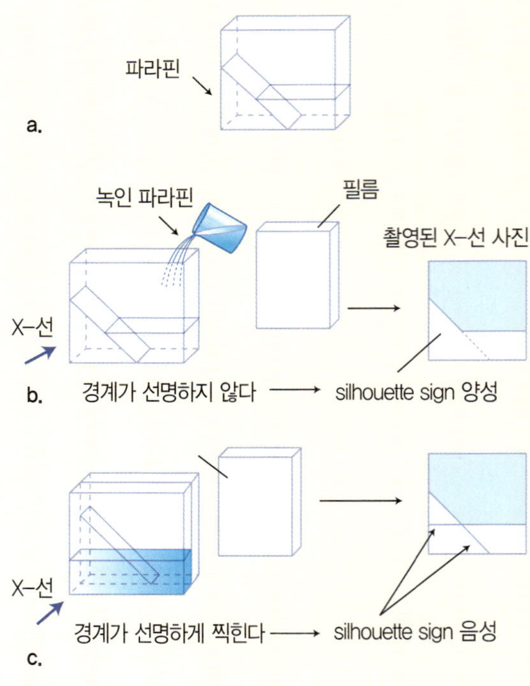

[그림 6-6] silhouette sign이 만들어지는 기전

3) Silhouette sign

Silhouette sign은 volume loss에 특이적인 것은 아니지만, 조금 자세하게 설명해 보겠다.

같은 water density들이 인접하여 존재하면, 그 경계가 불분명해진다. 이것을 silhouette sign (+)이라고 한다. 이해를 돕기 위해 수조에 파라핀을 **그림 6-6 a**와 같이 굳힌다.

이 속에 녹인 파라핀을 넣어 X-선 사진을 촬영한다(**그림 6-6 b**). 녹인 파라핀을 다른 수조에 넣어, 앞의 굳힌 파라핀의 수조와 겹쳐 X-선 사진을 촬영해본다(**그림 6-6 c**). 이제 이해가 갈 것이다. 이 모델을 흉부 X-선 사진에 적용해 보면, 굳힌 파라핀은, 심장과 대혈관, 횡격막/가로막에 해당하고, 녹인 파라핀은 무기폐라든가 그외 종양성 병변에 해당하는 것이다.

이를 도식화 해보면, **그림 6-7**과 같다.

이것이 중요한 점은, silhouette sign이 (+)인가, (−)인가로, 그 병변 부위가 속하는 폐의 구역을 대강 짐작할 수 있다고 하는 것이다. 아래 그 관계를 표로 정리했으니, 흉부의 해부와 앞에서 체크한 폐 구역을 머리 속에 떠올려 가면서 암기하도록 하자(**표 6-2**). 이 표에서는 양성의 경우만을 들었는데, 음성의 경우도 역으로 사용할 수 있다.

예를 들어, 횡격막에서 silhouette sign이 음성이라면 다음과 같다.

① 그것이 외측이면, S_9
② 그것이 내측이면, S_{10}

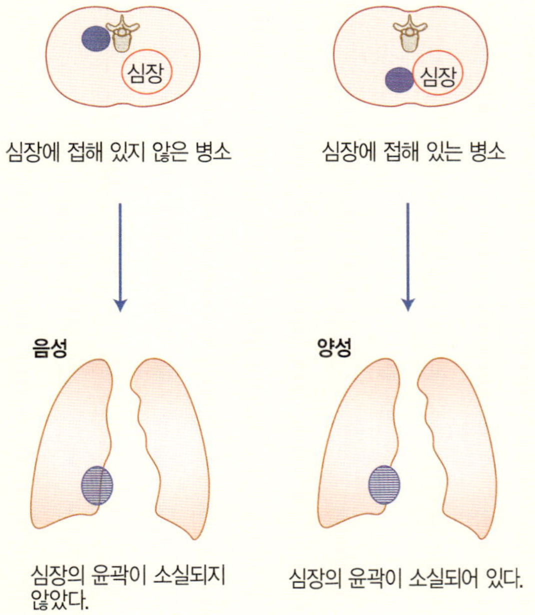

심장
심장에 접해 있지 않은 병소
음성
심장의 윤곽이 소실되지 않았다.

심장
심장에 접해 있는 병소
양성
심장의 윤곽이 소실되어 있다.

[그림 6-7] silhouette sign의 음성과 양성

심·대혈관에 silhouette sign (+)의 경우				횡격막에 silhouette sign (+)의 경우	
전방	좌	왼쪽 제2궁/제2활	좌 S_3	외측	S_8
		좌심연 상부	좌 S_4, S_5		
		좌심연 왼쪽 제4궁	좌 S_8		
	우	상행대동맥/오름대동맥	우 S_3		
		우심연 상부	우 S_3		
		우심연 오른쪽 제2궁/제2활	우 S_5, S_7		
후방	좌	대동맥궁(왼쪽 제1활)	S_{1+2}	내측	S_7
		하행대동맥/내림대동맥 상부	S_6		
		하행대동맥/내림대동맥 하부	S_{10}		

[표 6-2] silhouette sign (+)의 부위와 병변부의 관계

4. 간질병변/사이질병변 Interstitial disease 의 특징

이 병변을 나타내는 주된 소견은 다음과 같다.

① 결절상(nodular pattern)
② 그물모양(reticular pattern)
③ 입자모양음영(particular pattern)
④ 불투명유리 모양(ground-glass pattern)
  (결절이 극히 미세하다)

5. 흉막/가슴막 음영

흉막에는 장측흉막(visceral pleura)과 벽측흉막(parietal pleura)의 2가지가 있으며, 폐에 접하고 있는 쪽의 흉막을 장측, 늑골/갈비뼈에 접하고 있는 쪽을 벽측이라고 한다. 흉막의 해부학적인 도식을 살펴보자(그림 6-8).

이상소견으로서 중요한 것은,

① 흉수/가슴막삼출액(pleural effusion)
② 흉막 유착(pleural adhesion)
③ 흉막 비후(callus of pleura)

의 3가지이다. 이들에 대해서 좀더 상세하게 살펴보자.

1) 흉수 Pleural effusion

흉수는 300ml 이하에서는 이상소견이 나타나지 않는 경우가 많은데, 그 이상이 되면 늑골 횡격막각의 둔화(costophrenic angle의 둔화)가 보이게 된다(그림 6-9).

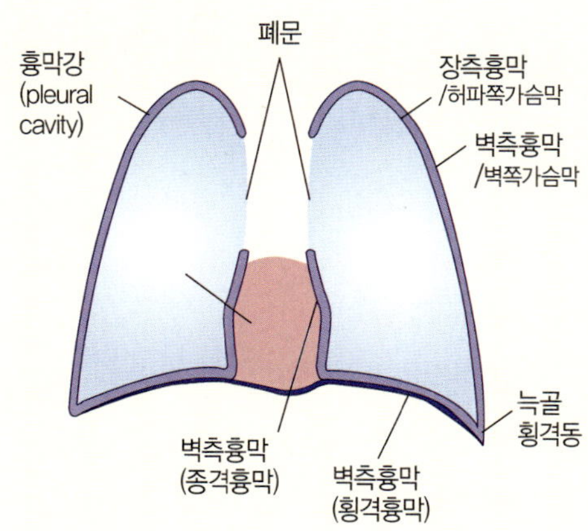

[그림 6-8] 흉막의 모식도

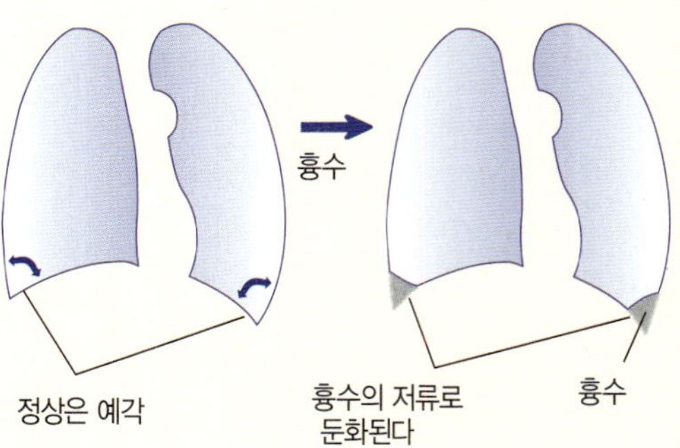

[그림 6-9] 흉수의 해부 X-선 사진

2) 흉막 유착

흉막 유착(pleural adhesion)은 흉수의 경우와 비슷하여 늑골횡격막각이 둔화되기도 하고, 심횡격막각이 소실되기도 한다.

흉수와 감별하기 위해서는, 옆으로 누운자세(lateral decubitus position)에서 X-선 사진을 촬영하면 된다. 흉수는 본래, 중력의 영향으로 측흉부로 이동하지만, 유착의 경우는 움직이지 않으므로 감별이 된다(그림 6-10).

3) 흉막 비후

흉막 비후(callus of pleura)는 결핵성 병변에 동반되는 경우가 많은데, 석면에 노출되었을 때 생기는 중피종(mesothelioma) 등에서도 나타난다.

비후된 흉막은 흰 음영으로 보이는데, 폐내 병변과 달리, 그 병변의 가장자리 주변이 흉막에 연속적으로 이행해간다. 이것을 extrapleural sign이라고 한다(그림 6-11).

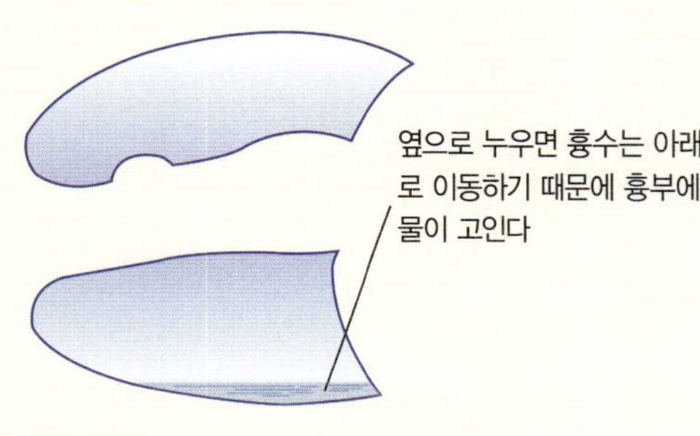

[그림 6-10] **흉막유착과 흉수의 감별**

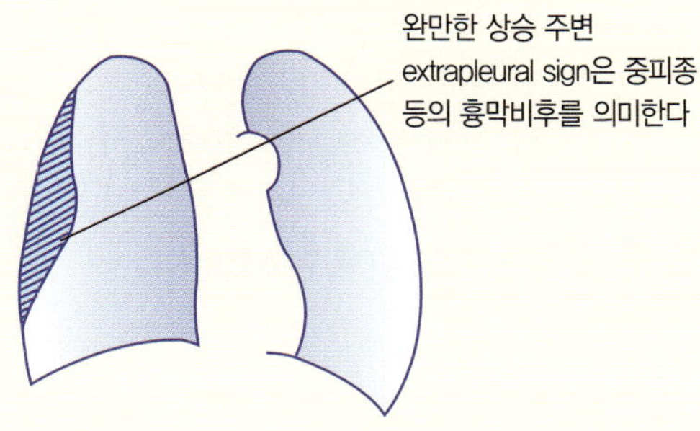

[그림 6-11] **흉막비후와 extrapleural sign**

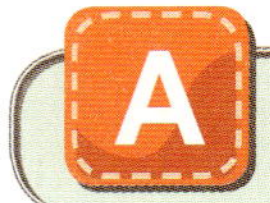

주요 질환의 흉부 X-선 사진상의 특징

구체적인 질환에 대한 흉부 X-선 사진상의 특징을 정리해보자. 아직 각론으로 들어가지 않았으므로 자세하게 이해되지는 않겠지만, 한번 읽어두면 각론을 공부할 때에 도움이 될 것이다.

1. 만성 폐기종 Chronic emphysema

만성 폐기종에서는 언뜻 보아 폐영역 전체가 low density(검다)이고, 혈관음영은 드문드문하다.

① Overinflation(과팽창)

ⓐ 폐영역 전체의 투과성 항진(검다)

ⓑ 적상심장(pendulous heart)

ⓒ 횡격막 저위/가로막 처짐, 아래로 볼록

② **혈관음영이 적다**

③ **폐가 팽창해 있다(맥주통모양).**

2. 무기폐 Atelectasis

무기폐에서의 소견은 다음과 같다.

① **커다란 균등 음영**(water density)

② **기존 구조는 환부측으로 편위**(indirect sign)

기관, 심장, 종격/세로칸, 횡격막, 간열(fissure) 등

③ **기타**, direct sign, silhouette sign 등

3. 흉수 Pleural effusion

흉수에서의 소견은 다음과 같다.

① **대량의 저류에서는 커다란 균등 음영**

② **기존 구조는 정상측으로 편위**

이것은 무기폐와의 감별점이 된다.

③ **소량의 저류에서는 늑골횡격막각의 둔화**

이때는 옆으로 누운자세 정면상에서 촬영한다.

4. 폐의 전체절제

폐의 전체절제에서는 다음과 같은 소견이 보인다.
① 정상의 폐구조음영(lung marking)은 보이지 않는다.
②종격/세로칸이 파고 들어가 섬유화된다.

5. 자연기흉/자연공기가슴증 Spontaneous pneumothorax

자연기흉/자연공기가슴증에서는 벽측흉막/벽측가슴막과 장측흉막/내장쪽가슴막과의 사이에, 폐혈관 구조를 깨뜨리는 공기층이 있다. 그리고 그 부분에는 혈관음영이 전혀 보이지 않는다. 또한, 약간의 허탈(기흉)에서는, 호기 때에 이것이 더욱 현저해진다.

VI

6. 과민성 폐(장)염 Hypersensitivity pneumonitis

과민성 폐(장)염에서의 소견은 다음과 같다.
① 전체가 흐려 보인다.
② 불투명유리 모양 또는 미만성의 입자상

7. 폐색전증 Pulmonary thromboembolism

폐색전증에서는 색전이 생긴 부분은 밝으며, 혈관음영이 나타나지 않는다. 당연한 이야기이지만 이는 색전이 일어난 곳보다 앞쪽 부위에는 혈류가 도달하지 않는다는 사실을 나타내는 것이다. 또한, 폐색전이 segment 이상의 부위에서 일어나서, 그 말초부위의 폐에 혈액공급이 원활하지 못해 밝은 상이 나타나는 것을 Westermark sign이라고 한다.

8. 거대수포 Air cyst

거대수포(Air cyst)에서의 소견에 대한 특징은 다음과 같다.
① 선모양, 밧줄모양 또는 고리모양
② 혈관음영은 집중(convergence) 또는 소실

9. 폐섬유증

폐섬유증에서의 소견은 다음과 같다.
① 미만성의 병변
② 그물모양 음영, 고리모양 음영 또는 벌집폐

10. 결핵

결핵에서는 여러 가지 소견이 나타나지만, 결절상 내지는 침윤음영으로 알아두자.

11. 세기관지염

세기관지염에서는 다음과 같은 소견을 나타낸다.
① 양측성의 미세한 입자모양
② 감염이 반복되면, 입자모양음영이 증가한다.

12. 악성 림프관증

악성 림프관증이란 전이성 폐암의 한 유형인데 그 소견은 다음과 같다.
① 양측의 폐문음영은 비정상적으로 크고 폐문 림프절 종대가 나타난다.
② 폐영역은 입자모양음영으로 미세한 선모양음영이 보인다.
③ 전체적으로 X-선 투과성이 저하되어 하얗게 된다.

a. 전이성 폐암의 X-선 소견

이상으로 악성 림프관증에 대해 설명했는데 다음으로 전이성 폐암의 X-선 소견에 대해서도 정리해보도록 하자. 전이성 폐암은 ① 대결절형 ② 소결절형 ③ 악성 림프관증 ④ 침윤형의 4종류로 크게 나뉘어진다. 그리고 결절형에서는 공동을 형성하는 경우도 있음을 알아두자.

13. 정리

이상으로 주된 질환에 대해서 그 흉부 X-선 사진의 특징적인 소견을 보았는데, 여기에서는 반대로 특징적인 소견을 축으로 하여 주된 질환을 열거하며 정리해 보겠다.

① 결절상 음영(nodular pattern)이 폐영역 전체에 광범위하게 나타나는 질환
  ⓐ 좁쌀결핵(miliary tuberculosis)
  ⓑ 전이성 악성종양
  ⓒ 진균증
  ⓓ 진폐증
  ⓔ 사르코이드증(sarcoidosis)

② 그물모양 음영(reticular pattern)이 폐영역 전체에 광범위하게 나타나는 질환
  ⓐ 폐섬유증
  ⓑ 결합조직 질환
  ⓒ 진폐증
  ⓓ 사르코이드증(sarcoidosis)

③ 불투명유리모양 음영(ground glass)이 나타나는 질환
  ⓐ 미만성 사이질/간질성 폐렴
  ⓑ 석면증(asbestosis)
  ⓒ 베릴륨중독증(berylliosis)

④ 공동성 염증성 질환
  ⓐ 폐결핵
  ⓑ 폐농양
  ⓒ 폐암

각론

Ⅶ 호흡기질환 각론

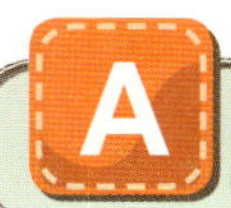

폐쇄성 폐질환 Obstructive lung disease

폐쇄성 폐질환이란?

폐쇄성 폐질환이라고 하면, 일반적으로 아래의 3가지의 질환을 일컫는다.

① 기관지천식 ② 만성 폐기종 ③ 만성 기관지염

폐쇄성 폐질환은, 위와 같이 각각 분류하는 데는 어려움이 있으므로, 이들 질환에 대한 총칭으로서 사용되는 경우가 있다. 질환의 개념에 대해서 쉽게 표현하자면, 기도폐쇄로 인하여 숨을 내쉴 수 없는 상태이다. 이 기도폐쇄가 일어나는 기전에는 다음 3가지가 있다.

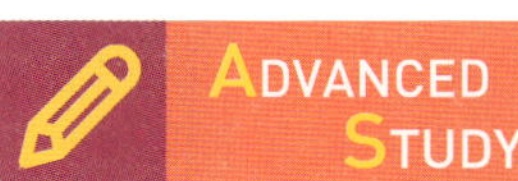

폐쇄성 폐질환이란?

기관평활근 Bronchial smooth muscle 의 수축으로 인한 폐쇄

천식(asthma)에서 볼 수 있다. 기관 평활근/민무늬근은 기관~기관지(중추 쪽)에만 존재하므로, 이 기전으로 폐쇄가 일어나는 기도 부위는, 중추에 가까운 곳, 즉 기관이나 주기관지 등의 비교적 굵은 기도가 된다.

따라서 천식은 기관평활근이 수축, 굵은 기도가 폐쇄되어 일어나는 질환이라 할 수 있다(그림 7-1).

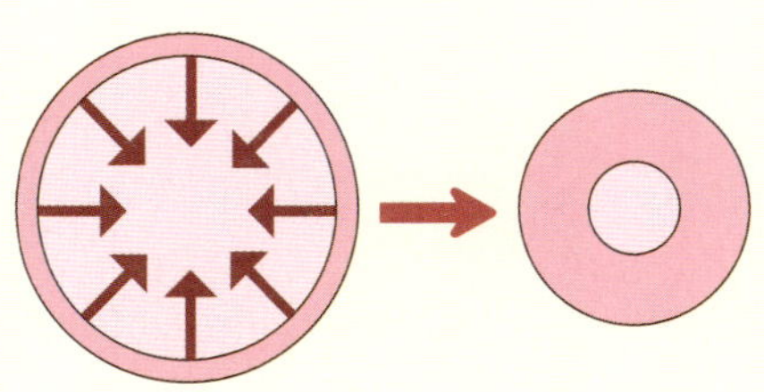

[그림 7-1] 기관 평활근의 수축에 의한 폐쇄

폐실질의 파괴로 인한 기도 견인력의 약화에 따른 폐쇄

이것은 만성 폐기종(chronic emphysema)에서 볼 수 있다. 기관은 20~23분지에 해당하는 가장 끝부분이 되면, 폐포/허파꽈리 속을 통과하게 된다.

이 아주 미세한 기관지는 주위의 폐포에 의하여 확장이 유지되는 것이다**(그림 7-2)**.

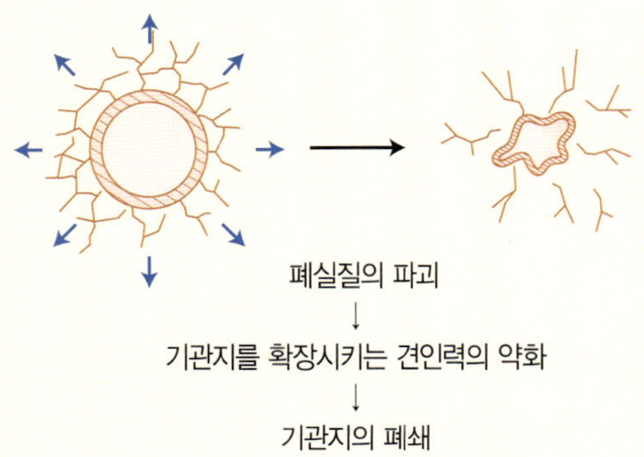

[그림 7-2] 기도 견인력의 감소로 발생하는 기관지 폐쇄

폐포/허파꽈리는 비누거품처럼, 거품 하나하나는 표면장력에 의하여 수축하려고 애쓰고 있는데, 인접하고 있는 다른 거품의 표면장력과 균형을 이루어 일정한 크기를 유지한다.

그 작은 거품 입자의 집합체 속을 아주 미세한 기관지가 통과하면, 거품과 거품 사이에는 서로 끌어당기는 힘이 작용한다. 이것이 기관지를 바깥쪽으로 견인하는 힘이 되어 기관지를 열린 상태로 유지하는 것이다.

폐기종은, 폐실질, 즉 폐포의 종격(alveolar wall)이 파괴되는 병이다. 다시 말해서 거품 하나 하나가 파괴되어 사라져 가는 병이다. 거품이 없어지면, 기관지를 확장시키기 위한 견인력도 없어져 기관지는 폐쇄되어 버린다.

폐기종은, 폐포벽이 파괴되기 때문에 기도견인력을 상실하게 되고, 그 때문에 기관지가 폐쇄되는 병이다. 따라서 폐쇄되는 기관지는 가장 말초의 기관지이다.

점액선 비대, 증식 및 과잉 분비물에 의한 기도폐쇄

이것은 만성 기관지염으로 인해 생기는 패턴이다(그림 7–3).

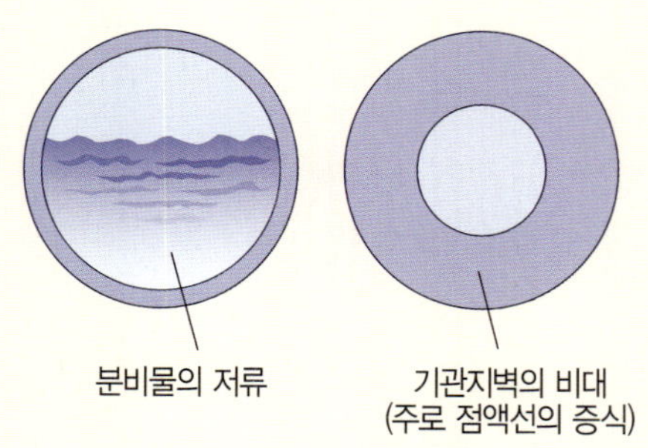

[그림 7–3] 점액선의 비대, 증식 및 과잉 분비물에 의한 기도 폐쇄

만성 기관지염(chronic bronchitis)은, 기관지에서의 점액의 과잉 분비와 그로 인한 다량의 가래가 특징적인 질환이다.

"다량의 가래"에 대한 기준은, 「1년 동안에 적어도 3개월 간, 거의 매일 가래가 보이며, 그 현상이 적어도 2년 동안 나타나는 상태」이다. 또한, 만성 기관지염의 병변 기도는 가는 기관지에서 굵은 기관지에 걸쳐서 해당된다.

이상을 정리하면, 대체로 **그림 7–4**와 같이 된다. 미만성 범세기관지염에 대해서는 나중에 설명하기로 한다.

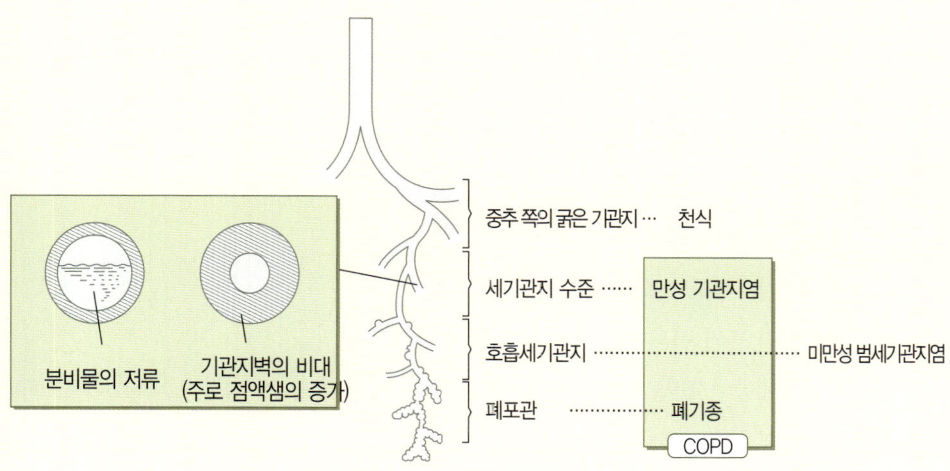

[그림 7–4] 폐쇄폐질환의 병변 부위

만성 폐쇄성 폐질환(COPD) 핵심정리

병태생리로 보는 만성 폐쇄성 폐질환(COPD)

만성 폐쇄성 폐질환(COPD)은 폐기종, 만성 기관지염에서 일어나는 폐쇄성 환기장애를 특징으로 한다. 흡연 등에 의한 유해한 물질의 흡인으로 폐에 염증반응이 일어나, 그 영향으로 불가역적인 기류제한이 진행성으로 일어나는 질환이다.

병 인	• 흡연, 간접흡연, 대기오염 • 유전적 요인, 감염, 노화 • 호흡기 감염의 재발

병 태	**COPD (폐의 염증 반응)** • 말초 기도 폐쇄 **폐기종** • 폐포의 사이막이 파괴됨 **만성 기관지의 염증** • 기관지로부터 점액의 과잉 분비 • 기관지 벽의 비후 • 기관내공의 협착·폐쇄

증 상	**주증상** • 운동 시 호흡곤란 • 기침 • 가래

증 상	**수반증상** • 호흡음의 약화 • 호흡보조근의 비대 • 혈압상승 • 호흡수의 증가 • 저산소혈증 • 청색증 • 호기/날숨 연장 • 맥박의 증가 • 기도감염 **만성 기관지염의 증상** • 계속되는 기침, 객담 • 만성 저산소혈증 : 청색증, 곤봉손가락, 그렁거림 • 청진 시 수포음, 악설음 • 심해지면 폐기종으로 발전 **폐기종의 증상** • 과다공명음, 술통형 흉곽, 청색증, 곤봉손가락, 경정맥 팽창 • 호흡곤란, 기좌호흡, 호흡수 증가, 호흡음 감소 • 청진 시 악설음

진 단 및 검 사	**검사** • 흉부X-선 검사 • CT 검사 • 폐기능검사 • 기관지 조영 • 동맥혈 가스분석 • 심전도

치 료	**산소요법** • 저유량 산소 투여 • 비강 캐뉼러로 2~3L/분 또는 Venturi 마스크를 통해 40%까지 산소 공급 **약물요법** • 기관지확장제, 거담제, 항염증제 등 **외과요법** • 폐이식, 폐용적 감소 수술

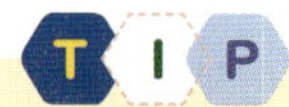

폐쇄성 환기장애를 초래하는 주요 폐질환

- COPD(만성 기관지염, 폐기종)와 미만성 범세기관지염은 폐쇄성 환기장애를 초래하는 대표적인 폐질환이다. 예전에는 만성 기관지염과 폐기종은 별개로 취급했지만, 양자가 합병되는 경우가 많아 현재는 COPD로 통합하고 있다.

	만성 기관지염	미만성 범세기관지염	폐기종
개념	• 가래가 매일 연속해 3개월 이상 배출되고, 이것이 2년 이상에 걸쳐 지속된다.	• 양쪽 폐의 미만성 호흡세기관지의 만성 염증 • 만성 부비동염의 합병이 많다.	• 종말세기관지로부터 말초의 공간이 비정상으로 확대되어, 폐포벽의 파괴를 동반하는 병태이며, 명확한 섬유화를 동반하지 않는다.
부위	중추기도 말초기도 폐포	호흡세기관지	
호발조건	• 50세 이상의 흡연자	• 동아시아 • HLA-B54	• 50세 이상의 흡연자
가래의 상태	• 백색 점조성	• 점조성(세균감염이 있으면, 노랑~녹색 농성)	• 가래가 적다
주된 증상	• 기침, 가래 • 운동 시 호흡곤란(진행 예)	• 기침, 가래 • 운동 시 호흡곤란	• 운동 시 호흡곤란
폐 기능	• FEV_1%↓ • 저산소혈증 • DL_{CO}→	• FEV_1%↓ • 저산소혈증 • 잔기량↑ • DL_{CO}→	• FEV_1%↓ • DL_{CO}↓ • 저산소혈증 • 잔기량↑
청진	• 단속성 수포음	• 단속성 수포음	• 호기연장 • 호흡음 감소
흉부 X-선	• 폐음영 증가	• 미만성 과립모양 음영	• 폐영역의 투과성 항진 • 과다 팽창
흉부 CT	• 기도벽의 비대	• 미만성 소엽중심성 과립모양 음영	• 폐영역의 저흡수역

Ⅶ

기관지천식, 만성 폐기종, 만성 기관지염, 미만성 범세기관지염

1. 기관지천식 Bronchial asthma

예전에는, 기관지천식은 천식 발작시에만 나타나는 기도의 염증성 질환이라 생각했는데, 최근에는 그렇지 않다는 사실이 판명되었기 때문에, 1992년에 국제적인 정의가 개정되었다.

1) 정의

① 비만세포, 호산구 등이 관여하는 기도의 만성 염증성 질환인 상태(inflammation)
② 가역성의 기도폐쇄가 있는 상태(reversible)
③ 여러 가지 자극에 대한 기도 반응성이 항진한 상태(hypersensitivity)

좀더 자세하게 설명하면 다음과 같다.

①의 만성 염증이란,
발작시 뿐만 아니라 비발작시에도 어느 정도의 염증이 계속되는 상태를 말한다. 그래서 치료에는 항염증약을 지속적으로 사용해야 한다는 것을 알게 되었다.

②의 가역성이란,
FEV_1이 기관지확장제 등에 의하여 비발작시에 비해 20% 이상 개선되었을 때, 「기도 가역성이 있다」고 한다(수치도 암기하도록 하자. 문제를 풀 때 필요한 사항이다).

③의 기도 반응성의 항진이란,
알기 쉽게 말하면 기도의 과민증이다.

제외 항목

① 광범위한 폐감염증으로 인한 기도협착 : 급성·만성 기관지염 등
② 폐를 파괴하는 질환으로 인한 기도협착 : 만성 폐기종 등
③ 심혈관계 질환으로 인한 기도협착

2) 병인

(1) 기관지수축의 기전

알레르기 기전은, 아래와 같은 흐름으로 이루어진다.

항원에 드러남

↓

IgE 항체가 생긴다

↓

IgE에 의하여 폐내 비만세포(mast cell)가 감작(sensitization)

↓

Allergen이 들어온다

↓

chemical mediators 방출(Histamine, serotonin, leukotriene 등)

↓

평활근/민무늬근에 작용

(단, 알레르기 기전으로 발작이 일어나는 사람은 전체의 1/3이다. 즉, IgE를 통하지 않는 경우도 많다는 것이다)

(2) 자극물질

① hogweed, 집먼지(house dust), 진드기(mite)

② 약물

ⓐ Aspirin 천식 : Aspirin에 한정되지 않고, ibuprofen과 indomethacin 등의 비스테로이드계 항염증약(NSAID) 등의 투여에서도 일어난다. 이들 약은, arachidonic acid를 기질로 하는 효소인 cyclooxygenase를 저해한다. 이로써 기질인 arachidonic acid는 주로 lipoxygenase라는 효소에 의한 대사경로를 통해 대사된다.

이 효소에 의하여 만들어지는 것이, 실은 leukotriene이다. leukotriene은 평활근/민무늬근을 수축하는 chemical mediators의 하나이다.

따라서 Aspirin 천식은 알레르기의 기전이 아니라, 약리학적인 기전으로 leukotriene이 증가함으로써 생기는 천식인 것이다.

ⓑ β-blocker : 평활근/민무늬근의 수축을 촉진한다. 천식 환자에게 투여는 금기이다.

③ 운동유발성 천식 : 찬 공기(cold air)가 자극이 된다.

④ 바이러스 감염

⑤ 직업성 천식 : 일요일이면 좋아진다. Blue Monday와는 다르다.

ⓐ 야채, 곰팡이, 시메티딘(cimetidine), 플라스틱

ⓑ 금속, 백금, 니켈, 효소계 세제

⑥ emotional stress : 물론 알레르기는 아니다.

이와 같이, 여러 가지가 자극물질이 될 수 있다.

(3) 기관 · 기관지에서 일어나는 증상

① 평활근/민무늬근 수축
② 모세혈관 확장, 부종
③ 점액 생산
④ 호산구 침윤

3) 임상적 특징

어린이 천식을 소아천식, 어른 천식을 성인천식이라고 한다. 구태여 이름을 달리 붙이는 이유는, 예후의 측면에서 크게 달라지기 때문이다.

소아천식은 기본적으로 외인성(아토피성)이 많고 치유되기 쉬운 데 비하여, 성인천식, 특히 어른이 되어서 발병한(호발 연령은 40~60대) 천식은 내인성으로 치료에 잘 반응하지 않으며, 예후가 상당히 나쁘다. 또한 성인천식 환자는 전 인구의 4~5%에 달한다. 따라서 천식은 중년 이상의 병이라 해도 과언이 아니다.

또한, 다른 특징으로서 가족력이 있고, 심리적 인자가 중요한 영향을 주기 때문에 치료를 어렵게 하는 경우가 있다. 실제의 예를 들어보겠다.

「환자 A씨는 기관지 천식으로, 장미 화분이 allergen이라는 사실을 알고 있다. 그 때문에 A씨는 장미꽃을 대단히 싫어하며, 보는 것조차 꺼린다. 어느 날, A씨의 친구가 조화로 된 장미를 가지고 집으로 놀러왔다. 조화이므로 allergen이 되는 꽃가루는 당연히 없지만, A씨는 그 조화를 본 것만으로 천식발작의 두려움에 사로잡혔다.」

이와 같이, 천식발작은 allergen이 없어도 유발되는 수가 있으며, 또한 조건이 부여될 수도 있음을 알 수 있다. 이는 심리적 요인이 천식발작의 원인임을 증명하는 좋은 예이다.

4) 증상

① 천명/그렁거림을 동반한 발작성 호흡곤란
② 호기/날숨 연장
③ 건성 수포음(연속성 수포음)
④ 중증이 되면, 오히려 그렁거리는 소리는 들리지 않는다.

5) 검사소견

(1) 흉부 X-선 사진

발작시는, 중추기도가 심하게 협착되어 있기 때문에, 숨을 내쉬려고 해도 잘 안 된다. 따라서 폐전체영역에 공기가 고이게 되므로, 폐는 지나치게 팽창(overinflation)이 되고, X-선 투과성도 항진한다.

(2) 가래

Curschmann spiral body, Charcot-Leyden crystal 등의 이름은 유명하므로 암기하도록 하자.

(3) 혈액학적 검사

호산구 증가가 나타나는 경우도 있다.

(4) 혈액가스

이 소견은, 일률적으로는 말할 수 없다. 그러나, 환기관류비의 불균형(V/Q mismatch)이 일어나므로, 저산소혈증을 유발하는 것은 확실하다.

기도가 폐쇄되면 환기가 잘 되지 않아 폐 안에 부분적인 저환기를 초래한다. 그러나 혈류량은 유지된다. $\dot{V}_A/Q$는 낮아지고, shunt와 비슷한 효과, 즉 가스교환을 거치지 않고, 심장으로 돌아오는 혈액이 증가한다. PaO_2가 저하된다.

경증인 경우는, PaO_2 저하가 호흡중추를 자극하여 호흡과다가 되고, $PaCO_2$는 오히려 저하하기 때문에, respiratory alkalosis가 된다.

중증화 되면, 폐포 호흡저하(hypoventilation)가 발생해, PaO_2의 현저한 저하와 함께 $PaCO_2$의 상승이 일어나 respiratory acidosis가 된다.

(5) 호흡기능 검사

평상시에는 정상이다. 발작시는 폐활량, FEV_1은 저하하지만, 기도 저항, TLC(전폐기량), FRC(기능적 잔기량), RV(잔기량)는 모두 상승한다.

발작시에도 폐확산능(DLCO)은 정상이다.

(6) 혈청 IgE

특히, 아토피성에서는 높은 수치가 된다.

6) 치료

① β_2-agonist(salbutamol 등)

아데닐산 cyclase의 활성화에 의하여 cyclic AMP를 증가시켜 기관지평활근을 이완시킨다.

② Xanthine 유도체(aminophylline 등)

이것도 cAMP의 증가에 의하여, 평활근/민무늬근을 이완시킨다.

③ 거담제(염산브롬헥신 등)

④ 항알레르기제

Cromoglycate 등을 사용한다. 이 약은 비만세포에서의 chemical mediators의 방출을 억제한다. 항히스타민제는 보조적으로 사용한다.

⑤ 부신피질 스테로이드

실제 치료에 있어서는 다음과 같이 중증도별로 나누어 치료한다.

ⓐ **경도**

가벼운 발작이 가끔 있지만, β_2-agonist로 조절할 수 있는 발작의 경우 외에는 무증상인 환자이다. 발작시에 β_2-agonist를 흡입한다.

ⓑ **중등도**

잦은 발작으로 일상생활에 지장이 생기지만, 기관지확장제를 투여하면, 호흡기능이 정상으로 돌아오는 환자이다.

치료는 지속적으로 저용량 스테로이드를 흡입함과 동시에 발작시에 기관지확장제를 투여한다.

ⓒ **중증도**

일상생활이 거의 불가능하며, 어떤 치료를 해도 호흡기능은 정상으로 돌아오지 않는 환자이다. 단, 현재의 증상이 가벼워도 과거에 생명을 위협받는 발작을 경험한 경우나 최근 천식으로 입원한 경우는 위험도가 높으므로 중증으로 취급한다.

치료는 매일 고용량의 스테로이드를 흡입함과 동시에 기관지확장제를 병용한다.

스테로이드 흡입이 효과가 없으면 전신투여도 실시한다. 그리고, 발작시에는 발작의 중증도에 따라 약을 구분하여 사용한다. 삽관(intubation)이 필요한 경우도 있다.

기관지 천식 핵심정리

병태생리로 보는 기관지 천식

기관지천식은 만성적으로 기도에 염증이 있어, 그로 인해 기도가 보통 상태보다 과민해져, 일시적으로 가역성 기도기류제한이 일어나는 질환이다. 이 기류제한은 '천식발작'이라 불리며 폐쇄성 호흡장애를 유발한다.

병 인	**원인** • 상기도 감염(가장 큰 원인) • 집먼지진드기, 돼지풀, 동물털, 곰팡이, 돼지풀, 꽃가루, 음식, 미생물 등의 알레르기원 등 • 약물 – β-bloker – 비스테로이계 항염증제(NSAIDs) – 각종 유황화합물 – 아스피린 • 차갑거나 건조한 공기, 향수 등의 환경적 요인 **기여인자** • 환경감염물질(오존, 이산화질소, 포름알데히드, 이산화유황 등) • 호흡기 감염증 • 과도한 운동 • 스트레스 • 정서적 변화 및 내분비 변화 • 아토피성, 알레르기성 체질
병 태	• 기도점막의 만성염증 • 모세혈관의 확장 • 기도점막의 부종 • 분비물 증가

증 상	• 호흡곤란 • 기침 • 가래 • 천명 • 청색증 • 빈맥 • 발한 • 수면장애
진 단 및 검 사	**검사** • 흉부X-선검사 • 폐기능검사 • 동맥혈 가스분석 • 가래(쿠르슈만나선체, 샤르코-라이덴결정) • 혈청 IgE • 혈액검사: 호산구의 증가 • 최대 호기유량 검사
치 료	**장기적 관리** • 흡입스테로이드 치료 **발작 시 관리** • 산소흡입 • β_2자극제(살부타몰 등)의 흡입 • 스테로이드의 전신 투여

TIP

천식치료에 쓰이는 기관지 확장제

- β_2-agonists : β_2 수용체에 작용하여 기도 평활근 이완(Albuterol, Terbutaline, Salmeterol)
- Anticholinergics : 교감신경활동을 현저하게 자극(Ipratopium, Tiotropium)
- Methylxanthines : 다른 약물로 효과가 없을 때 사용한다(Aminophylline, Theophylline)

2. 만성 폐기종 Chronic emphysema

먼저, 만성 폐기종의 정의에 대해서 알아보자.

1) 정의

「종말 세기관지보다도 말초 부위에서, 폐포가 비정상적으로 확대된 상태로, 폐포벽의 파괴를 동반하는 것을 만성 폐기종이라 한다」

이 정의에서 알 수 있듯이, 폐기종은 해부학적인 개념의 질환이다. 실제로 폐를 잘라내어 병리 조직학적으로 살펴보지 않는 한, 폐포벽의 파괴 등은 평가할 수 없다. 그러나 폐포벽이 파손되었을 때는 어떤 특징적인 임상 증상, 검사 소견을 띤다는 것을 알 수 있다. 그래서 폐기종의 진단에는 임상적 진단 기준이 사용되는 것이다.

2) 기왕력

흡연이 키 포인트이다. 장기간 다량으로 흡연한 사람에게 많이 발병한다.

3) 자 · 타각증상

① exertional dyspnea
② 천명/그렁거림(stridor)
③ 기침
④ 가래

4) 이학적 소견

① 시진 : 청색증, 곤봉손가락, 술통형 흉곽(barrel shape), 보조 호흡근 사용, 입을 오므리고 하는 호흡
② 타진 : 고실음(tympanictone), 심장둔탁음 축소, 폐간 경계 저하
③ 청진 : 호흡음 약화, 호기 연장, 수포음, P_2 증가

5) 검사소견

(1) 흉부 X-선 소견(그림 7-5)

① 과팽창
ⓐ 폐영역의 투과성 항진
ⓑ 횡격막 처짐
ⓒ 횡격막의 호흡성 변동 감소
ⓓ 흉골후강/복장뼈뒤공간 확대

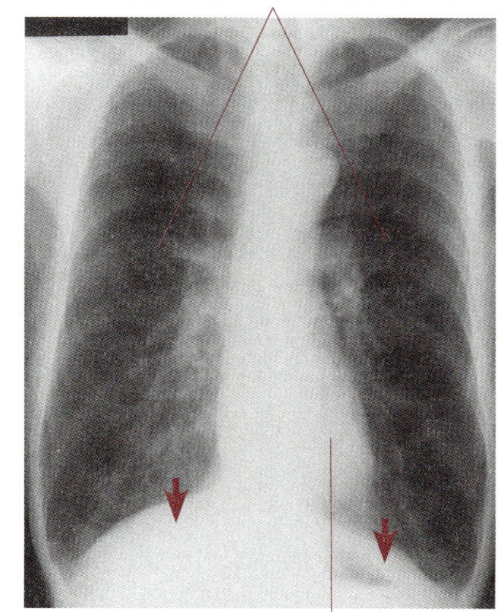

[그림 7-5] 폐기종

ⓔ 적상심장(pendulous heart)

② 혈관음영의 감소 · 협소화

(2) **호흡기능 검사(표 7-1)**

	대강의 기준	엄격한 기준
FEV1.0%	70% 이하	55% 이하
%MVV	70% 이하	50% 이하
%RV	125% 이상	150% 이상
RV/TLC	35% 이상	45% 이상
폐내 가스혼합지수	1.5% 이상	3.5% 이상
FEV1.0 개선량	500mℓ 이하	300mℓ 이하

* MVV : 최대환기량
* 폐내 가스 혼합량 : 폐내 N2 배설률
* FEV1.0 개선량 : 기관지확장제 흡입에 의한 차이

[표 7-1] **호흡기능 검사**

6) 폐기종의 분류(그림 7-6)

(1) 세엽중심형폐기종 Centrilobularemphysema

폐포벽의 파괴가, 세엽의 중심 부분에 국한된 것으로, 말초의 폐포/허파꽈리는 오히려 거의 손상받지 않는다. 호발 부위는 폐첨부로, 병변의 진행과 함께 폐하부로 확장된다. 기관지에 가까운 부분이 손상을 받으므로, 만성 기관지염에 가까운 임상증상을 나타내 구분이 되지 않는 경우도 있다.

(2) 범세엽형 폐기종 Panlobular emphysema

세엽 전체의 확장과 파괴가 나타난다. 호발부위는 특별히 없지만, 아래폐에 비교적 많다고 알려져 있다. 이 2가지의 병형은, 임상적으로 확실히 구별할 수 있는 증상은 아니다. 그러나 이 2가지의 병리조직학적 특징이, 그대로 반영되면, **표 7-2**와 같이 임상소견을 A형, B형으로 나눌 수 있다.

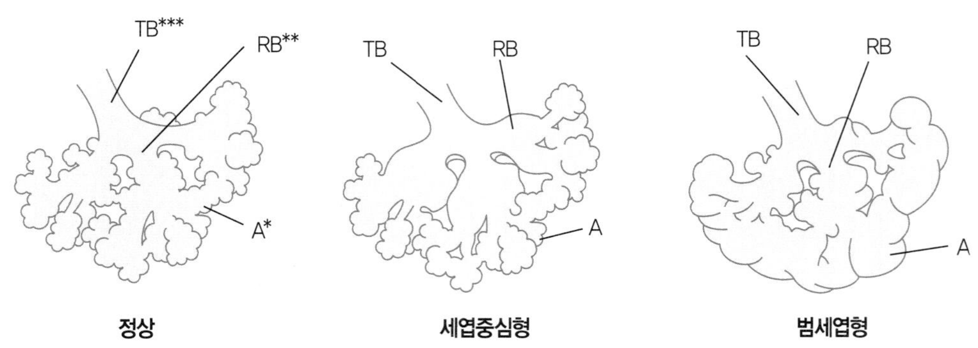

[그림 7-6] **폐기종의 종류**

	A형 [pink puffer] predominant emphysema	B형 [blue bloater] predominant bronchitis
환자	50세 중반의 남성	40대의 남성
병력	최근 3~4년, 차츰 숨가쁜 증상이 증가, 기침은 나타나지 않으며, 있다고 해도 흰색 가래를 동반하는 정도, 최근에 체중감소	진행성, 활동시 숨가쁜 현상, 수년간 가래를 동반하는 만성 기침, 종종 화농성 가래를 동반하는 급성 악화, 장기간의 흡연자
이학적소견	체중감소로 인하여 무력성 체격, 흉곽/가슴우리은 과잉으로 확장, 호흡음은 약하고, 이상음 없음	완강한 체격, 적혈구증가증과 다소의 cyanosis, 폐 전체에 수포음, 경동맥압 상승, 하지부종
흉부 X-선 사진	흉골후부 투과성 증대, 폐 과잉팽창, 말초 폐혈관의 감소와 협소화	심비대(RVH), 폐울혈, 오랜 감염에 의한 lung marking 증강 평행선(tram line) : 기도벽의 비후 때문임
부검	광범위한 범세엽형 폐기종	기관지의 만성 염증성 변화, 심한 기종

[표 7-2] 폐기종의 분류

7) 병태생리

앞에서 언급했듯이, 모든 폐포는 비누거품과 비슷하여 거품 하나하나가 표면장력에 의해 수축하려고 애쓰는 것처럼 폐 전체도 수축하려 한다.

그것이 폐탄성수축력(elasticity)이 된다. 만성 폐기종에서는 폐포벽이 파괴되어 있다. 즉, 비누거품이 파괴되어 있는 상태라고 할 수 있다. 그러나 거품 하나하나의 크기는 커져 있다**(그림 7-7)**.

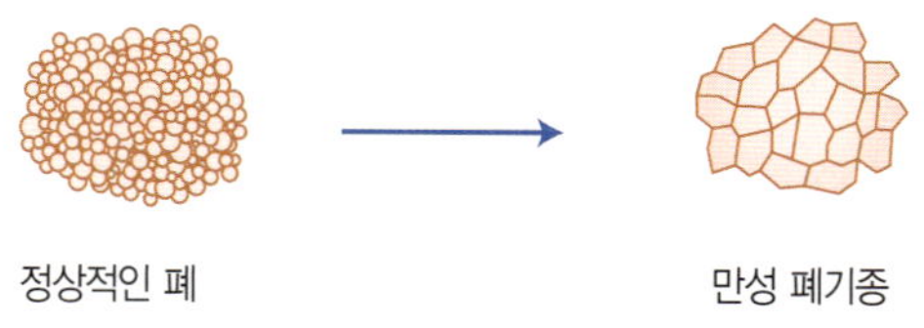

[그림 7-7] 폐기종의 성립

총론에서 탄성(compliance)에 대해서 언급한 바 있는데, 폐탄성수축력 저하란, 뒤집어 말하면 com-pliance, 즉 신전성이 증가한다고도 말할 수 있다. 폐의 탄성수축력이 작아진다는 것은 어떤 상태인지 알아보자. 안정된 호기/날숨자세의 상태에서는, 흉곽/가슴우리가 확장하려는 힘과 폐가 수축하려는 힘이 서로 균형을 이루고 있다. 폐기종의 환자에서는 폐가 수축하려는 힘이 약해져 있다. 따라서 흉곽이 확장하려는 힘이 상대적으로 커진다. 그러므로 안정된 호기/날숨 자세에서 늑간강/갈비사이공간은 커지고, 흉곽은 확장하는 것이다(barrel shape)**(p.37 그림 4-1 참고)**.

횡격막 저위, 폐와 간 경계의 저하 등도, 모두 폐의 탄성 수축력 저하가 원인으로 일어나는 현상이다.

또 앞에서 언급하였듯이, 기관지의 견인력 저하가 원인이 되어 기도의 폐쇄가 일어난다. 기도가 폐쇄되기 때문에 호기가 연장되는 것이다.

입을 오므린 호흡은 왜 일어나는지 알아보자. 입을 오므리고 숨을 내쉬려고 하면, 기도내압이 높아지는 것을 알 수 있다. 만성 폐기종의 환자들은, 보통으로 숨을 내쉬면, 숨을 전부 내쉬기 전에 기도가 폐쇄되므로 잔기량이 늘어난다. 따라서 숨을 내쉴 때, 기도내압을 높게 하여, 기도의 폐쇄를 막으면서 숨을 내쉴 필요가 있다. 그러므로 입을 오므림으로써 기도내압을 높여주는 것이다(그림 7-8).

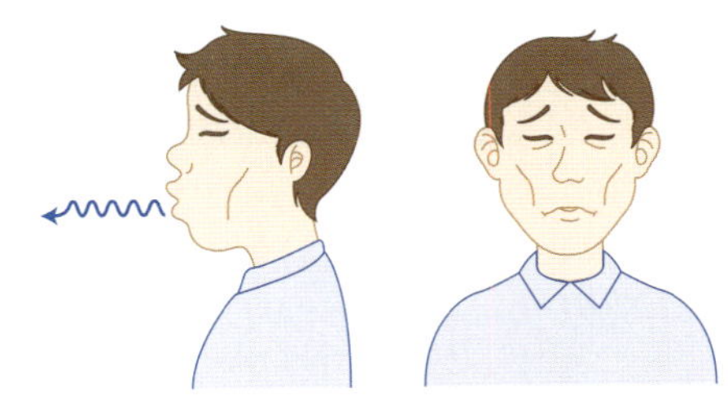

[그림 7-8] 입을 오므린 호흡

이와 같이 만성 폐기종에서는 숨을 완전히 내쉬기 전에 기도폐쇄가 일어난다는 점이, 중요한 병태생리가 된다.

예를 들어, 타진해 보면 고실음(tympanic sound)이 난다(함기가 많기 때문). 또한 잔기량(RV)이 증가하기 때문에, 흉부 X-선 소견에서 폐영역의 투과성 항진이 되는 것이다.

8) 예후 · 경과

① 폐고혈압 → 만성 폐성심(cor pulmonale)

② 호흡기 감염증으로 인한 급성 악화를 반복하면서 PaO_2는 조금씩 저하된다.

9) 치료

(1) 기본적 치료

기본적으로는, 진행에 대한 예방과 급성 악화의 관리에 중점을 둔다.

① **금연**

② **약물요법**

ⓐ Antibiotics(감염증에 대하여)

ⓑ 기관지확장제(β_2-agonist, Xanthine 유도체)

ⓒ 거담제

③ **운동, 체위배담**(postural drainage)

④ **재택 산소요법 : 환자의 quality of life의 향상**

3. 만성 기관지염 Chronic bronchitis

1) 정의

기관지계 안에 과량의 점액 분비를 특징으로 하는 임상적 이상이며, 만성 혹은 반복성으로 가래를 동반하는 기침을 한다. 이들의 증상이 1년 동안, 적어도 3개월 이상 지속되는 현상이 2년 이상 계속되는 경우, 만성 기관지염으로 정의한다. 폐결핵, 폐농양 대부분의 폐질환, 기관지확장증 등 대부분의 기관지질환, 또 심장질환에 의해서도 같은 증상을 보이며, 만성 기관지염의 환자에서도 다른 폐질환, 심장질환을 동반하는 경우가 있다.

진단은, 이와 같은 다른 심폐질환을 제외할 수 있는 경우에만 내릴 수 있다.

2) 임상증상

폐기종 항목에서 pink puffer와 blue bloater에 관한 표를 기재했는데, 만성 기관지염의 증상은 blue bloater에 가까운 것이 있다. 요컨대, 다량의 가래를 동반한 기침이 계속되며, 곤봉손가락, 청색증을 동반하고, 부종상(파랗게 부풀어 오름)이 되는 것이다.

임상증상을 정리하면, 아래와 같다.

① 가래를 동반하는 기침 : 점성, 농성, 혈성
② 호흡곤란(dyspnea)
③ 천명/그렁거림(stridor), 청색증(cyanosis), 곤봉손가락(clubbed finger)
④ 청진 : 수포음, 비빔소리(crepitation), 호기/날숨 연장

3) 검사소견

(1) 흉부 X-선 사진

기관지벽의 비후로 인한, tram line이 나타나는 경우가 있다**(그림 7-9)**. 그리고, 폐울혈이 심해지면, 전체적으로 투과성이 저하된다.

(2) 기관지 조영

기관지벽의 부정(indeterminate), 내강의 협착, 중단 등의 소견이 보인다.

(3) 호흡기능 검사

폐쇄성 장애의 패턴이 보인다.

(4) 혈액가스

PaO_2↓, $PaCO_2$↑로, $(A-a)DO_2$도 커진다.

(5) 심전도

RAD, RBBB, pulmonic P wave

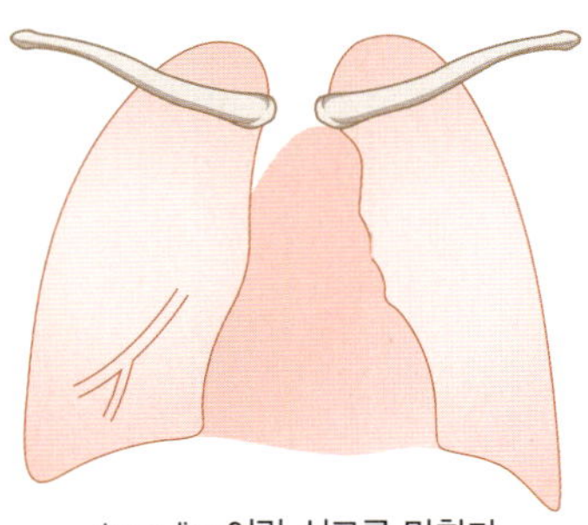

[그림 7-9] 기관지벽의 비대에 의한 tram line

4) 치료

① 금연

② 가래배출 : postural drainage

③ 약물요법

ⓐ antibiotics : 감염증 대책(특히 H. influenzae가 중요하다)

ⓑ 기관지확장제 : β_2-agonist, Xanthine 유도체

ⓒ 거담제

④ 중증의 예에서는 호흡, 순환관리

ⓐ O_2의 투여 : 저농도, 저유량에서 시작하여 CO_2 narcosis에 주의하도록 한다.

5) 합병증

① 호흡기 감염증

② 폐기종

③ 폐성심

6) 감별 진단

① 만성 폐기종

② 기관지천식

③ 기관지확장증

기관지확장증 핵심정리

병태생리로 보는 기관지확장증

기관지확장증은 다양한 원인에 의해, 기관지의 구조가 비정상적으로 변하는 질환이다. 기관지염이 만성화되면서 기관지확장증으로 발전하기 쉽다. 기관지확장증의 원인은 감염성과 비감염성으로 분류할 수 있다.

병 인	**감염성 원인** • 폐 감염증 • 감염방어기전의 파괴 **비감염성 원인** • 기관지 폐쇄 • 결합 조직 질환 등의 전신 질환 • 낭성 섬유증 • 특발성

병 태	**기도의 염증성 붕괴** • 폐렴·기관지염 악화 **가스교환장애** • 산소공급저하 • 이산화탄소 축적 **기관지 점막의 손상·기관지 폐쇄** • 점액분비증가·저류 **감염·세균증식** • 기도폐쇄 • 호흡부전 • 우심부전

Ⅶ

증 상	**가스교환장애** • 호흡곤란 • 만성 기침 • 화농성의 악취나는 객담, 혈담 • 피로감, 불안 • 흉부 청진 시 수포음 청취 **일상생활 곤란** • 불면, 수면장애 • 의사소통 장애

진 단 및 검 사	**진단** • 원인 질환의 특정(면역질환 등) **검사** • 혈액검사, 객담배양, 흉부 X-선검사, CT검사

치 료	**대증요법** • 흉부물리요법(흉부타진, 체위배출 등) • 수액보충 **약물요법** • 기관지확장제 • 항생제 • 객담용해제 • 스테로이드 등 **수술요법** • 기관내 삽관 • 내시경지혈-기관지 동맥 색전술 **감염 예방** • 인플루엔자, 폐렴 예방접종

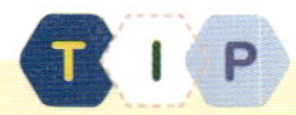

기관지확장증의 dry type과 wet type

- 발생 원인에 따라 dry type과 wet type으로 나뉘는데 dry type에서는 무증상인 경우가 많아 임상적으로 문제가 되지 않으며, wet type에서는 기침과 가래가 주증상이 된다. 가래는 야간에 정체되기 때문에, 오전 중에 나타나는 경우가 많다.
- 감염이 가세하면 가래의 양이 증가하기 때문에, 분비물로 인해 기도가 폐쇄되어 피리소리(wheeze) 비슷한 소리가 들리는 경우가 있다.

	Dry type	Wet type
발생기전	• 일과성의 호흡기 감염증(영유아기의 홍역, 백일해, 결핵 등)	• 호흡기 감염증의 지속 또는 반복
특징	• 대부분 무증상이기 때문에 건강진단 시 발견되는 경우가 많다.	• 대부분 만성 부비동염이 합병되고 감염이 반복되는 경우가 많다.
주요 증상	• 무증상인 경우가 많으나, 가끔 혈담이 나온다.	• 만성 부비동염이 발병해 대량의 농성~혈성 객담(50~100mL/일), 객혈이 나오고 만성 습성 기침을 하며, 청진에서 거친 수포음(coarse crackles)이 들린다.
치료	• 대부분은 불필요하나 객혈 시는 지혈 및 항균제를 투여한다.	• 소량의 에리트로마이신을 지속적으로 투여한다.

Ⅶ

4. 미만성 범세기관지염 DPB

1) 개념

만성 기관지염보다도 더 말초의 세기관지에 염증이 생기기 시작하여, 상행성으로 파급되는 질환이다. 세기관지의 폐쇄와 그 말초의 과팽창이 보인다. 문제점으로서는, 엄밀히 말해, 세기관지가 초발이라는 증거가 없는 데다가 또한 그것을 입증할 수 없는 상태에서, DPB라는 확진을 내릴 수는 없다는 점이다.

2) 진단

① 임상 증상 : 기침, 객담, 호흡곤란

② 청진 소견 : 습성 · 건성 수포음

③ 흉부 X-선 사진 : 미만성 입자상

④ 호흡기능 검사 : $FEV_{1.0}$% ↓, VC(폐활량) ↓, RV(잔기량) ↓, PaO_2 ↓

위의 진단 항목은, 만성 호흡기질환의 진단기준이다. 즉, 만성으로 계속된 염증의 결과로 일어날 수 있는 임상증상, 검사소견인 것이다. 따라서 문제점으로서는, 이 기준에 꼭 맞는다고 해서, 「호흡 세기관지에서 제일 처음 발생했다」는 사실이 입증되지 않는다는 점이다.

기타 검사소견

- rheumatoid factor(+)
- cold agglutinin 상승
- 투베르쿨린반응 음전화 경향(+)
- HLA Bw54(+)
- IgA, IgG의 상승
- CD4/CD8 비의 상승
- ESR 항진, CRP · WBC의 상승
- HTLV-1 음성율 50% 이상

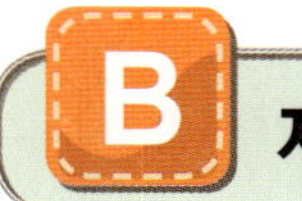

제한성 폐질환

- 특발성 간질 폐렴
- 속발성 간질 폐렴
  1) 과민성 폐(장)염
  2) 진폐증
  3) 약제유발성 간질 폐렴
  4) 전신성 질환에 동반되는 폐병변
  5) 방사선성 폐렴

VII

총론

1) 병태

여러 가지 원인으로 간질/사이질(interstitial)(결합조직 등으로 폐포/허파꽈리를 지탱하고 있는 부분)에 염증이 생긴 결과, 간질/사이질(interstitial)의 섬유화가 일어난다.

이렇게 하여 간질(interstitial)이 굳어지면(탄성이 없어지면, 즉 compliance가 감소하면), 폐포/허파꽈리가 확장되기 힘들다. 그러면, 숨을 들이쉬기가 힘들어지는 상태, 즉 %VC가 저하되는 상태가 된다. 폐쇄성 폐질환에서 숨을 내쉬기가 힘들어, FEV_1이 저하되는 현상과는 대조적인 상태이다(그림 7-10).

그런데 간질/사이질(interstitial)의 염증(간질성 폐렴)이 진행되어 불가역성의 변화가 생기면 간질폐렴/폐섬유증이라고 하는데, 이 2가지는 동의어로 사용되고 있다.

2) 분류

제한성 폐질환은 그 원인에 따라 특발성(primary), 속발성(secondary)으로 나뉘어진다. 특발성이란(돌발성은 아니다) 원인불명의 제한성 폐질환이다. 반대로 속발성이란 원인을 알고 있는 질병이다. 그 원인으로서,

- 약제(bleomycin, interferon 등)
- 방사선(radiation)
- 자가면역 질환(결합조직/교원성 질환 · 사르코이드증(sarcoidosis) · 과민성 폐(장)염) · 분진(silicosis asbestos)

등을 들 수 있다.

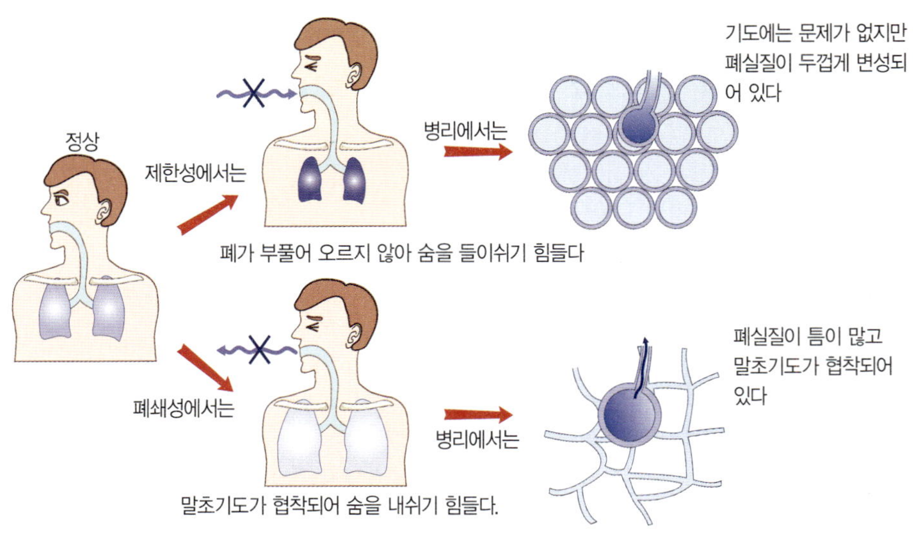

[그림 7-10] **폐쇄성과 제한성의 이미지**

호흡곤란과 건성기침을 주로 호소하는 경우가 많다. 신체소견으로서는, Velcro 수포음이 많이 알려져 있다. 이는 안정환기에서 흡기의 말기에 들리는 수포음이다. 이것은 매직 테이프를 떼어낼 때와 같은 찌이익찌이익하는 소리이다.

4) 검사소견

진단상 중요한 것은 흉부 X-선 소견과 호흡기능 검사이다.

(1) 흉부 X-선 사진

초기에는, 폐포성의 염증이 생기지만, 폐포에 공기가 남아 있으므로, X-선 사진으로는 미세한 입자모양 내지 엷은 불투명유리 모양의 음영(ground-glass opacity)이 나타난다.

특히, CT에서는 음영이 겹치는 것이 없기 때문에 매우 보기 쉬워진다. 폐포에 남은 공기(흑)의 주변을 염증을 일으키는 간질(interstitial)(백)이 둘러싸고 있기 때문에, 벌집과 같이 보인다(honey-comb appearance)고 생각하면 될 것이다.

병변으로서는 폐하부에서 시작하여 폐상부에까지 진행되는 것이 보통이다. 「섬유는 무겁다」로 암기하자(**그림 7-11**).

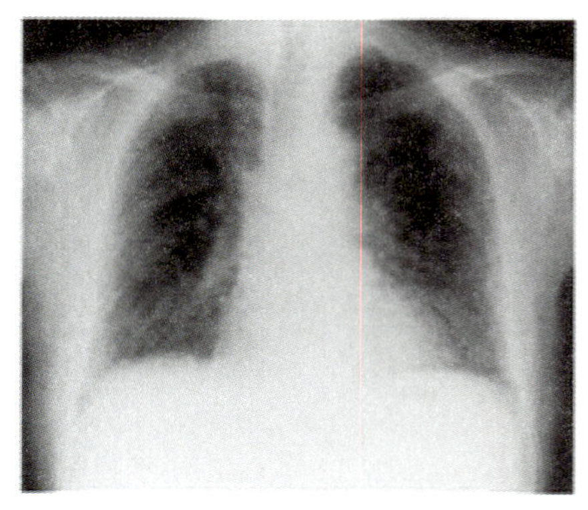

[그림 7-11] **간질폐렴의 흉부 X-선 사진**

(2) 호흡기능 검사

위에서 언급한 대로 제한성 장애가 있기 때문에, %VC가 저하된다. 그 밖에 확산장애가 나타나는데 확산장애란, 폐포의 공기와 혈중의 Hemo-globin사이의 가스교환이 장애를 받는 현상이라고 설명한 바 있다.

간질(interstitial)에 대한 염증은 폐포 공기가 적혈구에 이를 때까지의 거리를 연장시키기 때문에, 그 결과 확산장애를 초래한다. 그 때문에, 저산소혈증을 보상하려고 호흡과다가 되어, 말기까지 CO_2가 증가하지 않는다.

(3) 혈액 데이터

간질성 폐렴에 대한 활동성 지표가 된다. 염증 소견으로는 LDH · ESR · CRP의 상승을 볼 수 있다.

5) 치료

유효한 치료법은 아직 개발되지 않고 있다. 급성기에는 스테로이드를 투여하여 염증을 억제한다. 염증이 없는 경우에는, 스테로이드는 금기이다. 다음은 저산소혈증에 대한 O_2 투여 등이다.

Ⅶ

6) 예후

원인을 알고 있는 것에 대해서는 그 원인을 제거함으로써, 증상이 개선되는 경우가 많다. 그러나 원인불명의 특발성 간질성 폐렴은 예후가 나빠, 3년 생존율이 50% 정도이다. 이는 폐쇄성 폐질환의 예후가 상당히 좋은 것과는 대조적이다.

 특발성 간질 폐렴

원인불명이다. 1/3에서 류마티스성 반응이 나온다. 결합조직 질환 증상 전에 간질 폐렴이 나타나는 경우도 있다. 급성으로서 염증반응이 심하고 3~6개월 이내에 사망하는 경우를 Hamman-Rich syndrome이라 한다.

감염이 병발하는 경우 ARDS의 상태가 되어 악화된다.

1) 병태생리

특발성 간질 폐렴의 병태생리에 대해서는 아직 잘 알려지지 않았지만(알고 있다면 특발성이라는 이름은 붙지 않을 것이다), 몇 개의 가설은 세워져 있다.

① 어떤 자극으로 인해서 폐의 대식세포(macrophage)가 증가, 활성화한다.
② 대식세포가 방출하는 IL-1이 T lymphocyte를 자극한다.
③ T lymphocyte로부터 방출된 어떤 종류의 전달물질이 대식세포를 더욱 활성화시키고, 항원제시 세포로서의 대식세포의 기능을 높인다.

이와 같이 악순환을 불러일으킨다는 가설이다.

단, 나라마다 특발성 간질성/사이질성 폐렴의 BAL(기관지 폐포/허파꽈리 세척) 소견에 차이가 있기 때문에 의견이 통일되어 있지 않은 실정이다.

 속발성 간질 폐렴

1. 과민성 폐(장)염 Hypersensitivity pneumonitis

과민성 폐(장)염은 분진을 흡입하는 중에 개체의 감작(sensitization)이 성립하고, 다시 한번 항원물질의 흡기로 인해 질병을 유발하는 간질성/사이질성 폐렴을 말한다. 주로 항원이 되는 물질은, 미생물(진균 등)과 이종단백질(조류 혈청단백)이다. 진균에서는 Trichosporon cutaneum이 유명하다.

1) 특징

이 병은 type Ⅲ 혹은 type Ⅳ allergy가 질병 유발에 관여한다. 항원에 드러나면 증상을 보이고, 항원으로부터 격리되면 증상은 소실되는 것이 특징적이라 할 수 있다. 그렇다면 특별한 특징이 없는 것이 아닌가하는 생각이 들 것이다. 한 가지 예를 들어보자.

심한 기침과 열이 있는 증세로 입원한 환자가 있다. 입원함으로써 항원에서 격리되면 증상은 곧 개선된다. 그러나 퇴원하면 항원에 드러나 증상은 바로 다시 나타난다. 이렇게 원인이 불명인 채로 몇 번이나 입퇴원을 반복한다. 「입원하면 증상이 없어지고, 퇴원하면 증상이 나타난다.」 이것이 이 병에 대한 특징이라고 할 수 있다.

2) 분류

과민성 폐(장)염은, 여름형 과민성 폐(장)염이 전체의 3/4을 차지하고, 그 다음으로 농부폐(Farmer's lung), 앵무새병(psittacosis)이다. 여름형 과민성 폐(장)염은 오래된 목조주택에서 장마가 끝나갈 무렵에 많이 발생하며, 항원으로서는 Trichosporon cutaneum이 많다.

농부폐는 목초에 번식한 방선균이 원인이 되어 생기고, 앵무새병(psittacosis)은 잉꼬 등의 조류 사육자에게 많이 발생한다. 어느 것이나 곰팡이가 잘 생기는 환경에 있으면 유발되기 쉽다고 할 수 있다.

3) 검사

염증이므로 당연히 염증에 대한 반응이 상승한다. 반드시 암기해 두어야 할 사항은, BAL에서 림프구가 증가하는 것, BAL의 CD4/CD8 비율이 1 이하가 되는 것(정상에서는 CD4 > CD8)이다. 단, 농부폐에 관해서는 1 이상이 된다(원인불명). 또한, Ⅲ · Ⅳ형 알레르기성 반응이므로, 호산구 · IgE의 수치는 정상이다(이들은 I형 알레르기에서 상승한다). IgG 수치의 상승이 보인다. 그리고 혈중 anti-trichosporon Ab도 (+)이 된다.

4) 치료

항원으로부터의 격리가 가장 우선이다. 약에서는 스테로이드가 특히 효과가 있다.

2. 진폐증

정의로서는 분진을 흡입함으로써 일어나는 폐의 섬유증식성 변화를 주체로 하는 질환이다. 여러 가지 분진이 있지만, 꼭 알아두어야 할 것은 다음 3가지이다.

1) 규폐증 Silicosis

(1) 병태생리

석영결절/유기규산(SiO_2)을 흡입하여 폐포/허파꽈리에 침착되면, 폐포 대식세포에 탐식되어 간질/사이질에 흡수되고, 림프액에 편승되어 소속 림프절로 운반된다. 이때, 대식세포는 규산을 탐식함으로써 붕괴한다. 바로 이때 대식세포에서 방출되는 물질은, 섬유모세포(fibroblast)를 자극하여, 규폐결절이라는 것을 형성한다. 폐문부 림프절에서는 섬유화와 함께 림프절 주위에 석회침착을 일으킨다. 이것이 흉부 X-선 상에서 egg shell calcification(계란껍질모양 석회화)이라고 불리는 것이다.

2) 석면증 Asbestosis

(1) 병태생리

석면을 흡입하면, 대식세포에 침식되어 섬유화가 진전된다. 석면 섬유를 둘러싼 섬유화소를 석면소체라고 하는데, 객담 · 폐 조직 중에 이것이 발견되면 확정진단을 내린다.

3) Caplan syndrome

류마티스에서도 다루겠지만, 만성 류마티스 관절염(RA) + 진폐증(pneumoconiosis)이다. 면역학적으로 감수성이 높은 만성 류마티스 관절염 환자의 폐가 분진의 자극을 받아 과민반응을 일으키고, 흉부에 원형의 산포 음영을 야기하는 증상을 말한다.

3. 약제유발성 간질/사이질 폐렴

약제로 인해 유발되는 간질/사이질 폐렴이다. 치료 목적으로 사용된 경우 뿐만 아니라 기호 · 자살 목적으로 사용된 경우도 포함된다. 폐에 이상을 일으킬 가능성이 있는 약제를 종류별로 분류하면, 크게는 항암제와 그 이외의 것으로 나눌 수가 있다. 약제 부작용 중, 장애를 일으키는 예는 약 5%라고 한다.

약제성 폐장애 중에서 간질/사이질 폐렴을 일으킬 확률이 높은 것은 역시 항암제이다. 현재까지 보고된 약제는, bleomycin · cyclophosphamide · methotrexate · azathioprine · busulfan

등의 항암제 외에, interferon · 금제제(gold) · 항균제 등 다수 있다. 금제제로 인한 간질/사이질 폐렴에서는, 류머티스에 의한 폐병변이나 약제성의 폐장애가 문제시된다.

4. 전신성 질환에 동반되는 폐병변

여기서 파악하고 넘어가야 될 것은, 결합조직 질환이다. 결합조직 질환에서는 많든 적든 폐병변을 합병한다. 폐병변으로서는, 주로 간질성 폐렴(interstitial pneumonitis)과 흉막염(pleuritis)이다. 간질성 폐렴을 합병하기 쉬운 결합조직 질환을 살펴보기로 하자.

① RA

RA의 염증성 병변은 관절에 그치지 않고, 전신 장기에 나타난다. 폐에서는 흉막염 · 간질성/사이질성 폐렴이 주로 보인다. 간질성/사이질성 폐렴은, RA의 약 10%에서 나타나고 남성에게 많다. 간혹 관절증상에 앞서 간질성/사이질성 폐렴이 나타나는 경우도 있다. 또한, 공동(cavity)을 형성할 정도로 폐실질의 파괴를 동반하는 경우도 있다.

② PSS(progressive systemic sclerosis)

PSS는 섬유화 병변과 혈관 병변을 특징으로 한다. 간질성/사이질성 폐렴은 40~60%(상당히 높다)의 증례에서 보이며, 진행되면 제한성 폐장애를 유발하고, 폐성심(cor pulmonale)을 일으키는 경우도 있다.

또한, 간질폐렴/폐섬유증을 동반하는 PSS는 폐종양을 합병하기 쉬운 것으로 알려져 있다.

③ Sjögren syndrome(SjS)

SjS의 몇 %~30%에서 간질성/사이질성 폐렴이 나타난다. 조직학적으로는 림프구가 침윤된 림프구성 간질 폐렴을 띠는 경우도 있는데, 이는 악성 림프종과 달리 면역억제제에 잘 반응한다. 이와 같은 증례는 다른 증상으로서 renal tubular acidosis를 동반하는 경우가 많다.

5. 방사선성 폐렴 Radiation pneumonitis

방사선 조사(exposure)에 의한 폐장애의 발생기전으로서는, 조직내에 유기과산화물이나 free radical이 발생하는 것, 단백질 · 다당류 등의 장애에 의한 세포막 투과성이 항진하는 것, DNA에 영향을 주는 것 등을 들 수 있다.

화상적으로는, 방사선이 닿은 장소에 일치하여 폐렴이 생긴다. 부자연스럽게 경계지어진 듯한 간질성/사이질성 폐렴이 보이면, 바로 그것이라고 생각하면 될 것이다.

폐섬유증 핵심정리

병태생리로 보는 폐섬유증

폐섬유증이란 폐 조직의 섬유화로 인해 폐가 굳어 심각한 호흡장애를 일으키는 질환이다. 특발성 폐섬유증은 간질성 폐렴 중에서 가장 빈도가 높으며 폐의 염증, 섬유화가 만성적으로 진행되어 제한성 환기장애 등의 소견이 나타난다.

병 인	• 폐의 염증 및 섬유화가 만성적으로 진행 • 흡연, 항우울제의 복용 • 위, 식도역류증에 의한 만성적인 삼킴곤란 • 바이러스 감염(EBV 등)
병 태	**염증에 의한 병태** • 섬유화 병변 • 폐의 용적 감소 • 흉막 직하의 봉소(벌집)병변
증 상	• 서서히 발병 • 활동 시 호흡곤란 • 발작성 마른기침 • 폐암 합병률이 높음 • 곤봉손가락, 청색증

Ⅶ

진 단 및 검 사	**진단** • 청색증, 건성기침 등 **검사** • 흉부X-선 검사, CT 검사 • 혈액생화학(LDH)검사 • 호흡기능검사 • 폐생검

치 료	**약물치료** • 스테로이드 요법 • 면역억제제 • 항산화스트레스제(N-아세틸시스테인) **대증요법** • 호흡재활훈련 • 산소요법 **폐이식** • 말기 환자의 경우

폐렴 핵심정리

병태생리로 보는 폐렴

폐렴이란 폐실질에 일어나는 급성 염증 상태로, 세균 등이 주로 기도를 통해서 폐에 감염하여 염증을 일으킨다.

병 인	**신체 상태** • 폐의 면역력 저하 • 연령(고령자, 연소자) • 저영양상태 • 생활습관(흡연, 음주) • 약물(내성, 면역력 저하 등) **전형폐렴** • 폐렴알균, 인플루엔자균 등의 원인균에 의하여 발생 **비전형폐렴** • 세균 이외의 미생물에 의하여 발생(미코플라스마 폐렴과 클라미디아 폐렴) **감염양식, 경로** • 접촉감염(새, 동물 등) • 공기감염 • 감염 위험 상태(의료자, 환자, 의료기구)

병 태	**폐의 염증** • 폐 조직파괴 • 백혈구 증가 • 발열물질 **독소발생** • 폐조직 순환장애 • 폐막 자극	*** 합병증 발병위험** – 폐화농증 – 호흡부전 – 심부전 – 뇌막염 – 패혈증

Ⅶ

증 상	• 감기증상, 소화기증상 • 관절통 • 화농성 객담, 건성기침 • 39℃ 이상의 발열, 오한 • 흉통, 호흡곤란, 천명음 • 불안, 권태감, 식욕부진 • 가스 교환 장애, 저산소혈증, 호흡보조근 사용 • 구강 점막 장애 • 폐의 환기 부족으로 저산소증이 유발되면 빈맥, 빈호흡, 울혈성 심부전, 부정맥 등이 발생한다. • 기립성 저혈압 • 호흡성 산독증: 고탄산증, pH 저하 • 균혈증: WBC 증가

진 단 및 검 사	**진단** • 호흡수 증가 • 폐음(기관지, 폐포 호흡음의 감약, 수포음) • 빈맥 • 혈압저하 • SpO_2저하 **검사** • 원인균 – 객담 도말, 항원검사 등 • 염증반응 – 백혈구수 증가, 백혈구핵 좌방 이동 – CRP 상승 • 일반검사 – 알부민 – 전해질 조절 – 신장기능 • 흉부X-선 사진

치 료	**화학요법** • 항균제 투여 **근치치료** • 부신피질호르몬제제 **대증요법** • 진해제 • 거담제 • 해열제 • 진통제 **일반치료** • 안정 • 호흡관리 • 영양관리 • 감염예방

TIP

전형 폐렴의 원인균

- 치료 시 원인균의 종류에 따라 사용되는 약제가 다르기 때문에, 객담 배양검사나 혈액 배양검사 등을 통해 원인균을 분류하는 것이 중요하다(표 A). 성인의 시중 폐렴의 원인균 중에는 폐렴구균이 가장 많고, 다음으로 인플루엔자균이 많다.
- 폐렴이 중증화하면 폐실질의 파괴를 동반하는 폐농양이 되고, 염증이 흉막에 이르러 농양이 흉막과 연결되면 고름가슴증(농흉)이 된다.

균이름	형태	생식장소	특징적인 소견	항균제
폐렴구균 *Streptococcus pneumoniae*	• 그람양성 구균 • 쌍구균 • 호기성	• 사람의 코인두에 상재	• 상기도염에 이어 오한, 전율을 동반한 고열이 난다. • 기침과 녹슨 색깔의 가래를 동반한다. • 종종 균혈증, 수막염, 관절염 등을 병발하며 중증화한다. • 대엽성 폐렴상을 나타낸다.	• 광역페니실린(암피실린, 피페라실린)이 제1선택약 • 페니실린 내성 폐렴구균(PRSP)에 대해서는 상기 약제를 높은 용량(상용량의 2~3배) 사용한다. • 고도 내성균에는 카바페넴계 약제를 사용한다.
인플루엔자균 *Haemophilus influenzae*	• 그람음성 간균 • 호기성	• 사람의 코인두에 상재	• 코점막 손상에 의한 코인두염 • 소아에 많이 발생 • 균의 증식에 의해 폐렴, 중이염, 부비동감염, 뇌수막염을 유발하거나 호흡기계 기초질환을 악화시킨다.	• β-락타마제 저해제 배합 페니실린이나 광역 페니실린이 제1선택약이다. • 암피실린 내성균이 약 40%를 차지한다. • β-락타마제 저해제 배합 페니실린이나 광역 페니실린이 제1선택약이다. • 암피실린 내성균이 약 40%를 차지한다.
클렙시엘라 *Klebsiella pneumoniae*	• 그람음성 간균 • 통성혐기성	• 구강 • 장관에 상재	• 애주가·흡연자·당뇨병 환자의 흡인으로 인해 1차성 폐렴을 유발하는데 급격하고 위중한 증상이 나타난다. • 페니실린을 계속 투여하면 균교대현상이 일어나 호흡기감염증(2차성 폐렴)이 초래된다.	• 제2세대 세펨계가 제1선택약이다. • 카바페넴계, 뉴퀴놀론계도 유효하다.
황색포도상구균 *Staphylococcus aureus*	• 그람양성 구균 • 포도송이 모양으로 배열 • 통성혐기성	• 자연환경 • 코안 • 장관 • 피부에 상재	• 기관지폐렴을 나타내며, 조직파괴성이 강하기 때문에 폐농양이나 고름가슴증을 합병하기 쉽다. • X-선상에서 액면형성(niveau)이 동반된 공동성 병변이 다발한 것을 볼 수 있다.	• β-락타마아제 저해제 배합 페니실린이 제1선택약이다. • 메티실린 내성 황색포도알균(MRSA)에는 반코마이신을 사용한다.

[표 A] 전형 폐렴의 원인균 분류

C 폐암 Lung cancer

 개념

폐암은 현재로서는 예후가 매우 좋지 않은 병이다. 폐암으로 진단이 내려진 시점에서 그 2/3가 불치, 즉 수술불능의 상태이다. 나머지 1/3중에서 1/3은 수술이 된다고 해도 폐를 열면 마지막인 상태이다. 그리고 어떻게든 최후까지 수술을 한 사람들(전체의 2/9)의 5년 생존율은 남성의 경우가 30%, 여성의 경우가 50%로 결코 높다고는 할 수 없는 숫자이다. 결국 치유될 가능성이 있는 사람은 전체의 5~10% 정도에 그친다.

그러나 폐암은 단순히 "예후가 나쁘다"는 것만으로 끝나는 병은 아니다. 폐암 환자들이 사망에 이르기까지는 비참한 고통이 따른다. 환자에게 있어서 호흡곤란과 통증은 결코 피할 수 없는 문제이다. 죽음에 직면한 사람을 앞에 두고 편안한 수면조차도 제공할 수 없는 이 폐암이야말로 의료종사자에게는 증오스러운 적이며 한 인간으로서의 무력함, 허무함을 통감하게 하는 병이다.

 역학

우리나라에서는 1년간 약 1만명에 해당하는 사람이 폐암으로 사망한다. 남녀에 대한 대체적인 비율은 남성 3명당 여성 1명이다. 폐암은 위암에 이어 암 사망률 제2위에 달한다.

 병태생리

폐암은 기관지, 기관지염, 폐포/허파꽈리의 상피조직에서 발생하는 암종으로 발생부위에 따라 다음의 2가지로 크게 나뉘어진다(**그림 7-12**).

① 중심형(central type) : 주기관지에서 구역 기관지까지의 범위에 발생하는 것
② 말초형(peripheral type) : 구역 기관지보다도 말초에 발생하는 경우

그림 7-12에 있듯이 편평상피암과 소세포암 등은 중추에 가까운 곳에 발생하는 데 비해 선암(adenocarcinoma)은 말초에 발생하는 경우가 많다. 편평상피암이라든가 선암이라는 식으로 나누는 방식은 조직학적인 분류이다.

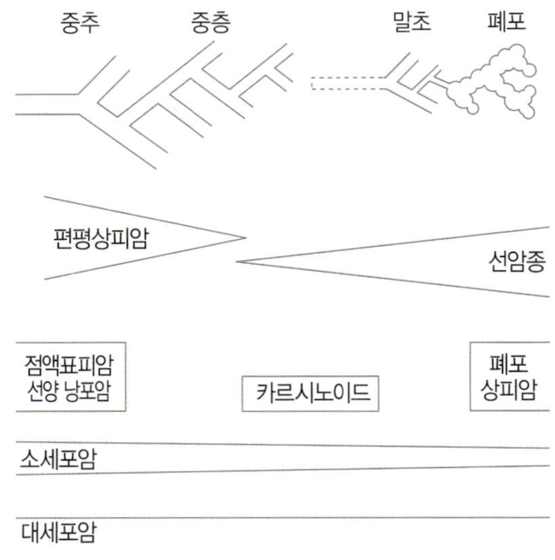

[그림 7-12] 폐암의 발생부위

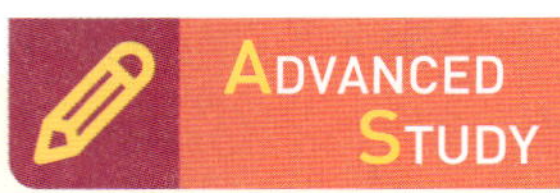

폐암 Lung cancer

병태생리

1. 폐암의 조직학적 분류

폐암의 조직학적 분류는 선암, 편평상피암 및 미분화암의 3형으로 나뉘어진다.

미분화암은 다시 소세포암(small cell carcinoma, oat cell carcinoma을 포함하고 있는 경우가 많다)과 대세포암으로 나뉘어진다. 그 외에도 폐포상피암, carcinoid, 선양낭포암, 선표피암(같은 암조직 중에 선암 세포와 편평상피암 세포가 혼재하는 형) 등이 있다.

발생빈도는 편평상피암과 선암이 거의 같은 40% 대로 편평상피암이 조금 상회하는 정도이다. 나머지 20%가 미분화암으로 소세포암 : 대세포암 = 2 : 1 정도이다(표 7-3).

표 7-3을 보면 알 수 있듯이 편평상피암과 소세포암이 남성에게 많고 중심부에 대한 발생빈도가 높다. 그에 비해 선암은 남녀 비가 1.7로 남성에게 조금 많기는 하지만 다른 유형의 암에 비하면 여성의 발생빈도가 높고, 그것도 폐영역의 말초에 유발되기 쉽다는 특징이 있다.

		빈도	남/여
편평상피암		40%	8.6
선암종		37%	1.7
미분화암	소세포암	12%	4.9
	대세포암	6%	4.4
기타 암		5%	–

[표 7-3] 조직분류와 발생빈도

2. 조직학적 특징

편평상피암(squamous cell carcinoma)은, 편평상피 세포처럼 넓적한 모양으로, 조직단면은 가늘고 길게 보인다. 가끔 겹겹이 세포가 겹쳐져 있으며, 양파모양의 구형인 것도 있다**(그림 7-13)**.

암 증식의 성장방향이 기관지의 장축에 대하여 수직방향인 것이 많기 때문에 기관이 폐쇄되어 무기폐가 되거나 폐쇄성 폐렴을 일으키기도 한다**(그림 7-14)**.

한편, 선암은 암세포가 선관상 구조를 취하는 것이 특징이며, 주로 말초에서 발생하기 때문에 편평상피암처럼 기도폐쇄를 일으키는 경우는 없다(왜냐하면, 콘소공[Kohn's pores]이 있으므로 기도가 폐쇄된 폐포는 측부로(collateral)에서 환기를 할 수가 있기 때문이다).

그 대신 선암은 편평상피암에 비해 림프 조직으로의 침윤이 강하고, 원격혈행전이의 빈도가 높아진다 **(그림 7-15)**.

흉부 X-선 사진의 특징도, 각각의 암의 증식 패턴의 특성이 반영되므로 **그림 7-14, 15** 안에 함께 간단히 다루었으니 참고하기 바란다. 상세한 설명은 검사에 대한 흉부 X-선 사진의 항목에서 다루도록 한다.

소세포암(small cell carcinoma)에 대해서도, 그 조직학적인 특징, 그 밖의 사항에 대해서 간단히 살펴보자.

소세포암은 이름대로 작은 세포가 모여 덩어리를 이룬 상태이다. 발육 속도가 매우 빠르고, central air way에 발생하여, 기관지벽 안을 침윤하여 넓혀가므로, 조기에 림프절 전이를 보이는 것이 특징이다. 편평상피암과 같이 융기성 병변을 만들지 않으므로, 기도폐쇄 등의 증상(무기폐, 폐쇄성 폐렴 등)은 보이지 않고, 발견된 시점에서 원격전이된 상태인 경우가 많다. 그 때문에 예후는 전체 폐암 중에서 가장 나쁘다 **(그림 7-16)**.

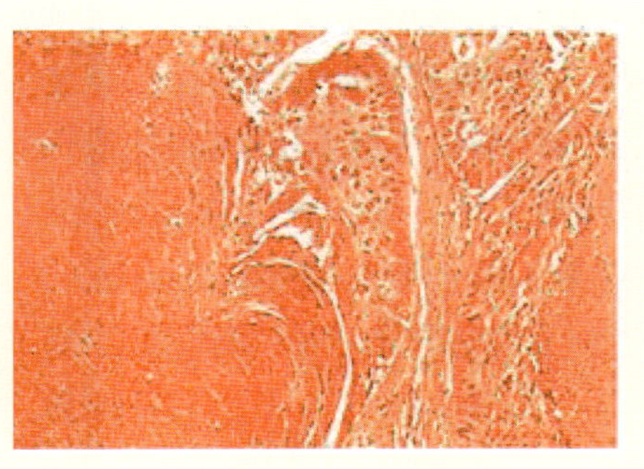

[그림 7-13] 편평상피암

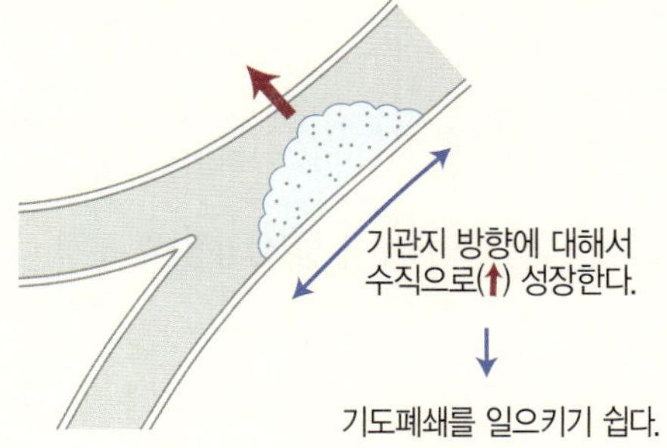

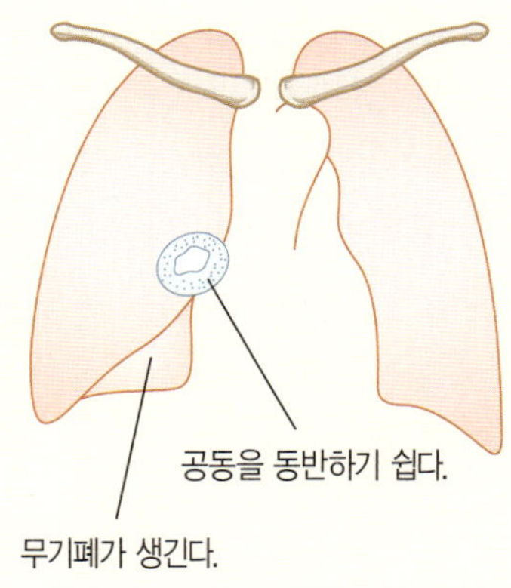

[그림 7-14] 편평상피암의 특징

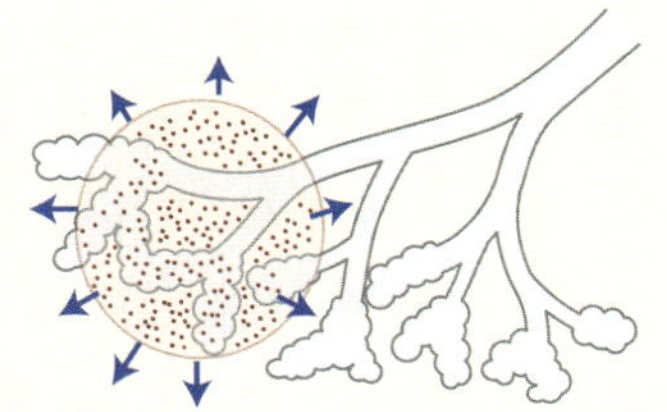

림프조직에 대한 침윤이 심하다. 때로는 흉막을 끌어들여 혈류가 풍부한 말초에 발생하기 때문에 혈행성 전이가 되기 쉽다.

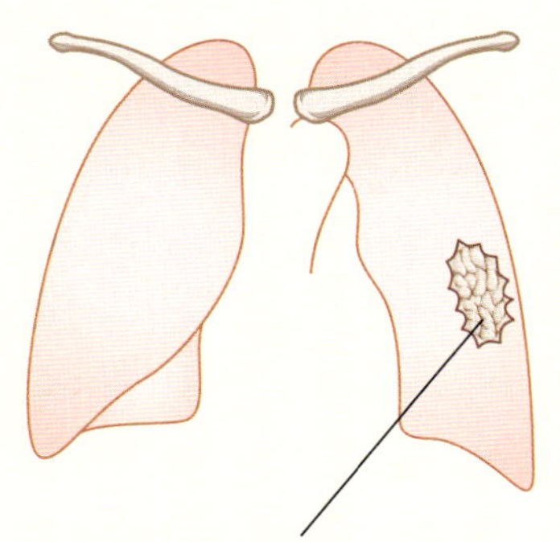

말초에 발생하고 가장자리는 가시모양이며 흉막이 빨려 들어가 있다(흉막 함입소견). 기도의 폐쇄는 없다.

[그림 7-15] 선암(샘암종)의 특징

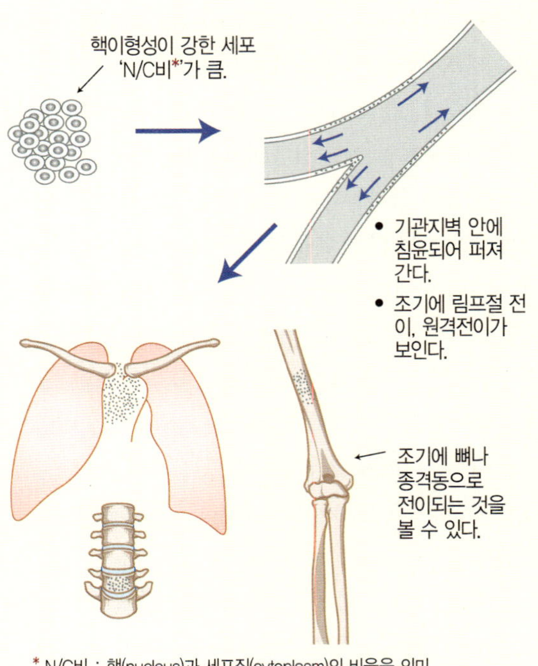

* N/C비 : 핵(nucleus)과 세포질(cytoplasm)의 비율을 의미

[그림 7-16] 소세포암의 특징

3. 전이 Metastasis

폐는 림프관이 풍부하며 혈관도 풍부한 장기이다. 암이 아무리 작아도 림프행성 또는 혈행성으로 운반되어 다른 장기에 전이한다. 폐의 림프관은 폐문부림프절과 종격림프절로 흘러 들어간다. 암세포도 아마 그 흐름에 따라 흘러 들어가 림프절로 전이되는 것이라 생각된다.

또한, 혈행성 전이도 조기에 일어나기 쉬운데, 이 점이 폐암을 악명 높은 암으로 부르는 이유라고 할 수 있다.

폐는 항상 호흡운동으로 인해, 동적인 상태에 있는 장기이다. 따라서 어느 정도의 크기까지 성장한 암조직은, 이 움직임에 흔들려 떨어져 나가 왕성한 혈류에 운반되어 다른 장기로 전이된다고 생각된다.

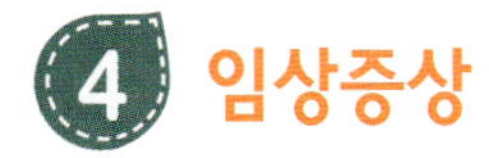

4 임상증상

크게 나누어 전신 증상과 폐의 국소 증상, 2가지로 분류된다. 그러나, 그 외에도 폐암 그 자체에서 생산되는 호르몬의 영향으로 인한 내분비학적인 증상을 보이는 경우도 있다.

1) 국소증상 (표 7-4)

폐암에서 가장 많은 국소 증상은 기침(cough)이다. 이어서 혈담, 가래가 많다.

기침은 암세포가 기관지의 점막으로 침윤할 때, 점막을 자극하기 때문에 일어나는 것으로 생각된다. 물론 2차적으로 생긴 폐렴과 기도협착에 의해서도 유발될 수 있다. 혈담, 가래는 괴사를 일으킨 암조직에서의 출혈과, 염증을 일으키는 조직에서 비롯되는 것이다.

기침, 혈담, 가래는 폐암의 조직형에 관계없이 공통적으로 보이는 증상인데, 특히 기도의 중추 쪽에 발생하는 암에서는 조기에 발견하기 쉬운 증상이다. 한편 말초에 생기고 침윤이 강한 선암(adenocarcinoma)과 같은 타입은, 흉막/가슴막을 병변으로 둘러싼 경우가 많기 때문에 흉통/가슴통증이 특징적인 증상이 된다.

앞에서도 서술한 바와 같이 폐 안에는 통증신경이 없기 때문에 병변이 폐 안에만 국한되어 있으면, 동통을 느낄 수 없다.

그러나 흉막, 흉벽/가슴벽에는 통증신경이 있으므로, 병변이 그곳까지 침윤을 일으키면 흉통을 호소하게 된다. 따라서, 이러한 경우는, 악성 흉막염을 병발하고 있다고 생각할 수 있다.

또한, 환자에게는 견디기 힘든 고통인 호흡곤란이 발생하는 원인은 2가지를 생각할 수 있다. 그러므로 눈앞에 있는 환자가 어느 쪽 유형인가를 검사할 필요가 있다. 2가지란, 하나는 기도폐쇄로 인한 폐쇄성 타입의 호흡곤란과 다른 하나는 흉수 등으로 인한 제한성 타입의 호흡곤란이다. 폐암에서의 호흡곤란은 주로 이 2가지의 유형 중의 하나로 인해서 일어난다고 생각해도 무방하다(물론, 나중에 언급할 횡격 신경마비의 경우도 있다). 전자의 폐쇄성 타입이 중추발생형이고, 후자의 제한성 타입이 말초 발생형으로 생기기 쉬운 것이라는 것도 이해할 수 있을 것이다.

	편평상피암	선암
주된 국소증상	기침 혈담 객담 상기도염에 의한 증상	기침 흉통 가래

[표 7-4] 편평상피암과 선암에서 나타나는 주된 국소증상

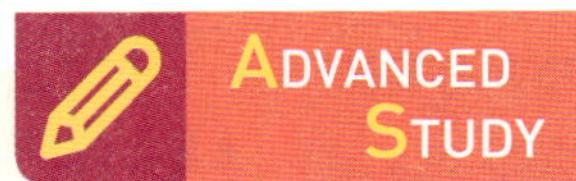

폐암의 임상증상

국소침윤으로 인한 증상

편평상피암의 중추기관지 폐쇄로 인한 무기폐와 폐쇄성 폐렴 등의 증상, 또는 선암 등의 흉막침윤으로 인한 흉통/가슴통증 등도 이른바 넓은 의미에서의 침윤으로 인한 증상이다.

그 밖에도 폐암에서는 다양한 국소 침윤에 의한 증상이 나타난다. 이것은 폐에 인접하여 여러 가지 장기와 신경, 혹은 혈관 등이 존재하기 때문에, 암 침윤이 그러한 주변 조직의 기능을 방해하기 때문이다. 따라서 앞으로 설명할 몇 개의 항목은 주로 폐에 인접한 신경과 혈관이 침윤되었을 때 생기는 기능손상으로 인한 증상이라고 보면 될 것이다.

1. 반회신경마비로 인한 쉰목소리(Hoarseness)

반회신경(reccurent laryngeal nerve)은, 흉강 내에서 미주신경으로부터 분리되는 감각과 운동신경이다. 주행이 왼쪽과 오른쪽이 다른 것이 특징적이다. 오른쪽에서는 우쇄골하동맥/오른빗장밑동맥 앞에서, 왼쪽에서는 대동맥궁 앞에서 분리된다.

이들은 각각의 동맥 아래를 빠져나가 후방으로 돌고, 반전하여 기관과 식도 사이를 상행하여 하후두신경/아래후두신경(inf. laryngeal n.)이 된다.

하후두 신경은 윤상갑상근/반지방패근을 제외한 모든 후두근군을 지배하고, 일부는 하부후두 점막의 지각을 주관한다. 후두근은 성문/성대문의 개폐를 조절하고, 발성에 관여하는 근이다. 따라서 만약 양쪽의 반회신경이 마비되면, 성문/성대문은 폐쇄된 상태가 되어 질식사하고 만다. 폐암에서는 대동맥 아래의 림프절 전이에서 림프관이 종대되거나 주위로의 침윤이 일어나면, 대동맥 아래를 빠져나가 반전하는 좌반회신경/왼되돌이후두신경만 마비된다. 이때, 왼쪽의 후두근군만이 움직이지 않게 되므로, 목이 쉰 것 같아진다. 이것을 "hoarseness"라고 한다(그림 7-17).

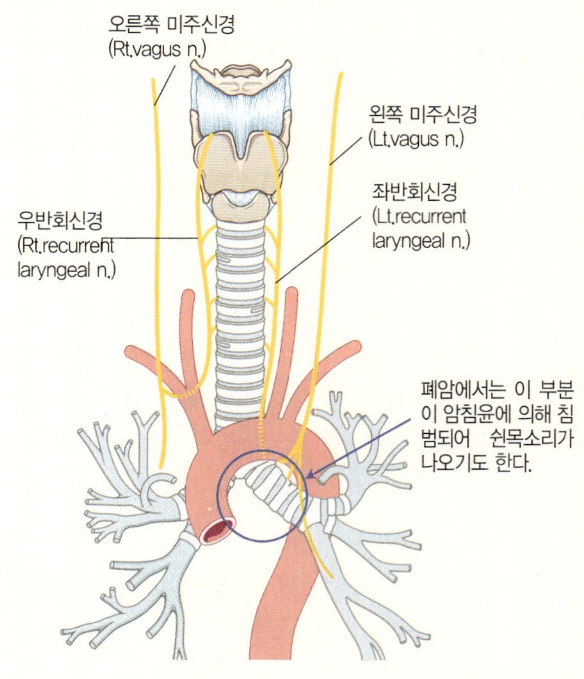

[그림 7-17] 반회신경마비에 의한 쉰목소리

2. 횡격신경마비/가로막신경마비 Phrenic nerve paralysis로 인한 횡격막의 편측거상 Elevation [후천성 가로막 이완증]

횡격신경/가로막신경은 횡근을 수축시켜 하방으로 내려가게 하기 위한 신경이다.

횡격신경은 주로 제4경 신경에서 발생하여, 쇄골하정맥 뒤에서 쇄골하동맥 앞, 즉 동정맥 사이를 주행하여 흉강 안으로 들어간다. 오른쪽 횡격신경/가로막신경은 상대정맥/위대정맥, 우심방의 오른쪽으로 내려와 횡격막에 다다른다. 왼쪽 횡격신경/가로막신경은 좌쇄골하동맥과 총경동맥과의 사이를 내려가 횡격막에 달하며, 일부는 식도열공을 통과해 횡격막의 아래면에도 도달한다. 횡격신경이 마비되면, 그쪽의 횡격막은 수축력을 잃어 폐의 탄성 수축력에 의하여 거상된다(그림 7-18).

횡격막의 수축력에 의해 흉강은 넓어지고 횡근 자신도 아래로 이동한다

횡격신경/가로막신경이 장애를 받으면 횡근의 마비가 일어나며 폐가 수축하려는 힘 때문에 위로 끌어올려진다.

3. 교감신경 마비로 인한 호르너 증후군

교감신경의 장애에서는, 호르너 증후군(Horner syndrome)이 나타난다. 호르너 증후군이란, 아래의 4가지 증후를 말한다.

① 동공축소(miosis)
② 눈꺼풀틈새의 협소/안검하수(ptosis : 안검판근의 마비)
③ 안구함몰(enophtalmos, 안와근의 마비)
④ 발한저하(anhidrosis)

교감신경줄기(sympathetic trunk)는, 일반적으로 목부분/경부에 있어서 3종류의 간신경절(상경신경절/위목신경절(sup. cervical ganglion), 중경신경절/중간목신경절(mid. cervical ganglion), 성상신경절/별신경절(cervico thoracic ganglion)이 있다. 그 중에서 상경신경절과 그것에 관련된 상위교감신경줄기가 손상을 입으면, 호르너 증후군이 나타난다.

상경신경절/위목신경절은, 제2·제3경추의 횡돌기 앞에 있다. 이곳이 암침윤으로 침식되면, 호르너 증후

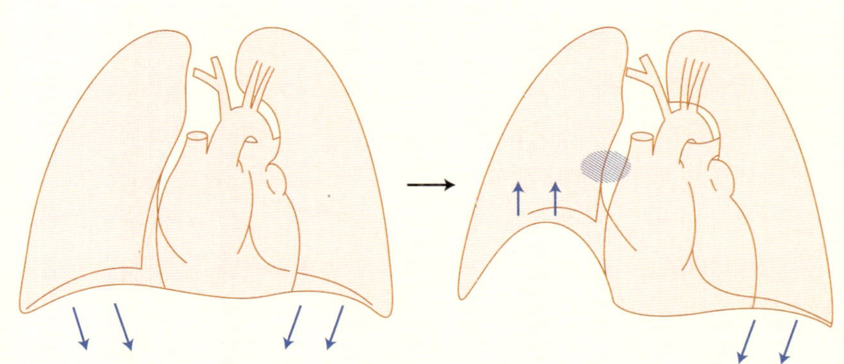

횡격막의 수축력에 의해서 흉강은 넓어지고 횡격막도 아래 방향으로 이동한다.

횡격신경이 장애를 받으면 횡격막이 마비되며, 폐가 수축하려는 힘 때문에 위로 끌어올려진다.

[그림 7-18] 횡격막신경 마비에 의한 횡격막의 거상

군을 유발할 수 있는 것이다. 따라서 주로 폐첨부/허파꼭대기에 생긴 폐암의 경우에 나타나는 증상이다.

4. 제8경 신경, 제1·제2흉부신경 침윤으로 인한 Pancoast syndrome

폐암이 폐첨부/허파꼭대기에 발생하면, 호르너 증후군 외에도 판코스트 증후군(Pancoast syndrome)을 유발하는 경우가 있다. 이것은 주로 제8경 신경, 제1·제2흉부신경이 척수에서 나온 지점(상완신경총)으로 암이 침윤했을 때 생기는 증상이다.

어깨 및 상지에 완고한 신경통같은 동통이 지속되는 것이 특징이다. 판코스트 증후군을 일으키는 폐첨부의 폐암을 Pancoast(sup. sulcus) tumor이라고 하는데, 이는 편평상피암인 경우가 가장 많은 것으로 알려져 있다.

5. 상대정맥 증후군 SVC syndrome (그림 7-19)

이것은 이름 그대로, 상대정맥/위대정맥 부근에 암이 침윤한 경우에 일어나는 증상인데, 주된 발병 기전은 상대정맥 폐쇄로 인한 증상이다. 종양이 종격으로 진전하거나, 암이 전이된 림프절이 종대하는 경우 등으로 인해 상대정맥이 압박되어 폐쇄된다. 그 때문에 안면과 경부/목부분, 상지는 울혈이 초래되고 정맥확장을 일으킨다. 그러면, 심방으로 돌아올 수 없게 된 혈액에 대해서 알아보자. 상대정맥은 우심방으로 들어오기 바로 전에 기정맥(azygos vein)과 합류한다.

azygos vein은 우상행 요정맥/오른허리정맥(요추의 오른쪽을 상행한다)이 횡격막의 대동맥 열공을 관통하여 흉강 내로 들어간 후의 이름이다.

늑간정맥/갈비사이정맥 등을 모으면서 흉강 안의 뒤로 상행하여 상대정맥/위대정맥으로 흘러 들어간다(그림 7-20).

상대정맥이 폐쇄되었을 때, 기정맥은 by pass로서 기능한다. 그러나, 이 기정맥을 by pass로서 사용할 수 있는가에 따라 임상증상이 달라진다.

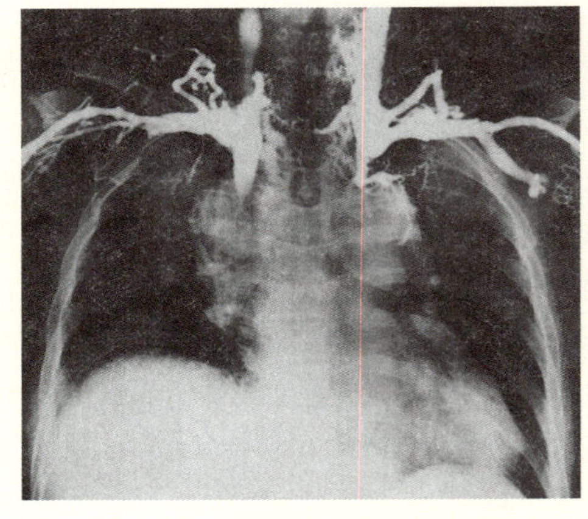

상대정맥의 폐쇄에 의해 조영제의 환류가 정체되어 있는 모습을 볼 수 있다. 드문 질환이다.

[그림 7-19] 상대정맥 증후군의 혈관조영사진

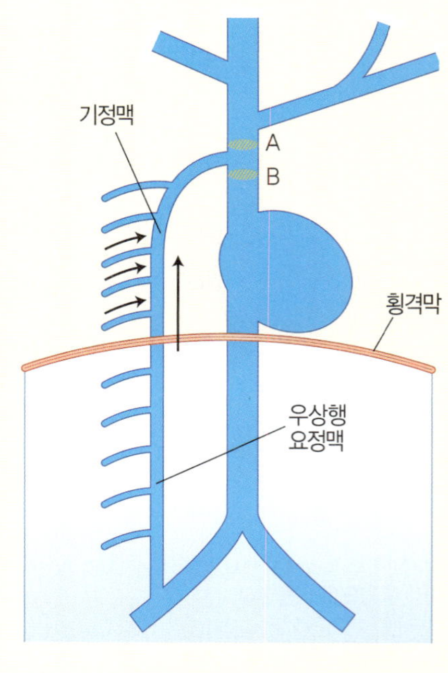

[그림 7-20] 기정맥/홀정맥의 주행

그림 7-20의 A 처럼 기정맥의 합류 부위보다 말초 쪽에서 상대정맥이 폐쇄된 경우, 기정맥은 사용되는 일이 없고, 따라서 안면 · 상지에만 울혈을 일으킨다.

한편, **그림 7-20의 B** 와 같이 합류부의 중추 쪽에서 폐쇄되면, 안면 · 상지의 혈액은, 모두 azygos vein 으로 흘러 들어간다. 이 때문에, 상행 요정맥을 지나 하대정맥에서 심장으로 혈액이 돌아오게 된다. 따라서, 복벽의 부측로가 확장하여 위중한 증상이 된다.

상대정맥/위대정맥 증후군은 소세포암에서 가장 많이 보이며, 다음으로 편평상피암이다.

전신증상

폐암에서 일어나는 전신 증상으로서는, 먼저 체중감소(weight loss)가 보인다.

아무렇지도 않은 증상인 것 같지만 "체중감소"는 매우 중요한 키 포인트이다. 그밖에 발열이나 식욕부진 등의 이른바 nonspecific한 염증 증상이 나타나는 경우도 있다.

부신생물 증후군
Paraneoplastic syndrome

폐암 그 자체가 생산할 리가 없는 호르몬을 생산하는 경우가 있다. 그 호르몬이 생물학적인 활성을 지닌 경우는, 그것에 근거한 임상증상이 나타난다. 또한, 생산되는 호르몬의 종류는, 암의 종류에 따라서 결정된다고 한다. 특히 소세포암(small cell carcinoma)은 실로 다양한 호르몬을 생산하는 것으로 알려져 있다 **(표 7-5)**.

최근에는 이들 악성 종양이 생산하는 호르몬의 대부분은 생물학적인 활성을 지니지 않고, 무증후성인 경우가 많은 것으로 알려져 있다.

종양	생산물질	증상
소세포암	항Hu항체, 항Yo항체 등	아급성 소뇌변성증
	항VGCC(voltage-gated Ca channel)항체	Lambert-Eaton 증후군
	ACTH	Cushing 증후군
	ADH	SIADH, 저나트륨혈증
편평상피암	PTH-rP	고칼슘혈증, 저인혈증
대세포암	HGH	말단비대증, 고혈당
	HCG	여성화 유방
선암종	상세한 것은 불명확	비대성 뼈관절증

[표 7-5] 폐암의 조직형과 생산물질

골격결합조직 증후군

총론에서도 언급한 바 있는 곤봉손가락 등이 폐암에 동반하여 나타나는 경우도 있다. 곤봉손가락은 소세포암과 편평상피암에서 흔히 보이는 골결합 조직 이상이다.

신경근장애 증후군

특히 유명한 것이, Eaton-Lambert syndrome이다. 이것은 중증 근무력증과 유사한 임상 증상을 띤다. 근전도에서는, 저빈도 자극에서는 waning(감퇴)을 유발하는데, 고빈도 자극을 행하면 오히려 반대로 waxing(증폭)하는 것이 특징이다. 또한 그밖에도 소뇌변성증과 다발성 신경염, 다발성 근염, 피부근염 등이 생기는 경우가 있다.

기타

이 밖에도 피부증상으로는 흑색 표피종(acanthosis nigricans), 신장 증상으로는 막성신증(membranous GN : Nephrotic syndrome을 유발한다) 등을 병발하는 경우가 있다.

5 검사 및 진단법

처음에도 언급했듯이, 폐암은 예후가 매우 좋지 않은 질병이다. 따라서 조기에 진단하여 치료를 개시하는 것이 대단히 중요하다.

일단, 40세 이상의 남성으로, 상당한 흡연력(Brinkman 지수가 600 이상)이 있고, 기침, 가래를 주증상으로 찾아온 환자가 있으면, 폐암을 의심하여 적극적인 검사를 실시해야 할 것이다. 일단 유력한 검사로서는 흉부 X-선 사진(chest X-ray ; CXR)이다.

그 다음에 유효한 것은 기관지 fiberscope에 의한 검사이다. 이것은 기관지 안을 직접 관찰함으로써 종양의 크기와 침윤의 정도를 알 수가 있으며, 또한 찰과세포진과 생검을 실시하면, 더욱 조직학적으로 진단을 확실시 할 수가 있다. 그밖에도 객담세포진과 흉부 CT 등이 유효한 진단방법이 되기도 한다.

1) 흉부 X-선 사진

폐암은 대부분의 경우, 폐영역에 종괴(tumor)성 병변을 형성한다. 따라서 CXR에서 종괴성 병변이 보이면, 일단 그 병변이 악성인지 양성인지를 파악해야 된다. 악성인 경우에는 아래와 같은 특징이 있다.

① 크다(결절 크기 2cm 이상)
② 주변이 선명하지 않다
③ 석회화가 없다(석회화가 있으면 결핵종〈tuberculoma〉이나 과오종〈hamartoma〉 등을 의심한다)
④ 분산음영/산포음영이 없다(이것은 satellite lesion으로도 불리며, 결핵종에서의 특징이다)
⑤ 흉막/가슴막이 말려들어간 모습이나 무기폐를 나타낸다(이러한 모양은 상당히 진행된 상태인데 비해서 본인에게 자각증상이 없는 경우가 대부분이다. 바로 이 점이 폐암에 대한 공포인 것이다)

다음으로, 악성 종양이 강하게 의심이 되는 경우에는, 그에 대한 조직형을 추정해간다. 여기서 중요한 점은 그 종양이 소세포암인지를 확실히 감별해야 하는 것이다. 왜냐하면, 소세포암으로 확인이 된 경우는 치료법이 달라지기 때문이다. 그것을 판정하는 지식이, 앞에서 제시한 **그림 7-14~16**에서 서술한 조직형의 차이에 따른 특징이다. 소세포암은, 중추기도에 발생한다고 앞에서 언급한 바 있다.

또한 조기에 림프절 전이를 유발하기 때문에 종격 림프절과 폐문 림프절이 현저하게 종대되는 경우가 많다. 따라서 소세포암의 경우, 원발이 되는 중심부의 병변을 발견하는 것이 상당히 어려우므로, 그러한 림프절 전이로 인한 종경 · 폐문부 음영의 종대와, 그 밖에 전이한 장기의 검사(예를 들면, 림프절 생검 등)에 의하여 진단을 내리는 것이 중요하다.

비소세포암(non-small cell carcinoma)인 것으로 확인되면, 다음 치료방법을 선택하기 위해서, 그 암의 병기(진행상태)를 결정한다.

이를 위한 검사로는 흉부 X-선만으로는 불충분한 점이 많기 때문에 앞으로 설명할 '검사' 가운데서 구체적으로 설명하겠다. 그러면, 마지막으로 편평상피암(**그림 7-21**), 선암(**그림 7-22**), 및 소세포암(**그림 7-23**)의 전형적인 X-선 사진을 제시하니 참고하기 바란다.

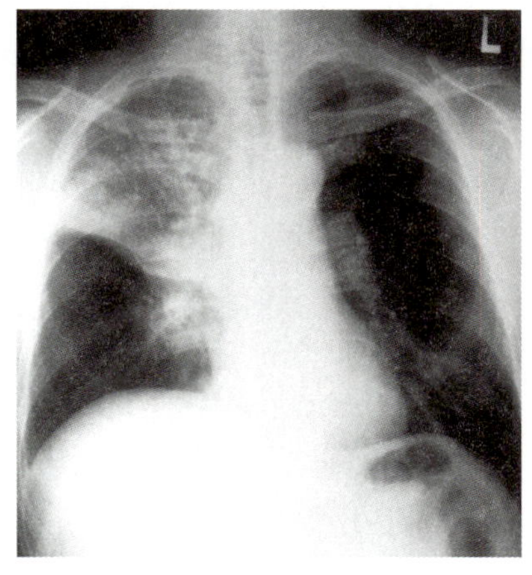

[그림 7-21] 편평상피암

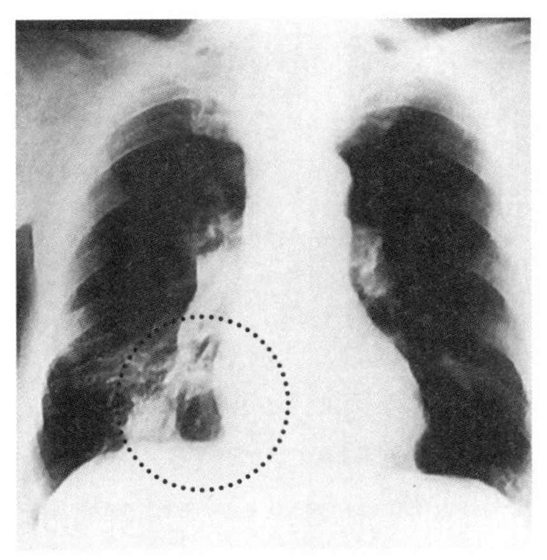

[그림 7-22] 선암(샘암종)

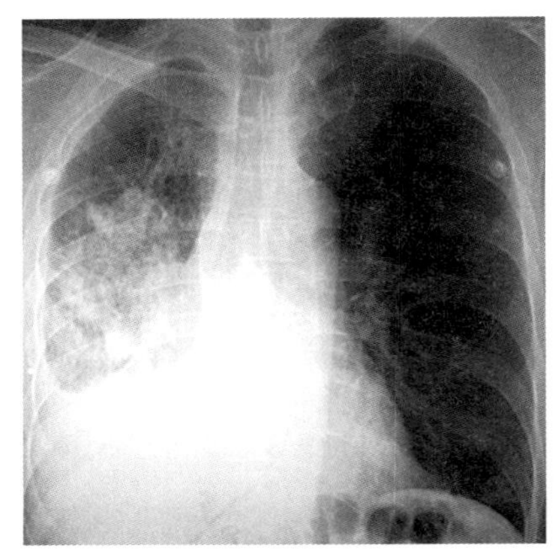

[그림 7-23] 소세포암

2) 흉부 CT 사진

림프절의 전이에 대한 평가는, 흉부 CT에서 잘 알 수 있다. 특히 폐문부림프절로의 전이는 흉부 X-선 사진에서 발견하기는 극히 곤란하며, 또한 반대로 흉부 X-선 사진으로 알 수 있는 정도의 큰 것은 다른 장기로 전이되었을 가능성도 있다. 따라서 조기 진단을 위해서도 CT는 유효한 것이라 생각된다. 림프절의 전이에 대한 유무는, 림프절 종대의 정도로 결정한다. 림프절의 지름이 1cm 이상의 경우는 종대로 간주하고, 그 림프절에 암전이가 된 것으로 본다. 또한, T의 평가에 있어서도, T3의 판정에는 CT가 위력을 발휘한다.

예를 들면, 선암의 경우에, 흉벽/가슴벽에 침윤의 상태를 볼 때, 흉부 X-선 사진만으로는 어려운 경우가 있다. 이 때는 CT에서 단면도를 보면, 흉막을 지나 확장되고 있는지에 대한 여부를 확실히 알 수 있다. 다음으로 원격전이에 대한 검사인데, 이에 관한 여러 가지 검사방법에 대해서 살펴보자.

3) 기관지 내시경

기관지 fiberscope는, 현재 세부구역 기관지 레벨까지 관찰이 가능하게 되어, 상당히 높은 빈도(70%~90%)에서 육안으로 종양에 대한 소견을 파악할 수가 있다. 또한 병소부위로 생각되는 곳에 대하여, 박리세포진단을 실시하면 진단적 가치는 더욱 높아진다.

또한 선암과 같은 말초 발생의 폐암에 대해서도 폐생검을 실시함으로써 양성률을 높일 수가 있다.

4) 기타 검사

원격전이의 유무에 대한 검사는, scintigraphy를 실시하는 것이 하나의 방법이다. 특히 gallium scintigraphy를 실시하면, gallium은 전이된 암조직에 모이기 때문에, 몸 어딘가에 전이되어도 전이된 곳을 동정하는 것이 가능하다. 또한 폐암에서는 뇌로 전이가 유발되기 쉬우므로 뇌 CT 촬영도 유효한 경우가 있다.

ADVANCED STUDY

병기분류

현재 널리 사용되고 있는 병기분류, TNM 병기분류에 대하여 살펴보자(**그림 7-24**).

먼저, TNM이란 무엇인가? T란 tumor, N이란 lymph node, M이란 metastasis이다. T의 개념은 tumor, 즉 종양의 크기에 대한 개념이다. 암병변이 국한되어 있는지, 그렇지 않으면, 침윤하여 퍼져가고 있는지를 나타낸다. N은 림프절 전이에 대한 개념이다. 림프절 전이가 없으면 N0이고, 폐문림프절에 전이가 있으면 N1, 종격동림프 절에 전이가 있으면 N2가 된다. M은 원격전이에 대한 개념으로, 전이가 없으면 M0, 타장기에 전이가 있으면 M1이 된다(**표 7-6**). 이것을 기본으로 하여 병의 진행도인 병기(stage) 분류를 한다(**표 7-7**). 원격전이가 있으면, 모두 stageⅣ가 된다는 것을 알 수 있다.

여기서 조금 복잡한 것은, T의 개념일 것이다. 종양의 크기가 3cm 이하라면 T1이고, 3cm보다 크면 T2가 되는데, 이때 기관지 fiberscope는 매우 유효한 진단법이 된다. 또한 침윤의 유무를 조사하는 데도 직접 기관지벽의 상태를 관찰할 수 있으므로, 이것 또한 유효하다. 물론, X-선에서도 폐영역의 암에 대한 크기를 평가할 수 있지만, 예를 들면, 병변이 폐문부에 있는 경우는 종격의 음영이 겹쳐져 거의 알아볼 수가 없다. 그러한 경우에는 기관지 fiberscope가 더 유효하다. 다음에는 N의 정도에 대한 진단방법을 살펴보자. N의 평가에는 흉부 CT 사진이 유효한 수단이 된다.

	폐
TX	세포진 양성
T1	≦3cm
T2	>3cm, 또는 폐문으로 진전
T3	흉벽/가슴벽, 횡격막, 심막, 종격흉막/세로칸가슴막 등, 한쪽 폐영역의 전체 무기폐
T4	종격, 심장, 대혈관, 기관, 식도 등, 악성 흉수/가슴막삼출액
N1	기관지 주위, 동측 폐문
N2	동측 종격/세로칸
N3	반대측 종격/세로칸, 또는 쇄골상/빗장뼈위
M0	원격 전이 없음
M1	원격 전이 있음

[표 7-6] T, N, M의 정의

	N0	N1	N2	N3
T1	Stage Ⅰ A	Stage Ⅱ A		
T2	Stage Ⅰ B	Stage Ⅱ B		
T3	Stage Ⅱ B	Stage Ⅲ A		
T4	Stage Ⅲ B			

※ M1 : Stage Ⅳ(T, N과 관계없음)

[표 7-7] 폐암의 병기(stage) 분류

Ⅶ

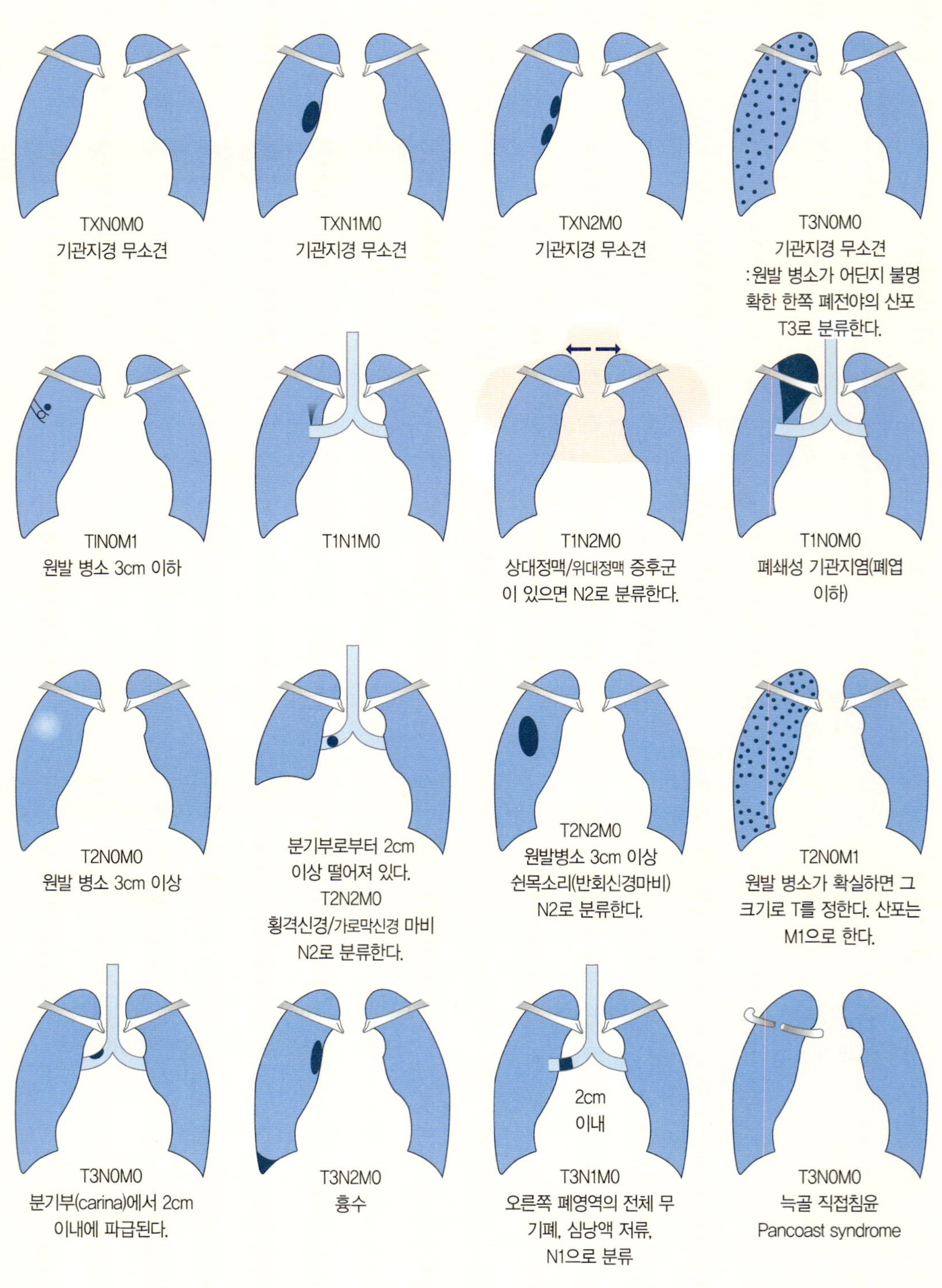

[그림 7-24] **폐암의 TNM staging**

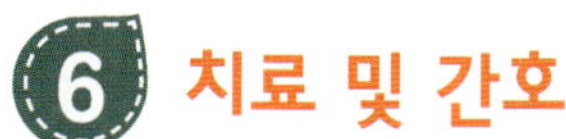

6 치료 및 간호

폐암의 치료법에는 수술요법, 방사선요법, 화학요법의 3가지가 있다. 이 3가지는 각각 단독으로 쓰이는 경우도 있지만 몇 가지를 병용하여 치료를 하는 경우도 있다. 치료 방법의 선택은 앞에서도 언급했듯이 암의 조직형(소세포암〈small cell lung cancer〉인가, 비소세포암〈non-small cell lung cancer〉인가)과 TNM 분류에 의한 병기에 따라 결정되지만 꼭 그렇지만도 않다.

위의 3가지 요법은 어느 것이나 생체에 침습이 큰 치료법이므로 전신 상태가 좋지 않으면 사용할 수 없다. 특히 수술요법의 경우는 순환기계와 호흡기계에 대한 부담을 고려하고 또한 폐절제를 실시한 후의 호흡기능 상태를 대강 추정해 보아야 한다.

방사선이나 화학요법의 경우에도 환자의 면역상태와 영양상태 등에 따라 치료가 오히려 마이너스가 되는 경우도 있다.

1) 치료의 방침

치료의 흐름은 다음 **그림 7-25**와 같다. 진단과 함께 치료방법도 달라진다.

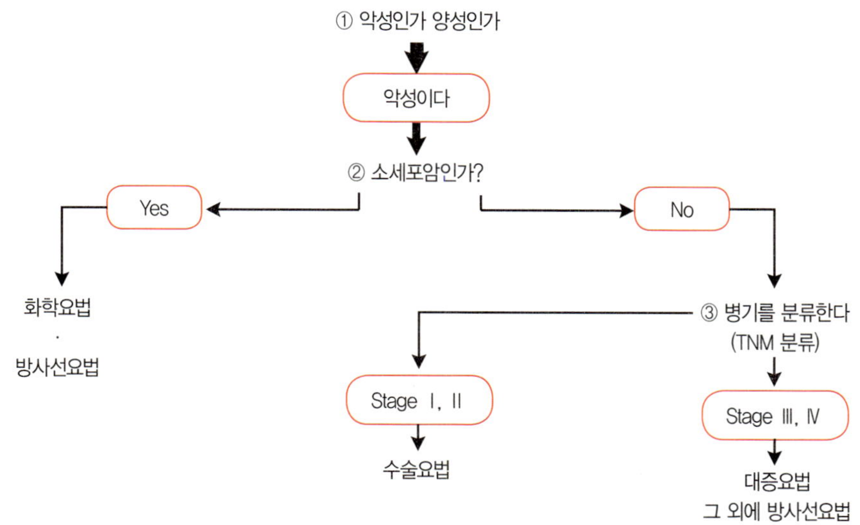

[그림 7-25] 치료의 순서

2) 소세포암 Small cell carcinoma 에서의 화학요법

소세포암은 화학요법이 잘 듣는 경우가 있다. 종양 소견이 완전히 없어지는 것을 목표로 치료를 실시한다. 대부분의 경우 다제 병용의 화학요법을 실시한다.

예를 들면, CMC, VAP, CAV, CCMV, CAVP-16 등 몇 개씩 짝을 지워 치료에 이용하고 있다(**표 7-8**). 이러한 다제병용의 화학요법을 실시하면 골수에서의 조혈장애(골수억제)가 거의 반드시 따라 온다.

과립구 감소와 혈소판 감소는 특히 심각한 부작용을 부른다. 따라서 화학요법을 실시하기 전에 도입방법으로서 감염, 출혈에 대한 지지요법을 행할 필요가 있다.

약 제	CMC	VAP	CAV	CCMV	CAVP-16
cyclophosphamide	○		○	○	○
methotrexate	○			○	
CCNU	○			○	
vincristine		○	○	○	
doxorubicin		○	○		○
procarbazine		○			
VP-16					○

[표 7-8] 화학요법에서의 약제의 조합

3) 비소세포암 Non - small cell carcinoma 의 치료

Stage Ⅰ, Ⅱ의 경우에 관해서는 절대적으로 수술을 적용하며 치유 수술이 가능하다. Stage Ⅲ의 경우에서도 수술이 가능한 경우가 있는데, 준치유 수술이다. Stage Ⅲ의 일부와 Stage Ⅳ는 수술은 불가능하며, 대증요법만 실시한다.

예를 들어, 호흡곤란이 심하면 O_2를 투여하거나, 혹은 동통에 대한 치료를 실시하는 것 등이 중요하다. 방사선요법은 완치를 목표로 하는 조사(exposure)도 있지만, 오히려 원격전이를 일으킨 부분의 국소증상을 완화시키기 위해 실시된다. 방사선에 대한 감수성은 미분화암, 편평상피암, 선암 순으로 높다. 소세포암의 전이 부위에 대하여 고식적인 대책의 일환으로 방사선을 쏘이는 것은 유효하다.

TIP

전이성 폐암(metastatic lung cancer)

폐는 혈액의 필터와 같은 장기이다. 따라서 몸의 어딘가에 생긴 암세포가 혈액을 타고 운반되면, 그것이 폐에 걸려들어 전이하는 경우가 많다. 원발병소로서 많은 것은 위, 간, 뼈, 신장 등이다. 또한 전이 형식은 혈행성(hematogenous spread) 뿐 아니라, 림프행성(lymphatic spread) 및 인접전이(local spread)도 있다.

1) 전이성 폐암의 흉부 X-선 사진

대부분은 혈행성으로 전이를 하므로 산포상으로 폐전체영역으로 퍼진다. 그러나 원발병소의 암에 따라서는 또 다른 모양을 띠는 경우도 있다. 몇 개인가의 특징적인 소견과 원발병소의 암과의 관계를 정리하면 아래와 같다.

① 결절형 : 유방, 폐, 직장, 골육종, 위, 신장, 자궁
② 림프관증형 : 위, 유방
③ 폐렴형 : 유방, 두경부암
④ 흉수형 : 유방, 위

2) 전이성 폐암의 치료

주체가 되는 것은 역시 화학요법이다. 그러나 전이병소가 1개이면 외과적으로 절제하는 것도 가능하다. 이 경우는 원발병소도 치료가 완전히 가능하다는 것이 조건이 된다.

또한 미분화암과 악성 림프종과 같이 방사선 감수성이 높은 종양의 폐전이에 대해서는 폐에 방사선 치료를 하는 경우도 있다.

폐암 핵심정리

병태생리로 보는 폐암

폐암은 암 유전자나 암 억제 유전자의 변이와 그에 동반되는 세포의 변화가 시간의 흐름에 따라 다단계적으로 축적되어 발생한다. 유전자 변이는 흡연이나 직업성 물질(석면 등) 등 여러 가지 발암요인에 의한 자극으로 유발된다.

병 인	• 원인불명 • 유전적 소인 • 만성적인 흡연(가장 큰 원인), 간접흡연 • 환경요인 : 콜타르, 대기오염

병 태	**폐에 약성종양 발생** • 기관지벽, 흉벽, 심막 등 주위 조직에의 압박, 침윤 **혈행성, 림프성으로 장기에 전이** • 간, 폐, 뼈, 뇌, 부신, 신장 등(발생빈도순서)

증 상	**중추발생형(편평상피암, 소세포암)** • 습성기침, 객혈, 객담, 천명, 호흡곤란, 폐쇄폐렴 등 • 조기에는 무증상으로, 검진 등에서 발견되는 경우도 있다. **말초발생형(선암, 대세포암)** • 흉통, 마른기침, 제한성 호흡곤란 등 **전이에 따른 증상** • 저림, 마비, 흉부 및 팔의 통증, 발열, 황달, 체중감소 등 * 편평상피암과 선암이 가장 자주 발생 * 폐암의 증상이 나타났을 때에는 이미 전이가 되어 있는 경우가 많기 때문에 폐암 환자의 생존율은 낮다.

진 단 및 검 사	**진단** • 자각증상 • 증상 발견의 시기 • 흡연력 • 직업력 **검사** • 발견을 위한 검사 – 흉부 X-선 검사 – 종양 표지자 • 확정진단을 위한 검사 – CT검사, MRI검사 – 세포진단(객담) – 기관지경 검사

치 료	**수술요법** • 종양 제거를 위한 – 개흉술 – 폐엽 절제술 – 폐분절 절제술 – 폐 전절제술 **화학요법** • 시스플라틴(CDDP), • 카르보프라틴(CBDCA) • 다제약물요법(신규항암제 병용) **방사선요법** • 세포자멸사 유도

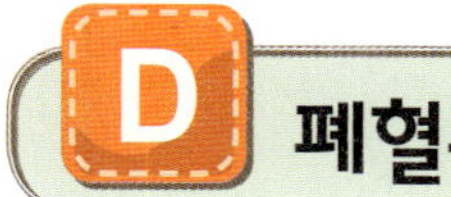

D 폐혈관의 질환

폐혈관의 질환에는 대표적인 것으로 아래 3종류가 있다.

① 폐부종, 폐울혈
② 폐색전증, 폐경색
③ 원발성 폐고혈압증(primary pulmonary hyper rension)

그러면, 이 3종류에 대해서 알아보자.

1 폐부종, 폐울혈이란 무엇인가?

앞에서도 "폐부종(pulmonary edema)"이라고 하는 개념은 몇 번인가 언급한 바 있다. "폐에 물이 고인 상태"라고 하면 간단하지만, 그럼 물이 고이면 어떻게 될까? 가스 교환이 없어지고(엄밀히 말하면, 가스교환의 효율이 나빠지고), 저산소혈증을 일으켜 생체는 죽음에 이른다. "물에 빠지면 죽는다"고 하는 것과 완전히 같은 이치이다. 다른 점은 폐부종 환자는 육지에 있으면서도, "익사한다"고 하는 점이다.

그러면, 보통 정상의 경우는 폐포/허파꽈리 안은 공기로 차 있는데, 왜 이것이 물에 잠기는 상태가 되는 것인가 하는 기전에 대하여 생각해보자. 이것을 고찰하는 데는, 먼저 정상 폐에서는 폐포 안으로 물이 새지 않는 이유를 알아야 된다. 그 이유는, 혈관 밖으로 물을 내보내려고 하는 힘과 혈관 안쪽으로 물을 끌어오려고 하는 힘이 서로 균형을 이루고 있기 때문이다.

그러나, 실제로는 끌어오려고 하는 힘이 아주 조금 더 약하므로, 조금씩 새어, 혈관 밖으로 방출한다. 그러나 이것은 간질에 존재하는 림프관이라는 관에 의하여 배수되므로, 간질이 물에 잠기게 되는 일은 없다. 폐울혈이나, 폐부종이 일어난다는 것은 이 미묘한 밸런스가 깨진 경우이다.

1. 원인

가장 간단하게 생각할 수 있는 것이, 혈관내압이 상승하는 경우일 것이다. 그러면, 여기서 혈관내압이 상승하는 경우에 대해서 살펴보자.Ohm의 법칙에 의하면, 전압 = 전류×저항이므로, 혈압 = 혈류×저항으로 대입할 수가 있다. 따라서, 혈류↑나 저항↑의 어느 쪽인가에서 혈압이 상승한다.

폐의 혈류가 상승하는 경우는 어떤 때일까. 순환기의 복습이 되겠지만, Lt to Rt shunt나 고박출성 질환의 경우 등을 생각할 수 있다.

① Lt to Rt shunt : ASD(심방중격 결손증), VSD(심실중격 결손증), PDA(동맥관개존증) 등
② hypercardiac output : 빈혈, 각기병, 갑상선기능항진증 등

그러면 저항은 어떤 경우에 높아지는가? 폐정맥/허파정맥~좌심방/왼심방으로의 유출장애가 있는 경우와 좌심실 기능장애(펌프력의 저하)의 경우를 생각할 수 있다.

① 폐정맥/허파정맥~좌심방/왼심방의 유출장애 : 승모판협착증(MS), 수축성 심막증, 좌심방 점액종, 좌심방 혈전, amyloidosis 등
② 좌심부전(왼심장기능상실) : AS(대동맥판 협착증), AR(대동맥 폐쇄부전증), MR(승모판 폐쇄부전증), 심근경색, 고혈압증, 부정맥 등

그 다음으로 생각할 수 있는 것은, 물을 혈관내로 되돌리려고 하는 힘, 즉 교질 삼투압이 저하되는 경우이다.

이것은 혈류중의 단백질이 감소하는 경우에 일어나므로, 신증후군(Nephrotic syndrome), 간경변, 영양장애, 단백누출성 위장증 등의 질환을 생각할 수 있다.

그리고, 기타 기전으로서는, 모세혈관의 투과성이 항진하는 경우(감염증, 유독가스, 저산소/고농도산소의 투여, Allergy 등)와 림프관이 폐쇄되는 경우(기생충, 방사선 피폭, 악성 종양) 등도 생각할 수 있다.

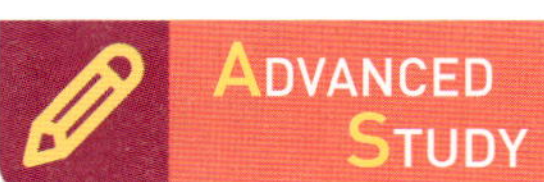

폐혈관의 질환 – 폐부종, 폐울혈

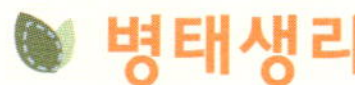

병태생리

폐울혈, 간질부종, 폐부종의 3가지는 어떻게 다른가?

폐울혈(pulmonary congestion)은 폐의 혈관 안에 혈류가 증가한 상태를 말한다. 일반적으로는 폐에 있는 모든 혈관이 울혈하는데 혈류증가(shunt 등) 혹은 저항증가(MS 등)로 인하여 울혈의 형태가 달라지는 경우도 있다.

shunt와 같은 경우는 단순하게 혈류량이 증가로 인해 폐울혈을 초래하므로, 정상이라도 폐저부/허파바닥부분(lung base)에 혈류가 풍부한 상태이기 때문에, 그대로 폐저부에 상당한 혈류의 증가를 초래한다(주로 폐저부의 울혈). MS와 같이 저항이 높아짐으로써 생기는 울혈의 경우에

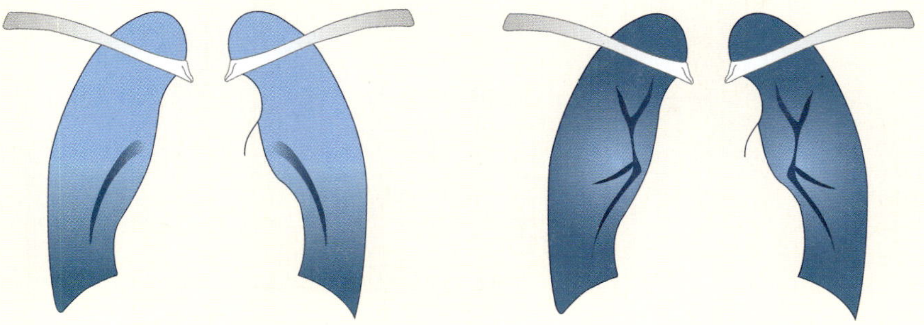

Lt to Rt shunt의 울혈

혈관저항 상승의 울혈

예 : ASD, VSD(폐저 중심의 폐울혈)

예 : MS(폐전체영역의 울혈)

[그림 7-26] 폐울혈의 2가지 유형

VII

는, 전 혈관에 균등하게 압력부하가 걸리므로 폐 전체영역이 구석구석까지 울혈의 상태가 된다 **(그림 7-26)**.

폐울혈이 더욱 심해지면, 혈액의 장액성 성분이 혈관에서 폐 간질/사이질로 누출된다. 이것이 간질부종/사이질부종이다. 혈장이 간질에 고이면, 여러 가지로 호흡기능이 변화한다. 먼저, 간질을 통과하는 산소의 확산능력이 저하된다.

확산능력의 저하는 당연히 저산소혈증을 초래한다. 또한 폐포가 팽창된 상태를 유지하는 것은, 계면활성제(surfactant)라는 표면 활성물질의 영향인데, 간질에 물이 고임으로써 이 계면활성제(surfactant)가 희석되면, 폐포는 팽창상태를 유지하기가 어렵게 된다. 폐포 하나하나는 수축하려고 하며, 폐 전체에서는 탄성은 저하한다.

이로써 기도 저항도 높아진다. 이러한 기도저항의 상승이 더해짐으로써 환기관류비 불균등(V/Q mismatch)도 생기게 되는 것이다. 이렇게 보면, 탄성 저하, 즉 폐포 하나하나의 수축은, 언뜻 보면 생체에 불리할 것 같이 보인다.

그러나 폐포가 수축함으로써 폐포내압은 상승하는데, 이것이 더 이상 간질로 혈장이 누출되는 것을 저지하는 역할을 해주는 것이다. 따라서, 간질부종에서 폐부종으로의 진행을 방해하는 작용을 하는 것이다**(그림 7-27)**.

그리고, 폐포내압보다 혈관내압이 더 상승한 경우는, 폐부종(pulmonary edema)을 초래한다. 즉, 혈장성분이 폐포 안으로 누출되는 것이다. 이렇게 되면, 저산소혈증은 반드시 발생하게 되고, 위의 폐울혈로 생기는 여러 가지 병태가 더욱 심하게 야기된다. 또한, 저산소혈증은 폐혈관의 투과성을 항진시키므로, 폐부종의 악화를 더 부추기는 결과가 된다. 이렇게 되면, 일체의 compensation mechanism도 효과가 없게 되어, 방치하면 그대로 죽음으로 이어진다. 이상, 폐울혈, 간질부종, 폐부종의 흐름을 그림으로 간단히 정리하면, **그림 7-28**과 같다.

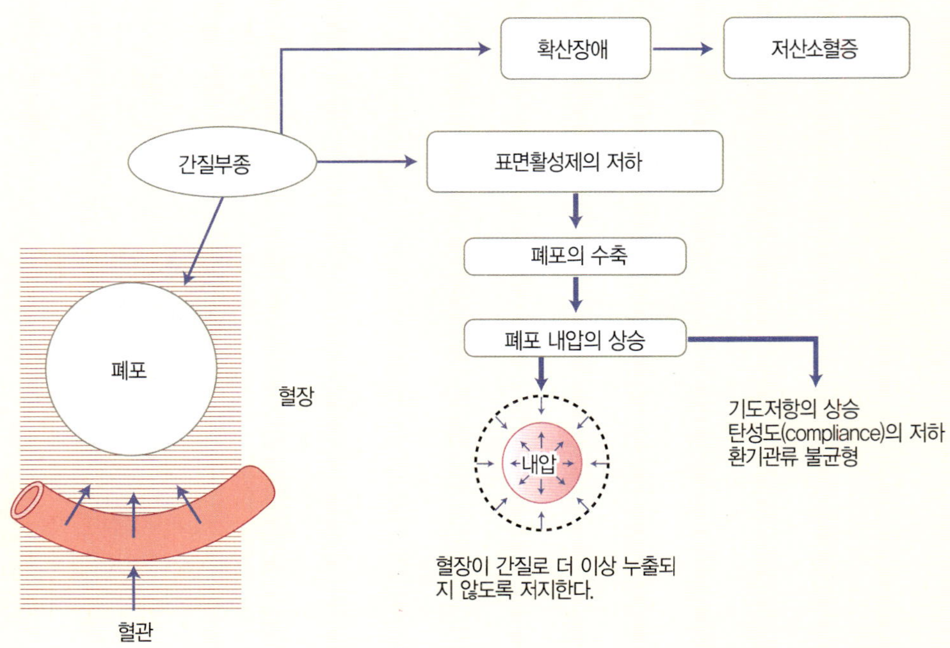

[그림 7-27] 간질부종이 발생했을 때의 반응

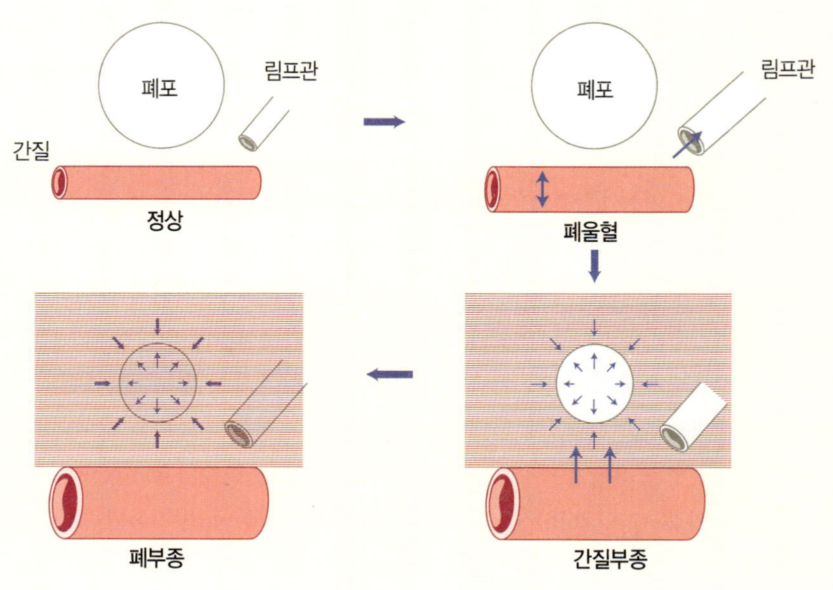

[그림 7-28] 폐울혈에서 폐부종으로의 진행과정

2. 임상증상

① 자각증상

ⓐ 호흡곤란

ⓑ 갈색의 가래를 동반하는 기침

ⓒ 핍뇨(oliguria)

ⓓ 부종

② 기타 소견

ⓐ 청색증(cyanosis)

ⓑ 앉아서 숨쉬기/기좌호흡(orthopnea), 노력성 호흡

ⓒ 습성 수포음, 심확대

ⓓ 목정맥/경정맥(Jugular vein) 확장

VII

3. 검사

앞에서 다루어온 병태생리에서 어떤 검사가 필요한지는 알았을 것이다. 그러면 그 검사에 대해서 살펴보도록 하자.

1) 흉부 X-선 사진

폐혈류가 증가하는 폐울혈과 같은 초기 단계에서는, 주로 폐저부/허파바닥구역의 음영 증강이 보이며, 폐문부의 음영이 확대되어 보이는데, 폐정맥이 높아지면, 오히려 폐의 위쪽부분(폐첨부/허파꼭대기구역)의 울혈이 현저해진다.

2) 가래 검사

폐부종이 되면, 혈성가래가 보인다(분홍색 가래).

3) ECG

폐울혈이 되면, 오른쪽심장에 부하가 걸린다. ECG상에서는 RAD, RVH, 불완전 RBBB 등이 보이므로, aV_L, I에서의 S wave와 V_1에서의 R wave의 높이 증가 등이 중요한 소견이 된다.

4) 호흡기능 검사

확산능 저하는 당연하지만, 그것에 동반하여 저산소혈증이 유발된다. 간질부종이 심해지면, 탄성저하도 일어나고 점점 기도저항의 상승이 일어난다. 폐부종이 되면 기도저항이 더욱 상승하여 환기관류비 불균형분포를 초래한다. 저산소혈증은 비교적 조기에 볼 수 있는 데 비하여, 고탄산혈증($PaCO_2$의 상승)은 말기가 되지 않으면 볼 수 없는데, 그것은 이러한 증상발현 순위가 있기 때문이다.

4. 진단

「검사소견」에 근거하여 진단을 내릴 수가 있는데, 중요한 것은 오히려 기초질환이 판명되었는가 하는 점이다. 기초질환이 분명한 상태에서 그 진행과정에 폐울혈을 유발한 경우에는, 자각증상만으로 충분히 알 수 있을 것이다. 문제는 과거에 그러한 병력이 없는 사람이 갑자기 폐부종이 된 경우이다. 예를 들면, 심근경색, 심실세동, Valsalva 동맥류 파열 등이다. 폐부종에 대한 진단은 먼저 흉부의 청진으로 수포음을 듣는 것으로 시작한다.

그리고 가래의 특징과 흉부 X-선 사진으로 폐울혈의 소견을 살펴 진단을 내리는데, 폐부종이 아무 원인도 없이 일어나는 것은 아니므로, 일단 원인질환을 밝히는 것이 매우 중요하다.

5. 치료 및 간호

치료는 원인질환에 따라 다소 다르다. 그러나 원인질환이 바로 판명되지 않는 경우도 있으므로 일단 제1단계로서 아래와 같은 처치를 한다.

① 안정을 취한다.
② 체위를 Semi-Fowler position(SFP)으로 취한다.
③ 산소흡입을 실시한다(저농도 0.5L/분 정도).
④ 기도 분비물의 흡인을 실시한다.
⑤ 기도확보 · 정맥확보의 필요가 있는 경우에는 실시한다(예 : 쇼크 상태).

그 다음에는 폐의 물을 빼내는 것이 중요하다. 이뇨제를 사용하여 신장에서 물을 빼냄으로써, 폐에 있는 물을 제거한다. 좌심기능 저하가 원인이 되어 폐부종이 된 것으로 확인된다면, digitalis 사용도 유효하다. 쇼크에 대해서는 부신피질 호르몬의 대량 투여나 혈관수축제(vasoconstrictor) 등을 사용할 경우가 있다.

폐부종 핵심정리

병태생리로 보는 폐부종

폐부종(폐수종, 폐울혈)이란 폐모세혈관에서 수분이 혈관 밖으로 누출되어 비정상적으로 저류하는 상태를 말하며, 저산소혈증을 초래한다. 원인은 다양하지만 임상적으로는 왼심장계의 순환기질환에 의해 유발된 왼심실기능상실이 대부분이다.

병 인	• 심원성 : 심근경색 등 좌심부전→좌심실이 전신에 혈액을 보내는 힘이 약해짐 → 폐에 혈류 정체 → 정수압 상승 → 폐부종 • 비심원성 : 신증후군, 간경변, 외상·쇼크 등에 의해 발생
병 태	• 폐에 수분이 흘러넘치는 현상은 혈관과 간질 사이 수분의 출입 균형이 무너지기 때문에 발생한다. • 모세혈관 내압이 상승된 상태로 폐혈관이 울혈되어 확장 → 폐울혈 • 폐울혈이 심해지면 혈액의 장액성 성분이 혈관으로부터 폐 간질로 누출 → 간질부종 • 폐포내압보다 혈관내압 쪽이 더 상승하면 혈장성분이 폐포 안으로 누출 → 폐부종
증 상	**자각증상** • 호흡곤란 • 분홍색 포말상 객담 • 기침 **타각증상** • 청색증 • 기좌호흡 • 습성 수포음(moist rales), 심장확대 • 경정맥 확장 • 기관지 경련 • 저산소혈증 • 말초부종

진단 및 검사	• 흉부 X-선 사진 : 혈관 확장, 간질 부종 등의 소견을 볼 수 있음 • 객담검사 • 심전도검사 • 호흡기능검사
치료	• 반좌위 유지 • 산소투여 • 모르핀 • 이뇨제(정맥주사) • 질산제 • 강심제(디기탈리스, 도파민) • ACE 억제제

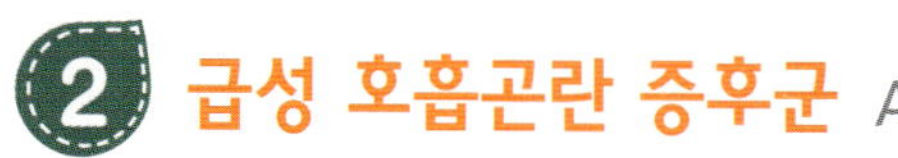

2 급성 호흡곤란 증후군 ARDS

쉽게 말해, 갑자기 숨쉬기를 고통스러워하는 환자의 폐를 보았더니 새하얗게 물에 잠긴 상태가 되었다는 등의 경과를 보이는 질환에 대한 총칭이다. 원래 증상과 병리해부 소견이 신생아 호흡곤란 증후군(IRDS)과 유사하여 성인 호흡곤란 증후군(adult respiratory distress syndrome)이라 명명되었으나, 이후 모든 연령에서 발병한다는 사실이 밝혀져 급성 호흡곤란 증후군(acute respiratory distress syndorome)으로 명칭이 바뀌게 되었다.

일단 정의에 대해서 알아보고, 다음으로 각각의 소견이 나타나는 이유에 대해서 살펴보도록 한다.

1. 정의

폐질환에 대한 기왕력이 없는 사람이 고도의 호흡곤란, 청색증, 일반적인 산소요법에는 반응하지 않는 위중한 저산소혈증, 폐 탄성(lung compliance) 저하, 흉부 X-선 사진상의 미만성 침윤음영 등을 보이는 비심원성의 급성 호흡부전이다.

2. 원인

ARDS의 직접적인 원인으로서는, 패혈증(sepsis)과 폐렴으로 인한 것이 특히 많다. 그 밖에 외상(trauma)성인 경우도 잊어서는 안 된다.

폐장애가 직접적인 원인이 되는 것과, 전신성 질환에 동반되는 것의 2종류가 있다. 전자의 구체적인 예로서는 폐렴과 자극성 가스 흡입, 흡인(aspiration) 등이 있다. 이들은 폐포세포 장애가 폐모세혈관 내피세포 장애에 선행하게 된다.

또 전신성 질환에 동반하는 폐장애가 2차적으로 일어나는 것으로는 쇼크와 DIC 등이 있다. 이들은 먼저 폐모세혈관 내피세포가 손상을 받는다. 모두가 생체에 위중한 침습이 가해지고 수일 안에 발병하는 경우가 대부분이다.

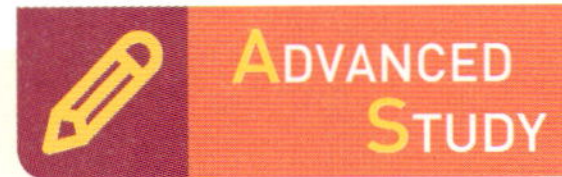

급성 호흡곤란 증후군 ARDS

병태생리

여러 가지 원인에 의한 직접적 · 간접적인 폐손상이 모세혈관 내피장애를 일으키고, 혈관투과성이 항진하여 폐부종에 이른다. 이와 관련하여 심인성 폐부종에서는 폐울혈로 모세혈관 정수압이 상승하기 때문에 ARDS와는 근본적인 기전이 다르므로 제외된다. 발병의 포인트는 호중구(neutrophil)로 보아도 무방할 것이다. 그렇지만, ARDS의 병태는 복잡하여 잘 모르는 것이 현실이다. 대체적인 흐름을 보면, 아래와 같다.

① 생체침습에 의하여 보체가 활성화된다.
② 보체에 의하여 호중구가 폐에 집적되어 각종 mediator를 과다하게 방출한다.
③ 그 중에는 내피세포 손상물질과 혈소판 활성화 인자(PAF), protease(내인성 응고과정을 자극) 등이 포함되어 있고, 폐의 모세혈관상에 미세혈전(microthrombus)을 만든다.
④ 이 미세혈전에서 생긴 분해물질인 FDP(DIC에서도 증가한다)는 보체계를 활성화하여, ②로 되돌아가고, ②에서 ④로 되풀이하며, 일시에 내피세포 손상이 악화된다.

그 결과, 혈관 투과성이 항진하여, 간질로 새어나온 물이 폐포 안으로까지 이동하여 폐포성 폐부종을 나타낸다. 폐포가 물에 잠기게 되면 폐활량은 감소하고, 계면활성제(surfactant)의 기능도 저하되어 폐는 더욱 축소한다. 이 때문에 폐가 확장하기 어려워지고(폐 탄성의 저하), 환기량/호흡량 저하가 일어난다. 또한, 간질에도 물이 고여 있으므로, 확산장애도 유발되어 고도의 저산소혈증을 일으키는 것이다.

3. 증상

급성 호흡부전, 청색증, 분홍색 거품 모양의 가래(폐부종이므로 당연한 현상)가 보인다.

4. 치료 및 간호

ARDS에는 특이한 치료법은 없다. 호흡관리를 중심으로 하는 대증요법이 된다.

1) 호흡관리

호기말양압(PEEP, positive end expiratory pressure)을 중심으로 실시한다. 일반적으로 호기/날숨가 끝날 때 압력은 대기압과 같지만, 기류저항을 가함으로써 양압을 만들어, 호기 말기시의 폐내 가스량이 증가하도록 환기하는 방법이다. 그러면, 왜 보통의 인공호흡이 아니라 PEEP인지에 대해서 알아보자.

ARDS에서는 폐포/허파꽈리 안에 물이 고여 있기 때문에, 공기가 폐포 안으로 들어갈 수 없는 상태가 된다. 물이 가득찬 물풍선을 연상해보면 쉽게 이해가 될 것이다. 호기/날숨의 마지막에 무리하게 양압을 가하면, 물풍선은 부풀어올라 공기가 들어갈 공간이 생긴다. 즉, FRC(기능적 잔기량)가 증가하므로 허탈폐가 팽창하고 shunt도 감소한다. PEEP의 부작용은 기흉/공기가슴증과 순환억제 등이다. 그런데 순환억제는 왜 일어날까? 이것은 흉강 내는 보통 음압이어서 전신으로부터의 혈액을 심장으로 집중시키기 쉽도록 되어 있는데, 양압이 되어 버리므로 정맥환류가 감소하여 일어나는 현상이다. 그러나, PEEP로 처치하여도 사망률은 개선되지 않는다.

2) 약물요법

① 스테로이드

병태의 배경이 되는 전신성 염증에 항염증 작용을 가진 스테로이드가 사용되어 왔지만, 초기에는 효과가 없다. 발병하고 7일째 이후 폐의 치유과정에서 투여하면 생존율이 개선된다는 것이 밝혀졌지만, 투여 방법은 아직 확립되지 않았다.

또한 투여 전에, 원인이 감염증이 아니라는 것을 분명히 확인해야 한다.

그 밖에도 감염예방, 영양관리 등의 전신 관리가 필요하다.

② 기타

Protease 저해제와 arachidonic acid 대사효소 저해제 등 여러 가지가 개발되고 있는데, 임상적인 유용성이 입증된 것은 없다. 다음은 원인질환에 대한 치료로써, 패혈증에는 antibiotics의 투여, DIC에는 항응고요법이 실시된다.

3) 수액관리

수액을 너무 많이 넣으면 간질과 폐포의 부종이 심하게 되고 산소화가 악화된다. 한편, 수분을 너무 제한하면 저혈압이 생기고 중요한 장기로의 저관류현상이 일어날 가능성이 있다. 그러므로 적절한 심박출량을 유지할 수 있도록 수분 조절을 해야 한다.

4) 체위

중등도 이상의 급성호흡곤란증후군 환자에서 금기가 아닌 경우 복와위 적용을 권고한다.

기계 환기를 시행함에도 불구하고 산소화 호전이 없는 급성호흡곤란증후군 환자의 경우 조기에 적용할 것을 권장한다.

복와위 적용은 최소 10시간 이상 시행하고 폐 보호 환기(lung protective strategy)를 적용할 것을 권장한다.

병태생리로 보는 급성 호흡곤란 증후군(ARDS)

중증 감염증이나 익수(물에 빠진 경우), 폐 좌상 등, 여러 가지 원인으로 폐조직이 심하게 파괴되면 산소화 능력이 떨어지는 급성 폐부종 병태가 발생한다. 그리고 파괴된 폐조직이 염증 과정에서 회복되면 섬유화와 폐조직의 불규칙한 재생으로 인해, 만성 호흡기능상실을 일으킨다. 이와 같이, 다양한 원인으로 인해 중증 호흡기능상실 상태에 빠지는 병태를 급성 호흡곤란 증후군(ARDS)이라고 한다.

병 인	**직접적 원인 (폐포상피 손상에 의해 발생)** • 감염성 폐렴 • 흡인성 폐렴 • 익수 • 폐좌상 • 폐지방색전증 **간접적 원인 (전신 상태에 의해 발생)** • 패혈증 • 중증인 가슴 이외의 외상 • 수액 과다 • 췌장염(이자염) • 쇼크 • DIC
병 태	• 여러 가지 원인에 의해 직접 또는 간접적인 폐 손상이 모세혈관 내피세포에 손상을 일으켜, 혈관 투과성이 항진되어 폐부종에 이른다. 사망률이 높다.

증 상	• 빈호흡, 호흡 곤란 • 급성 호흡부전 • 청색증 • 저산소혈증 • PaO_2 감소, $PaCO_2$ 증가 • 분홍색 포말 모양 가래 • 흉부 청진에서 수포음 • 마른 기침 • 저혈압, 빈맥
진 단 및 검 사	• 흉부 X-선 검사 : 양쪽 폐의 대칭적인 사이질(간질) 세포와 폐포의 광범위한 침윤이 나타난다. • 폐기능 검사 : PaO_2/FiO_2<200mmHg, 폐포모세혈관압<18mmHg
치 료	• 원인이 된 감염증에 대한 치료와, 호흡관리를 중심으로 한 대증요법을 실시한다. – 호흡관리 – 수액관리 – 부신피질스테로이드

폐색전 · 폐경색 Pulmonary embolism · pulmonary intraction 이란?

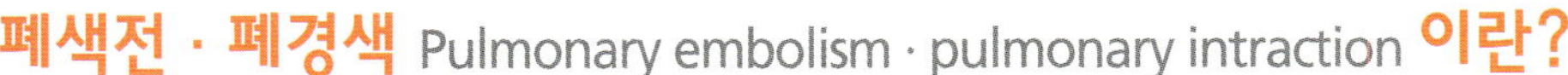

폐는 단지 단순히 가스교환을 하는 장기가 아니라 미세한 혈관망을 지닌 특징적인 구조이므로, 혈액의 filter로서의 역할을 하고 있다. 혈류를 많이 보유한 장기라고 하면 뇌와 신장과 심장인데, 이러한 장기에 filter를 거치지 않은 혈액이 흐르면 작은 먼지로 막혀 색전증(thromboembolism)을 일으키게 된다.

Fallot 4징후(TOF)에서는, PS(폐동맥/허파동맥 협착증)가 원인이 되어 VSD를 통하여 혈액이 Rt to Lt shunt가 일어나기 쉽다. 그러므로 폐를 거치지 않은 혈액이 좌심실 → 대동맥으로 흐르기 때문에, 뇌색전이나 뇌농양, 신장경색 등이 일어나기 쉽다.

이 밖에도 Filter 역할을 하는 장기로는 간이 있는데, 간은 문맥계의 혈액을 여과할 뿐으로 하대정맥계의 혈액은 여과하지 않는다.

폐색전증은 심부 정맥혈전의 중대한 합병증으로 간주할 수 있다.

따라서 주로 하대정맥/아래대정맥의 혈액을 여과하는 것이, 폐의 역할이 되는 것이다.

폐색전은 정맥혈 중의 색전(embolus)이 폐에서 trap되어 폐혈류가 장애를 받는 경우에 일어나는데, 원인이 되는 색전의 대다수는 하지의 심재정맥에 생긴 혈전(deep vein thrombus)이다. 그밖에도 골절로 인한 지방색전(lipid emboli)과 간암, 신장암이 원인이 되는 종양색전, 점적 등으로 혼입된 공기로 인한 색전(air emboli) 등이 있다. 어느 것이나 문맥계 이외의 정맥에 생긴 색전이 원인이 된다 **(그림 7-29).**

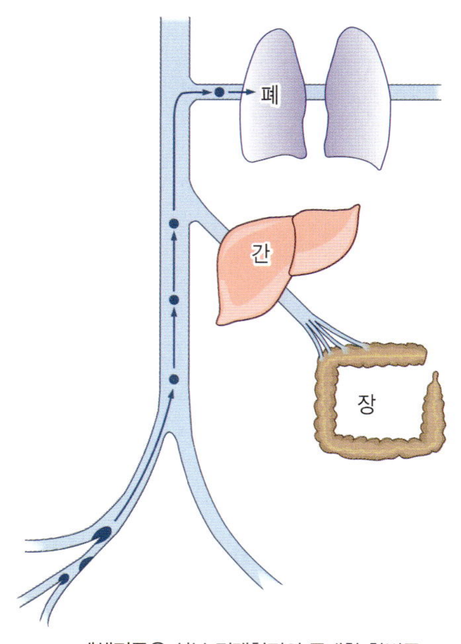

[그림 7-29] 폐색전증의 발생기전

폐경색은, 폐색전으로 인한 폐혈류의 차단이 원인이 되어 폐에 괴사가 생긴 경우를 말한다.

그러나, 폐는 폐동맥/허파동맥 외에 기관지동맥으로부터도 영양을 공급받고, 또한 기도계로부터도 산소공급을 받고 있으므로 폐색전을 일으켜도 그 후에 폐경색에까지 이르는 경우는 극히 드문 것으로 알려져 있다. 단, 다른 폐질환을 동반하는 경우는 예외이다.

1. 폐색전은 어떤 병인가?

폐색전은 진단을 내리기 어려운 병이다. 아래의 **그림 7-30**을 참고하기 바란다. 진단이 어려운 이유는 폐색전이 거의 비특이적인 증상만을 나타내기 때문이다.

임상증상에 대해서는 다음에 상세하게 다루도록 한다.

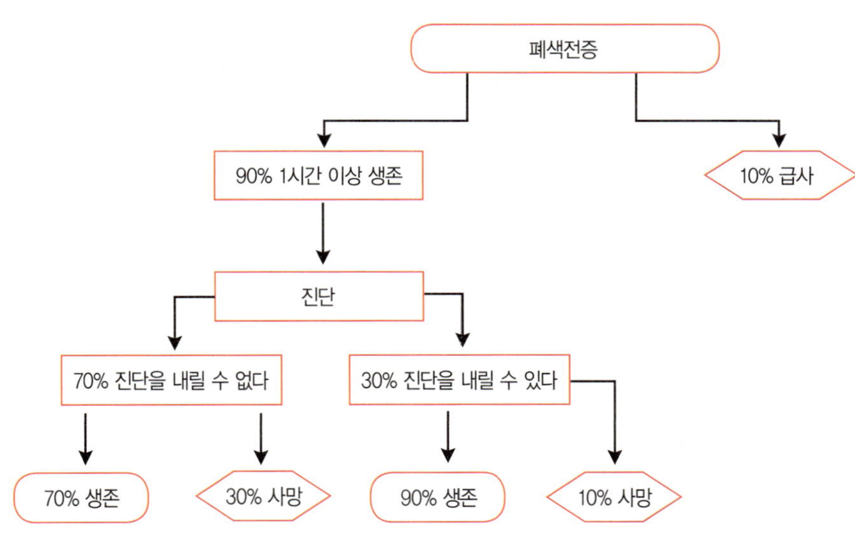

[그림 7-30] **폐색전증의 예후**

폐색전의 병태생리

1. 급성기

급성기에는 폐동맥/허파동맥의 폐쇄와 혈류의 저하로 인해 생기는 변화를 다음의 1), 2)로 크게 나누어 볼 수 있다.

1) 호흡에 관련된 변화

① 무효 환기(그림 7-31)

폐포 안으로 공기가 출입하여도 그 폐포에 혈류가 흐르고 있지 않으면 가스교환은 불가능하다.

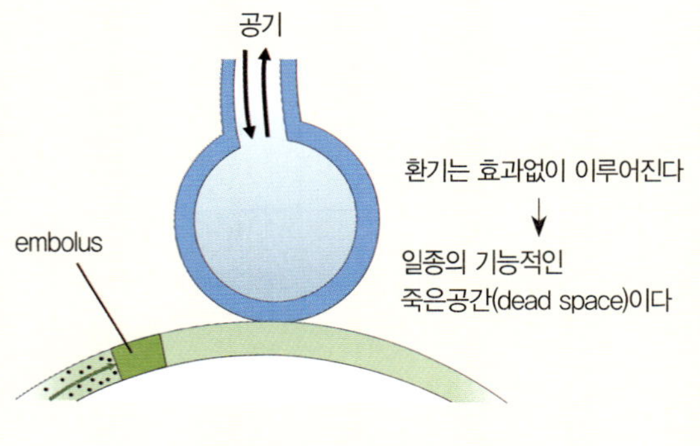

[그림 7-31] 무효 환기의 도식

② 폐동맥/허파동맥 폐쇄영역의 폐포강 및 기도계의 수축(그림 7-32)

혈류가 차단된 폐 영역의 기관지 및 폐포는 수축한다. 이로써 혈류가 차단된 폐포영역에서는, 환기가 이루어지지 않게 된다. 즉 ①에서 생긴 기능적인 사강/죽은공간(dead space)이, 이것으로 인해서 소실하는 것이다. 이는 사강을 줄이려고 하는 일종의 생체 방어반응이라고 할 수 있는데, 이것이 어떤 기전으로 발생하는가는 알 수 없다. 일부, 액성 인자의 영향일 것으로 생각되고 있다(p.152, 2)항-①참조).

③ 폐포 표면활성물질(surfactant)의 생산장애로 인한 폐포의 허탈

②와 현상적으로는 같지만 발생하는 시간이 다르다. 이는 발증 후 24~48시간 후에 일어나는 현상으로, 그 기전도 계면활성제(surfactant)의 생산장애(surfactant를 만드는 세포가 괴사한다)임을 알 수 있다.

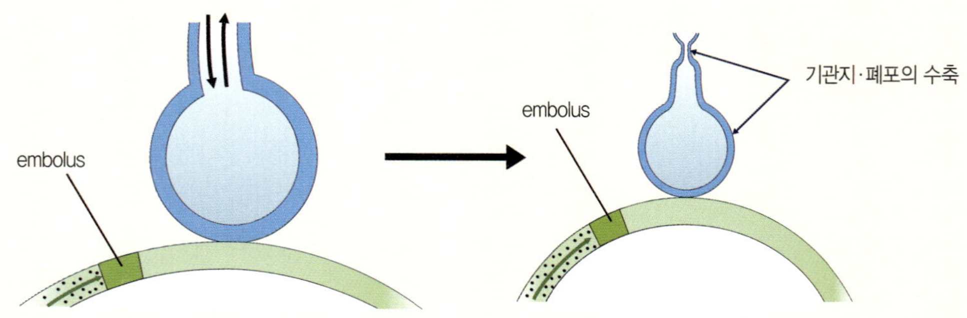

[그림 7-32] 폐동맥 폐쇄로 인한 폐포·기도의 수축

④ PaO_2의 저하

폐혈관이 차단되어 흐를 수 없게 된 혈류는 어떻게 심장으로 되돌아오는 것일까? 만약 남겨진 정상 폐혈관 부분을 흘러 심장으로 돌아온다면, 그 부분을 흐르는 혈류량은 평소보다 훨씬 많아질 것이다. 그러나 이것은 정상 폐부분에서의 가스교환에 대한 효율을 떨어뜨릴 것이다. 왜냐하면 혈류가 풍부하게 된 만큼 가스교환을 위한 시간을 늘리지 않으면 안 되는데, 유속은 빨라지므로 오히려 가스교환 시간은 짧아지기 때문이다. 생체는 이러한 정상 폐부분에, 가능한 악영향이 미치지 않도록 나름대로 궁리하고 있다. 차단으로 인해서 생긴 잉여분의 혈액은 가스교환에 관계하지 않고, shunt로 심장으로 되돌아온다. 실제로는 폐동맥계의 혈관은 폐포 영역 뿐만 아니라 호흡세기관지 수준까지 지배한다.

그리고 그 위의 종말 세기관지는 기관지동맥 지배인데, 그 경계는 폐동맥계와 기관지동맥계의 양혈관 지배라고 한다. 폐포를 통과하지 않게 된 혈액의 일부는, 이러한 경계영역을 빠져나가 기관지동맥계를 통해 심장으로 돌아오는 것이라 생각된다**(그림 7-33)**.

종말기관지를 흐르는 기관지정맥혈은, 폐동맥계의 혈액과도 혼합된다. 따라서, 폐동맥이 막히면, 기관지동맥이 측부혈행로(collateral circulation)로서 이용되는 경우가 있다.

실제로는 정상 폐부분에서 악영향을 받지만 shunt도 사용하여 심장으로 혈액을 되돌려보내는 것으로 생각된다. 결국 이러한 가스교환에 해당되지 않은 혈액은, 저산소혈증의 원인이 된다.

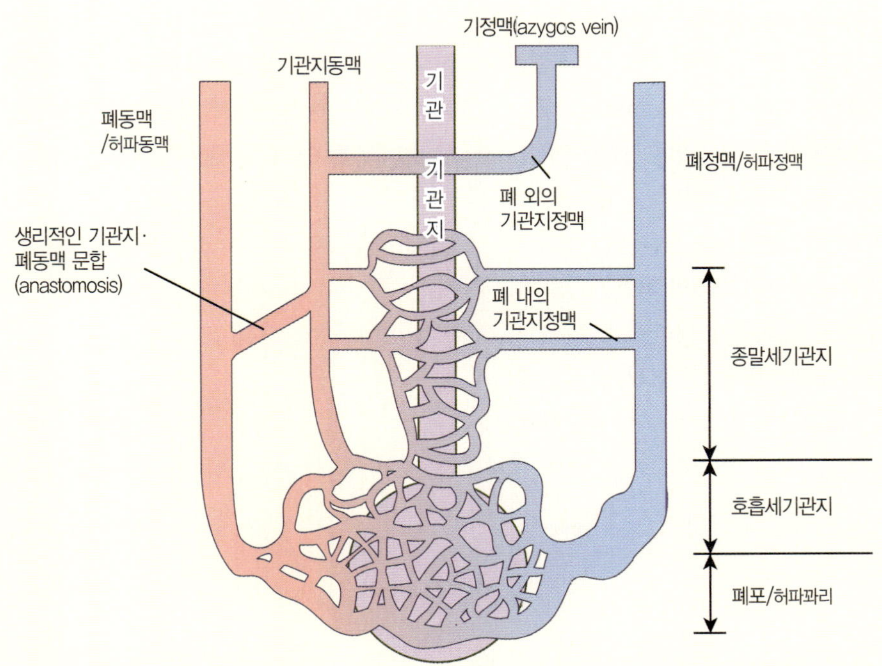

종말기관지를 흐르는 기관지정맥혈은, 폐동맥/허파동맥계의 혈액과도 혼합된다. 따라서, 폐동맥/허파동맥이 막히면, 기관지동맥이 측부혈행로(collateral circulation)로서 이용되는 경우가 있다.

[그림 7-33] 폐포의 혈류

2) 혈액흐름에 관련된 변화

① 폐동맥/허파동맥 저항의 상승

1)항-④에서 언급한 바와 같이 혈액의 흐름에도 상당한 변화를 일으키는데, 이로 인해 폐동맥혈관 저항은 눈에 띄게 상승한다. 게다가 초기에는 위와 같은 보상기전(compensation mechanism)이 작용하지 않기 때문에 혈압상승이 현저한 것으로 보이며, 또한, 신경반사와 액성 인자(histamine, prostaglandin, serotonin) 등의 영향이 가해져, 혈관수축을 촉진한다고 생각된다. 또한, 1)항-②에서 서술한 기관지수축의 기전에도, 이러한 신경반사와 액성인자 등의 영향이 미치는 것으로 본다.

② 우심부전/오른심장기능상실, 심박출량 저하

폐혈관 저항의 상승으로 인해서 우심실/오른심실에 압력부하가 걸린다. 보상기전(compensation mechanism)이 작용하지 않는 동안은 폐혈류량도 감소한 상태로 있으므로 좌심계의 혈류도 감소한다. 따라서 혈압도 하강한다. 심해지는 경우에는 쇼크가 되는 경우도 있다(혈압 하강이 원인이 되어 관상동맥 혈류가 감소하고, 심근/심장근육에 대하여 산소 수요를 보충할 수가 없게 된다. 따라서 좌심실, 우심실의 수축력은 약해지고 혈압은 더욱 떨어지는, 악순환을 되풀이하기 때문이다).

2. 만성기

앞에서 서술한 바와 같이, 폐색전의 원인은 하지 deep vein thrombus가 emboli로 작용하여 폐혈관이 막히는 것이다. 이러한 색전의 대부분은 빠르게 용해되어 혈류가 재개통하는 것으로 생각된다. 그러나 혈전이 용해되지 않고 남아 폐쇄가 장기간에 지속되면, 기관지 동맥계에 의한 측부혈순환로가 만들어지게 된다(이것도 앞의 항목 1)-④에서 서술한 바이다). 이러한 측부혈순환로의 형성은 우심계의 압력부하를 내릴 뿐만 아니라 기관지 동맥의 지배영역인 종말세기관지 혈류량의 증가를 초래하고, 결과적으로 그러한 기관지의 수축을 야기하고 있던 액성 인자의 clearance를 높인다.

또한 호흡 세기관지 영역에서의 Type Ⅱ pneumocyte에 의한 계면활성제(surfactant)의 생산을 회복시킨다. 이로써 무기폐는 차츰 개선되어 혈류가 골고루 흐를 수 있게 된 폐영역에서 가스교환이 재개된다.

2. 임상증상

매우 중요한 자각증상은 설명할 수 없는 급격한 빈맥/빠른맥과 과호흡이다. 그 이외에도 비특이적인 증상이 있지만, 너무 다양하기 때문에 결정적인 것이 되지는 않는다.

① **기타 증상**

ⓐ 기침, 혈담(특히 폐경색을 일으킨 경우), 흉통/가슴통증

ⓑ 일반적으로 정맥혈전 증상을 가진 사람은 적다고 한다.

3. 검사소견

폐동맥 혈관저항의 상승을 보이는 것이 있다.

1) 신체학적인 소견

① 폐동맥압의 항진으로 인해 P_2가 증가한다. 또한 압력부하가 원인이 되어 우심계의 S_4가 청취된다.

② 호흡음에서는 종종 건성 수포음이 청취된다.

③ 시진에서는 cyanosis, 경정맥/목정맥(Jugular vein)의 확장을 볼 수 있다.

④ 촉진에서는 간종대, 하퇴/종아리부종이 나타난다.

2) ECG

기본적으로 발병시는 빈맥(tachycardia)이 된다. 급성 우심실/오른심실부하의 정도에 따라 달라지지만, RAD(Ⅰ, aV_L에서 S wave), 우심방부하(Ⅱ, Ⅲ, V_1에서 P wave의 높이 증가), 일과성의 RBBB 등을 볼 수 있다. 또한 ST의 변화를 초래하는 경우도 있는데(예를 들면, V_1에서의 음성 T), 이것은 심근/심장근육의 저산소혈증으로 인한 협심증과 비슷한 심전도 변화라고 생각된다.

3) 흉부 X–선 사진

전형적으로 알려진 것은 종모양의 음영으로, 이는 흉막/가슴막에 접하여 있으며 **그림 7–34**와 같이 보인다. 이 밖에도 폐동맥간/허파동맥줄기(pulmonary trunk)의 확대와 우심실/오른심실 음영, 대정맥 음영의 확대 등이 나타나는 경우도 있는데 이들은 폐동맥/허파동맥, 압력부하의 결과로 나타나는 소견이다.

4) 폐혈류 Scintigraphy

흉부 X–선 사진에서 infarct로 추측되는 음영이 나타나면, 혈류 scintigraphy를 한다. isotope로서는, ^{99m}Tc labeled MAA(응집 알부민)가 이용된다. 색전증을 일으켜서 혈류가 흐

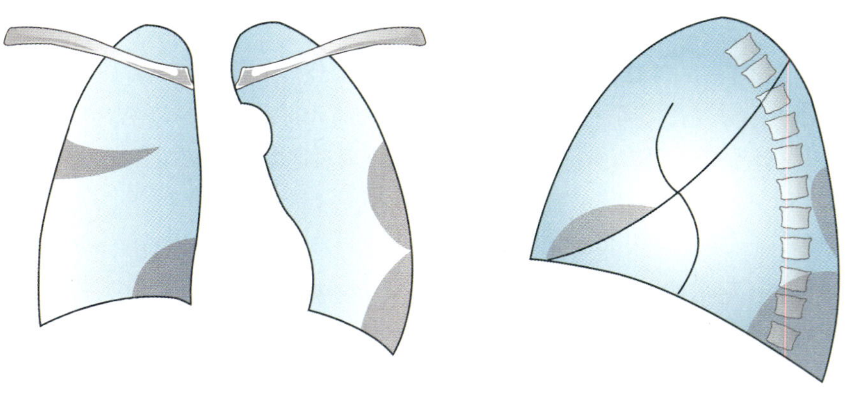

[그림 7-34] 폐경색의 여러가지 유형

르지 않는 부분에는 당연히 MAA도 흘러가지 않기 때문에 negative(음영 결손)가 나타난다.

그런데, MAA라는 것은 인공적인 색전이기 때문에, 폐혈류 scintigraphy를 촬영한다고 하는 것은 인공적으로 미세한 폐색전을 유발하는 셈이 된다.

그렇다고 해서 폐색전에 대해서 걱정할 필요는 없다. MAA는 1만알 정도만 주입하므로, 50억~100억의 모세혈관을 지닌 폐에는, 이 정도의 폐쇄는 아무런 영향이 없다. 그리고 얼마 안 있어 대사되어 심장에서 배출된다.

5) 폐혈관 조영

확정진단을 위해서는, 폐혈관 조영이 필요하다. 폐혈관의 협소화, 폐쇄상이 확인되면 진단이 가능하다.

6) 동맥혈 가스분석

앞에서 언급한 바와 같이, 저산소혈증(hypoxemia)을 유발하므로, PaO_2는 저하된다. $PaCO_2$쪽은 일반적으로 과호흡이 되기 때문에 호흡과다(hyperventilation)가 되고, $PaCO_2$는 저하하며 호흡성 alkalosis를 나타낸다.

7) 혈청 생화학검사, 혈액검사

혈청 bilirubin의 상승과 LDH, GOT의 상승이 자주 보인다. 혈액에서는, 백혈구의 수 증가, ESR의 항진이 나타낸다.

8) CT

CT 검사로 확진한다.

9) D-dimer

혈액 검사 중 D-dimer 수치가 기준치보다 높게 나온다.

4. 진단

앞에서 언급하였듯이, 확정진단은 폐동맥/허파동맥 조영으로 내린다. 폐혈류 scintigraphy의 음영결손은, 공동병변을 가진 폐결핵이나 폐암에서도 생기며 폐기종이나 사르코이드증(sarcoidosis)에서도 결손이 생기는 수가 있으므로, 보조적인 진단에 불과하다. 이러한 경우, ^{133}Xe를 흡입하여 폐의 ventilation scan을 촬영하면, 초기에 무기폐가 생기지 않으면 ventilation scan에 음영결손이 나타나지 않으므로, "관류는 결손, 환기는 그대로"라고 하는 mismatch에 의해서 진단이 내려진다.

흉부 X-선 사진의 소견으로서는 대부분 "정상 소견"이므로 sensitivity가 좋지 않다. 앞에서 서술하였듯이, 정맥혈전증을 충분히 예방함과 동시에, 혈전증의 발생이 예견되는 경우(장기간 누운 상태, 산욕기, 경구피임약의 장기복용)에는 임상증상에 충분히 유의할 필요가 있다.

감별해야 할 질환으로서는, 갑작스런 호흡곤란이나 흉통/가슴통증을 일으키는 심근경색, 해리성 대동맥류, 기흉/공기가슴증, 폐렴, 흉막염/가슴막염, 과다호흡 증후군 등이 있으며, 또한 우심실/오른심실압력부하를 나타내므로, 원발성 폐고혈압증(primary pulmonary hyper rension) 등도 감별을 요한다.

VII

5. 치료 및 간호

1) 응급처치

① Semi-Fowler 자세로 안정을 취한다.

② 고농도 산소투여

③ 흉통 · 불안에 대하여 Morphine을 투여한다.

2) Heparin요법

① 첫회에 1,000~2,000U를 투여하고, 그 후 4시간마다 5,000U를 정맥주사한다.
→ 지속주입

② 혈전을 용해시키는 것이 아니라, 진전에 대한 예방을 실시한다.

3) Urokinase

① 혈전을 용해한다. 단, urokinase는 plasminogen을 활성화하므로 출혈경향이 있다.

② 신약으로서, tissue-plasminogen activator가 개발되어 혈전중의 plasminogen만을 활성화한다.

③ urokinase는 장기적인 예후에서 보면 차이가 없다.

4) 폐색전 제거술

내과치료에 반응이 없을 때 실시하는 외과수술이다.

6. 예후와 예방

예후는 색전의 정도에 따라 다르지만, 가령 급성기 사망을 모면하여도 폐고혈압의 상태가 오래 계속되어 폐심장증이 되는 경우도 있으므로, 예후가 나쁜 경우도 있다. 특히 재발을 반복하는 경우는 예후가 좋지 않다.

예방에는 이러한 위험성이 높은 환자에게 유효하다고 알려진 아래와 같은 방법이 있다.

① 수술 전 heparin 투여
② 간헐적 공기압박(IPC) 적용
③ 정맥결찰
④ 하대정맥의 차단
⑤ Umbrella catheter의 삽입

폐색전증(폐혈전색전증) 핵심정리

병태생리로 보는 폐색전증(폐혈전색전증)

폐에는 공기가 지나가는 길인 폐포와 그곳으로부터 혈액 속으로 가스를 교환하기 위한 미세혈관이 그물코처럼 퍼져 있다. 이와 같은 혈관의 그물코 구조는 매우 미세하기 때문에, 혈관의 상류로부터 이물질(색전)이 흘러들어오면 막혀버려 국소에 허혈을 일으키는데 이것을 폐색전증이라고 한다.

병 인

- 심부정맥 혈전의 유리로 인한 폐동맥의 폐쇄

*** 폐색전증의 위험인자**

- 심부 정맥혈전증(폐색전증의 주요인)
- 수술, 골절, 장기간의 부동
- 감염된 정맥관 삽입, 골반농양
- 비만, 임신, 에스트로겐 치료(경구피임약)
- 울혈성 심부전, 심근경색증, 뇌졸중

병 태

- 폐동맥 폐쇄
- 폐동맥압 상승
- 우심부전
- 폐혈류량 감소
- 심박출량저하
- 저산소혈증
- 조직순환장애

증 상

자각증상

- 호흡곤란, 기침
- 흉통
- 실신
- 혈담
- 발한
- 현기증

타각증상

- 청색증, 저산소혈증
- 빈호흡, 빈맥
- 우심부전, 폐동맥압 상승
- 혈압저하
- 부정맥
- 쇼크

정신증상

- 불안

진단 및 검사	**화상진단** • 폐동맥 조영 • 폐환기·혈류 신티그래피 • CT 검사 • MRI 검사 **혈액검사** • D-dimer 측정 • 혈액가스분석
치료	• 혈전흡인(카테터법) • 혈전 제거술(수술요법) • 혈전용해요법 • 하대정맥 필터 유치 • 약물요법 : 항응고제 투여(헤파린, 와파린), 혈전용해제 투여(유로키나제, 스트렙토키나제, tPA 등) * 유로키나제는 이미 생긴 색전을 녹인다. • 수액요법 • 산소요법

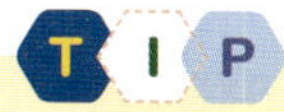

혈전의 원인

후천성	
혈류의 울혈	오랫동안 누워 지내는 경우, 오랫동안 앉아 있는 경우(이코노미 클래스 증후군), 정맥류, 비만, 임신, 울혈심장기능상실
혈액상태의 변화	신증후군, 임신, 혈소판증가증, 적혈구증가증, 악성 종양의 이환, 비장 적출 후, 경구피임약 복용 시, 여성호르몬 사용 시, 항인지질항체 증후군
혈관벽의 변화	정맥염, 혈관염(대동맥염 증후군, 결합조직질환), 골반내 수술, 외상, 당뇨병, 항암제 복용 시, 혈관조영
병원성	심장카테터 검사, 중심정맥영양, 심장박동조율기(pacemaker), 혈액투석용 단락(shunt) 등
선천성	
혈액상태의 변화	혈액응고 저지인자의 저하(안티트롬빈 III〈AT III〉 결핍증, protein C〈PC〉 결핍증, protein S〈PS〉 결핍증 등)

원발성 폐고혈압증 Primary pulmonary hypertension 이란?

먼저, 폐고혈압의 정의는 무엇일까?

폐동맥압이 수축기압에서 30mmHg, 확장기압에서 15mmHg, 중간압에서 25mmHg 이상을 나타내는 경우를 말한다.

원발성 폐고혈압(primary pulmonary hypertension)이란, 원인불명의 폐고혈압증으로 심장 · 폐질환, 호흡중추, 흉곽계의 이상 등과 관계가 없는 경우이다. 역학적으로 볼 때 발생빈도는 드물며 연령적으로 젊은 여성에게 많이 보인다.

1. 왜 원발성인가?

폐고혈압의 대부분은 2차성으로 일어난다. 따라서 원발성이라고 판단하기 위해서는, 2차성으로 폐고혈압을 일으키는 질환은 제외해야만 한다. 아래는 감별해야 할 폐고혈압 유발 질환이다.

① 승모판질환, 대동맥질환, 고혈압성 심질환, 관상동맥질환
② 심실중격결손증, 동맥관개존증, Fallot 4징후
③ 간질/사이질 폐렴, 만성 폐쇄성폐질환
④ 폐색전증, 주혈흡충증(schistosomiasis)
⑤ 고지대 환경에 의한 폐고혈압증

2. 임상증상

발병 초기에는 자각증상이 별로 나타나지 않는 것이 특징이다. 초기에 나타나는 증상은, exertional dyspnea(80%)와 피로감(40%)이다. 그 외에도 기침, 흉통(특히 몸을 움직일 때 느끼는 흉골후부통), 혈담, 목쉰소리, 실신 등이 나타난다.

3. 이학적 소견

소견으로서 가장 많이 나타나는 것이 심장에 관한 것으로 P_2 증가, 뚜렷한 S_2의 분열(P_2가 늦어지기 때문), 심잡음(상대적 PR, 이른바 Graham-Steell 잡음) 등이 있다. 그밖에 우심/오른심장에 압력부하가 걸리므로, 우심부전/오른심장기능상실의 sign이기도 한 간종대, 하퇴/종아리 부종, 경정맥/목정맥(Jugular vein) 확장 등이 나타난다. 청색증, 과호흡, 빈맥/빠른맥 등도 상태의 진행과 함께 나타난다.

4. 검사소견

1) 흉부 X-선 사진

폐동맥/허파동맥의 확대(왼쪽 제2궁/제2활의 돌출)와 폐혈관 음영의 세소화(작고 가늘어짐) 등이 높은 빈도로 나타난다.

2) ECG

우심/오른쪽심장 비대의 소견은 100% 나타난다. V_1, V_2에서의 P wave 높이 증가가 특징이다. 또한, RAD나 pulmonic P wave도 보인다.

3) 우심/오른심장 카테터 검사

폐동맥/허파동맥 중심압은 상승하여 25mmHg 이상인데, PCWP(폐동맥/허파동맥 쐐기압)은 정상으로 12mmHg 이하이다. 좌심방/왼심방압이 상승하지 않은 것은 승모판협착증(mitralstenosis) 등의 질환이 아니라는 것을 알 수 있는 중요한 점이다.

5. 치료

근본적인 치료방법은 없다. 기본적으로는 대증요법에 그친다. 구체적으로 아래와 같은 치료를 실시한다.

① 안정
② 이뇨제
③ 강심배당제
④ 산소 흡입
⑤ 혈관확장약

원발성 폐고혈압증 핵심정리

병태생리로 보는 원발성 폐고혈압증

폐혈관은 높은 확장능을 가진 혈관이다. 만일의 경우 혈관벽을 확장시켜 혈관저항을 감소시키는 예비 능력이 매우 높기 때문에, 운동 등에 의해서 폐혈류가 증가해도 폐동맥압은 별로 상승하지 않고 안정되어, 우심계에 부하가 걸리지 않게 한다. 이 폐혈관 저항이 여러 가지 기전으로 상승해 나타나는 질환을 폐고혈압증이라고 한다. 원발성 폐고혈압증은 특별한 원인이 없음에도 불구하고 폐동맥압과 폐혈관저항이 상승하는 질환이다.

병 인	• 분명한 원인질환은 없다. • 단백유전자의 이상이 세포의 세포자멸사나 증식에 영향을 주어 비정상적인 폐혈관 내피의 증식에 관여하거나 또는 혈관내피세포의 이온채널 이상이 폐혈관의 긴장을 높인다는 등의 다양한 원인이 추정되고 있다.

병 태	• 여성에게 많이 발생 • 젊은 연령층에 많이 발생

증 상	• 운동 시 호흡곤란 • 운동 시 가슴통증 • 피로, 실신 • 부종 • 우심부전(중증일 경우) – 간비대 – 종아리 부종 – 경정맥 확장

진단 및 검사	• 흉부X-선 사진 : 우심실 비대 및 폐동맥 확장 관찰 • 심장초음파 • 심전도 검사 : 우심비대 관찰 • 양쪽 심장카테터 : 폐동맥압 상승(좌심실 기능은 변하지 않기 때문에 PCWP는 정상임)
치료	• 대증요법 – 산소요법 – 항응고요법 • 혈관확장제 – 흡입 질산제 – 에포프로스테놀, 아데노신 – 칼슘길항제 – 프로스타시클린 • 폐이식, 심폐이식

Ⅶ

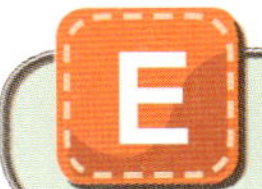

면역기전을 생각할 수 있는 질환

여기서는 사르코이드증(sarcoidosis), 결합조직 질환, PIE syndrome, Goodpasture syndrome, Langerhans cell histiocytosis(LCH)에 대해서 간단히 살펴보겠다.

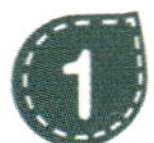

사르코이드증 Sarcoidosis

사르코이드증(sarcoidosis)은 변형된 다양한 백혈구가 뭉쳐 형성된 육아종이 폐, 피부, 눈, 림프선 등 신체의 여러 장기를 침범하여 기능 부전을 초래하는 염증성 종양이다. 병변의 병리 조직학적인 특징 소견은 비건락성 유상피세포 육아종(non-caseous granuloma)이다.

이것은 마치 결핵병변 등에서 볼 수 있는 유상피세포 육아종과 비슷하지만, 결핵과는 달라 건락괴사(caseous necrosis)를 동반하지 않는 것이 중요한 감별점이다.

이러한 사르코이드증(sarcoidosis)에서 볼 수 있는 육아종성 병변을 sarcoid 결절 또는 sarcoid 병변이라 한다.

1. 개념(역학)

사르코이드증의 증상은 연관된 장기가 무엇인지, 장기의 기능을 손상시킨 정도가 어떠한지에 따라 다양하다. 사르코이드증의 정확한 원인은 알려지지 않았으나 증상을 일으키는 잠재적인 원인으로 감염, 환경적, 유전적, 그리고 면역학적인 요소가 있는 것으로 여겨진다.

- 20세에서 29세 사이의 젊은 연령에서 발병 비율이 높다.
- 남성보다 여성에게 더 많이 발생한다.
- 가장 많이 침범하는 장기는 폐이다.

그 외 상기도, 림프, 피부와 눈에서도 사르코이드증의 증상이 자주 나타나며, 추가적으로 간, 골수, 비장, 근골격, 심장, 침샘, 중추신경계와 말초신경계에 발생하기도 한다.

2. 임상증상

흉부 X-선 사진에서 이상이 지적되어 사르코이드증(sarcoidosis)이 발견되는 경우가 대부분이다. 즉, 자각증상이 없는 사람이 반 정도이고 나머지는 눈의 증상(20%), 호흡기의 증상(기침과 흉통 : 10%) 때문에 내원해서 발견되는 경우이다. 자각증상이 없는 경우에도 폐문부 림프절과 폐영역에는 병변이 발견되는 경우가 많다.

사르코이드증으로 사망하는 경우는 sarcoid 병변이 심장에 생겨 전도계에 장애를 초래하는 경우가 가장 많으며, 이것이 사인의 65%를 차지한다. 그 밖에는 폐 사르코이드증 15%, 중추신경 사르코이드증 10%이다.

사르코이드증의 일반적인 증상은 피로, 권태감, 발열, 야간 발한, 식욕감퇴, 체중감소이다.

급성 사르코이드증의 증상은 갑자기 증상이 나타나 비교적 짧은 기간에 저절로 증상이 사라지기도 하지만, 종종 매우 심각한 증상이 나타나기도 한다.

로프겐 증후군은 급성 사르코이드증의 한 형태로, 손목이나 발목, 양쪽 다리 관절에 감염성 결절 홍반이 생기는 증상이 나타나는데 이것은 어느 정도 시간이 지나면 저절로 사라진다.

급성 사르코이드증의 또 다른 형태인 히르페르트 왈덴스트롬 증후군은 발열, 이하선 비대, 포도막염, 안면신경마비 등의 증상을 동반한다.

아급성 사르코이드증에서는 특별한 증상이 없기 때문에 정기 검진 시 흉부 X-선 촬영으로 폐의 림프절 이상을 발견하는 경우가 많다.

만성 사르코이드증의 경우 증상이 수개월에 걸쳐 나타나는데 처음에 폐를 침범하여 호흡기계 증상이 나타나다가 결국 다른 장기도 침범하게 된다.

3. 검사소견

1) 흉부 X-선 사진

사르코이드증(sarcoidosis)이 집단검진 등으로 발견되는 경우는, 흉부 X-선 사진에서 BHL (bilateral hilar lymphadenopathy ; 양측 폐문 림프절 종대)의 소견이 있을 때이다.

BHL은 양측 폐문부에 있는 림프절이 종대되어, 감자와 같이(potato like shadow) 울퉁불퉁 불거져 나오는 것이 특징이다(**그림 7-35**).

2) 혈액 생화학검사

사르코이드증은 면역 기능에 영향을 미치며, 혈액 세포에 변화를 가져옴은 물론 내분비계에 영향을 미치게 된다. 그래서 혈액검사를 통해 질병에 의한 적혈구, 백혈구, 혈소판 수의 변화와

간 효소 수치, 혈청 칼슘치의 변화 등을 알아볼 수 있다. 또한 사르코이드증에 의해 생긴 육아종은 안지오텐신 전환 효소(angiotensin-converting enzyme)를 분비하므로 혈액검사를 통해 안지오텐신 전환 효소가 상승되어 있는지 확인할 수 있다.

3) 생검

전사각근(ant. scalene m.)림프절과 피부에 대한 생검을 실시하여, 병리 조직학적으로 비건락성 유상피세포 육아종의 형성이 나타나면 확정진단을 내릴 수 있다.

4) 호흡기능 검사

① 폐기량(%VC) 저하
② 탄성(compliance) 저하
③ 확산능 저하

5) 심장기능 검사

심전도검사를 통해 심장 박동의 이상, 심장의 비대 등을 관찰할 수 있으며, 심초음파를 통해 심장의 수축력, 판막의 손상, 심장 근육 움직임의 이상, 심막의 염증 등을 알 수 있다.

6) 기관지폐포 세척(BAL)

T cell 증가, 특히 CD4의 증가가 특징적인 소견이다.

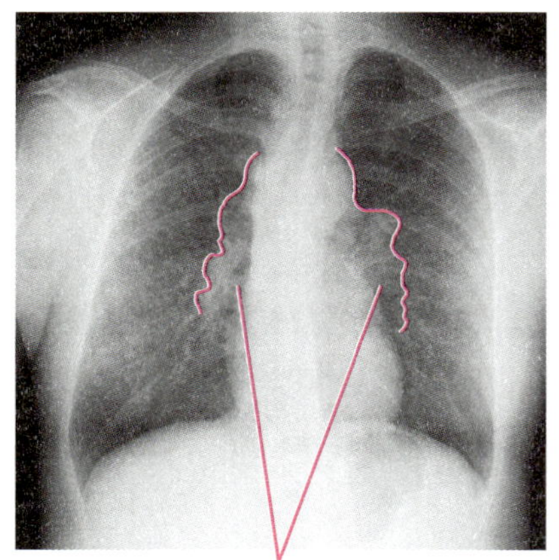

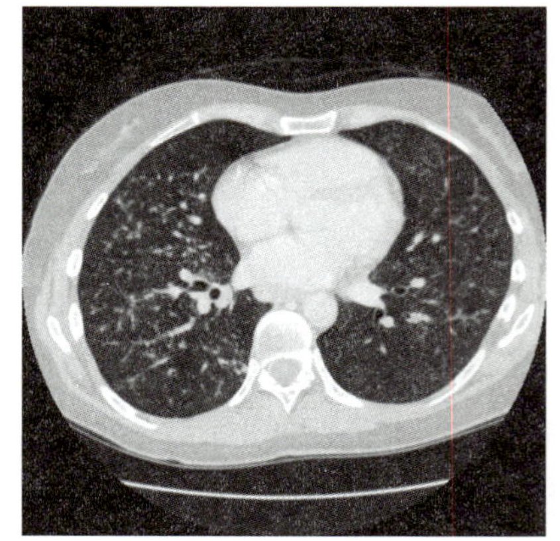

[그림 7-35] 사르코이드증(sarcoidosis)

4. 치료 및 간호

사르코이드증은 면역계의 이상 반응이 원인인 질환이므로 면역계 이상 반응에 의한 염증을 최대한 억제하는 것이 치료의 목표이다. 경과 및 예후를 살펴보면 약 2/3의 환자에서 자연완화가 오나 10~30%는 만성적으로 지속되거나 점차 악화된다. 자연완화의 85% 이상은 2년 이내에 일어나며 일단 자연완화가 되었거나 병의 임상 경과가 안정적인 환자들 중에서 재발하거나 악화될 확률은 2~8% 정도이다. 사망률은 1~5%로 대부분 호흡부전, 중추신경계 및 심장으로의 침범이 원인이다.

1) 스테로이드

사르코이드증에서 특징적으로 나타나는 이상 면역반응을 치료하기 위해 면역반응을 억제하는 치료법을 많이 사용하며 그중 대표적인 약제가 스테로이드제로 현재 사르코이드증 치료에 가장 많이 이용된다. 그러나 스테로이드제는 용량과 사용 기간 등에 철저한 관리가 필요하다. 무증상인 경우는, 스테로이드의 부작용만 불러 일으키므로 스테로이드요법의 적용은 증상이 있는 경우에만 해당된다. 구체적으로 다음과 같은 경우가 있다.

① 중증 또는 진행성인 폐병변(폐병변이 폐전체영역에 퍼지는 진행성이다)
② 눈에 증상이 있으며, 망막까지 미치는 경우
③ 심장의 사르코이드증(sarcoidosis)
④ 중추신경의 사르코이드증(sarcoidosis) 스테로이드 사용법은, 30mg/일 정도부터 시작하여 서서히 줄여가도록 한다. 10mg 전후를 유지량으로 한다. 그러나 재발하는 경우도 적지 않다.

2) 항말라리아제

하이드록시클로로퀸(Hydroxychloroquine)이나 클로로퀸(Chloroquine) 등의 항말라리아제가 면역계 이상에 의한 질환에 사용되고 있다. 피부 증상이 많이 나타나며 고칼슘혈증을 보이는 사르코이드증에서 효과적이다.

3) 면역억제제

메토트렉세이트(Methotrexate)와 아자티오프린(Azathioprine)은 면역억제제로, 사르코이드증 치료에 사용된다. 그러나 메토트렉세이트는 구토와 구내염 등의 부작용이 있고 골수에서 혈액세포의 생성을 억제하므로 주의해야 한다. 장기 이식 시 이식 거부반응을 억누르기 위해 사용되는 아자티오프린은 백혈구를 감소시켜 감염에 취약하게 만들기 때문에 주의해야 한다. 메토트렉세이트를 대체하기 위해 개발된 레플루노마이드(Leflunomide)는 사르코이드증 치료에서도 메토트렉세이트와 효과가 비슷하게 나타난다.

5. 감별

육아종을 만드는 폐질환이, 감별해야 할 질환이다. 육아종은 크게 3종류로 나뉘어진다.

① 건락성 유상피육아종
 ⓐ 폐결핵
② 비건락성 유상피육아종
 ⓐ 사르코이드증(sarcoidosis)
 ⓑ berylliosis
 ⓒ 과민성 폐(장)염
③ 호산구성 육아종
 ⓐ Wegener granulomatosis
 ⓑ Langerhans cell histiocytosis(LCH)
 ⓒ 알레르기성 육아종성 혈관염

특히 감별이 필요한 것은, ②의 3가지 질환인데, 이들에 대한 비교를 정리하면 **표 7-9**와 같다.

	sarcoidosis	berylliosis	과민성폐(장)염
병발까지	?	10~15년	수년간~ 수일
폐포벽육아종 세기관지 육아종 혈관계 육아종	(+) 점막하(+) (+)	(+) 점막하(+) (+)	(+) 표면(+) (−)
섬유화	세기관지 주위	폐포 종격동	폐포 종격동
공통점	비건락성 유상피육아종을 만든다		

[표 7-9] 비건락성 유상피육아종증의 감별

결합조직질환에 의한 폐질환

폐는 혈관이 풍부한 장기로, 결합조직질환에 침범되기 쉽다. 사실, PN(결절성 동맥주위염) 이외의 결합조직질환은 폐병변이 있다는 것을 하나의 특징으로 본다[PN에서는 폐에 혈관병변을 가진 경우는 없지만, 폐에 혈관염을 유발하는 질환이며, PN과 유사한 점이 있는 것으로, 과거에 Churg-Strauss병이라고 불린 것이 있다. 현재는 PIE syndrome(다음 항목에서 다루도록 한다)의 분류 가운데 하나로 취급되고 있다].

주된 병변은 간질성 폐렴, 폐섬유증(fibroid lung), 폐고혈압, 흉막염/가슴막염 등이 있다. 그러나, 임상적으로는 더욱 중요한 폐병변이 있다. 결합조직질환에서는 치료에서 스테로이드 등의 면역 억제제를 사용하므로 호흡기 감염증을 일으키기 쉬운 상태가 된다. 따라서, 폐렴의 동반은 항상 신경을 써야 한다.

표 7-10에 각 결합조직질환에서 나타날 수 있는 폐병변을 정리하였으니 참고하기 바란다(특히 SLE에서는 간질폐렴/폐섬유증이 드물다는 사실을 염두에 두기 바란다).

	RF	RA	PSS	PM · DM	MCTD	SLE
간질폐렴 (fibroid lung)	○	○	○	○	○	
폐고혈압증			○	○	○	○
흉막염	○	○	○			○

[표 7-10] 각 결합조직질환에서의 폐병변의 차이

3 PIE syndrome

PIE란, pulmonary infiltration with eosinophilia의 약자로 「말초혈, 혹은 폐병변부에, 호산구 증가와 폐의 침윤상을 나타내는 질환에 대한 총칭」이다.

따라서, 진단도 흉부 X-선 사진에서 폐의 침윤상과, 말초혈, 가래, 기관지폐포 세척액(BALF)에서 호산구의 상승, 이 2가지를 확인한다(그림 7-36).

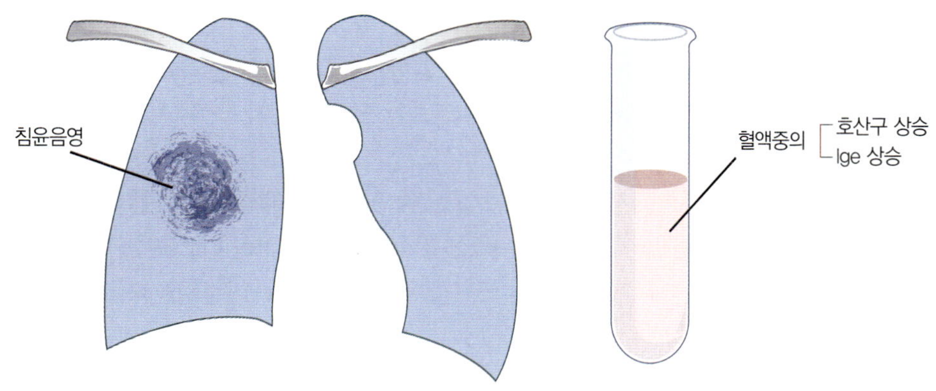

[그림 7-36] PIE syndrome의 진단

1. PIE syndrome의 분류

PIE syndrome은 5종류로 분류되며, 표 7-11와 같은 차이가 알려져 있다.

분류	병인	호산구	흉부 X-선	경과	예후
단순성 폐호산구증 (Lffler syndrome)	기생충 약제	20%>	일과성 침윤	1개월 이내	양호
지연성 폐호산구증	기생충(회충) 세균, 진균, 바이러스, 약제, 외인자, 기타	>20%	말초성 침윤부 때로 종괴형	2~6개월	일정하지 않다 스테로이드 유효
알레르기성 기관지폐증 Aspergillus증 (천식성 폐호산구증)	Aspergillus	가끔 >20%	반복성 침윤영 종종 기관지 확장증	3~4개월	반복
열대성 폐호산구증	microfilaria	>20%	작은 결절모양	수개월~수년	양호 디에틸칼부민 유효
다발성 결절성동맥염 Wegener granulomatosis	불명	가끔 >20%	간질병변 결절모양	일정하지 않다	불량

[표 7-11] PIE syndrome의 분류

이 5가지 중에서 가장 빈도가 높은 것이, 알레르기성 기관지폐 Aspergillus증(ABPA)이며 PIE syndrome의 80% 이상이 ABPA이다.

따라서, PIE syndrome의 병태를 파악하는 데는 ABPA쪽을 살펴보는 것이 가장 좋은 방법이다.

2. ABPA란?

ABPA는 Aspergillus라는 진균으로 인하여 생기는 알레르기성 질환이다. 알레르기 타입은 Ⅰ형과 Ⅲ형이다.

Ⅰ형은 천식에서 다루었듯이 호산구 IgE의 상승이 특징으로, 증상도 천식발작이 나타난다. Ⅲ형은 혈중에서 항Aspergillus항체가 Aspergillus항원과 결합하여 면역복합체를 만들고 그것이 폐에 침착하여 일어나므로, 역시 기침발작이 일어난다. Ⅰ형은 즉시형이라고도 하여, Aspergillus가 몸에 영향을 미친 후 발증까지가 10분 전후로 빠르다. 이에 비해 Ⅲ형에서는 10시간 이상 걸린다. 어느 것이나 1회 폭로되면 2회 발작이 반복된다.

검사에서 중요한 것은,

- 가래 중에 Aspergillus를 동정(Grocott 염색)할 것
- 혈청 중, Aspergillus 항체(+)

이다. 이것으로 확진할 수 있다.

- IgE↑, 호산구↑(Ⅰ형이므로)
- IgG↑(Ⅲ형이므로)

또한 흉부 X-선 사진에서는 "폐침윤영이 이동한다"는 것이 특징이다. 그 밖의 검사소견으로서는,

- 호흡기능 검사 : 제한성 패턴
  %VC↓, 1초간 노력성 호기량/날숨량 정상, DLco↓
- BALF : 호산구↑

가 중요하다.

치료는 부신피질 호르몬이 유효하다. 진균으로 인하여 생기는 질환이지만 알레르기성 질환이므로 amphotericin B 등의 항진균약은 사용하지 않아도 된다.

4 Goodpasture syndrome

1. 개요

굿파스쳐 증후군의 발병기전(**그림 7-37**)은 폐와 신장의 공통된 항기저막항체(anti-GBM Ab)에 의한, type Ⅱ allergic rx.이다.

2. 원인

대부분의 예에서 선행하는 상기도 감염과 폐렴 등이 나타나기 때문에, 그러한 바이러스나 용혈성 연쇄상구균(hemolytic streptococcus) 등의 병원에 대한 항체가, 직접 기저막에 반응하여 폐와 신장 등의 조직에 손상을 초래하는 것으로 알려져 있다.

신장 기능이 빠른 속도로 감소하며 폐출혈이 동반되기 때문에, 빠른 진단과 치료가 시행되지 않으면 신장과 폐에 영구적인 장애가 발생할 수 있다.

원인이 될 수 있는 감염성 폐렴, 패혈증, 유행성 출혈열, 다발혈관염 육아종증, 전신 혈관염, 전신 홍반루푸스 등과 같은 질환들에 대한 감별이 필요하다.

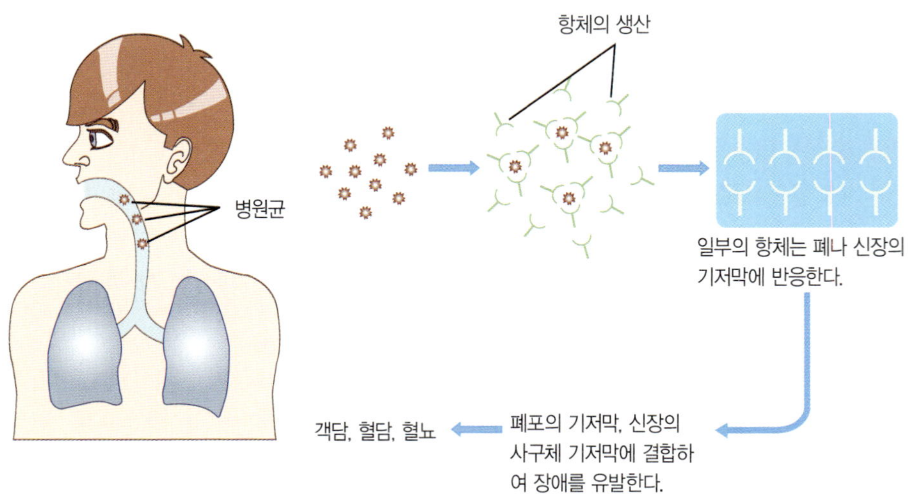

[그림 7-37] Goodpasture syndrome의 발병기전

3. 증상

증상으로서는 객혈이 가장 빈도가 높고, 숨이 가쁜 증상, 권태감, 발열이 나타난다. 신장 병변은 괴사성 소상사구체 신염의 형태를 취하므로 예후를 나쁘게 한다.

4. 진단 및 검사

먼저 혈담, 혈뇨를 확인하고, 환자의 혈액에서 항사구체기저막항체(anti GBM antibody)와 항호중구세포질항체(ANCA: Anti-neutrophilic cytoplasmic antibody)의 유무를 확인해야 한다. 흉부 X-선 사진에서는, 폐포에서의 여러 가지 출혈을 반영하여 복잡한 소견이 나타나는데, 일반적으로는, 반상 내지는 결절상의 음영이 나타난다. 또한 신장 생검을 통해 굿파스쳐증후군의 특징적인 조직 소견을 관찰함으로써 질병을 진단할 수도 있다.

5. 치료

치료에는 스테로이드와 면역억제제를 사용하는데, 일부에는 유효하지만, 전체적으로 보면 예후는 좋지 않다. 자가면역질환이 원인인 경우 자가항체의 생성을 막고, 이미 생성되어 혈액 내에 존재하는 항체와 여러 가지 염증 매개 물질들을 제거하기 위해 면역억제제 투여와 혈장교환술을 함께 시행하는 치료가 필요할 수 있다.

5 Langerhans cell histiocytosis LCH

1. 개요

Langerhans cell histiocytosis도, 육아종성 병변을 만드는 질환이다. 이 병은 근래에 그 분류가 바뀌었다(전에는, Letterer-Siwe병, Hand-Schüller-Christian병, 호산구성 육아종증이라는 명칭으로 불리던 것이다. 이른바 histiocytosis X인데, 세 질환 모두 증식 세포는 Langerhans 세포이며, 질환의 원래 모습도 같기 때문에, 통합하여 LCH라고 하게 되었다). 육아종 안에는 호산구를 중심으로 단구, 림프구, 호중구 등의 침윤이 보인다. 특히, 두개골로의 침윤으로 두개골 파괴를 보이며 또한 안구돌출현상도 나타나고 요붕증의 3가지 증상을 유발하는 것이 특징이다.

2. 원인

랑게르한스 세포가 지나치게 많이 증식되어 조직과 장기에 침착되는 원인으로 감염 또는 면역 체계의 이상 등이 제시되고 있지만 이런 이론은 아직 증명되지 않았다.

3. 증상

증상으로서는, 마른기침, 숨가쁨, 흉통이 많으며, 소아에게는 뼈 병변, 림프절 종대, 간 · 비장 종대가 나타난다. 구진, 자반성 발진, 육아종성 궤양 등의 피부증상이나 흡수장애, 구토, 설사 등의 위장계 증상이 나타나기도 한다.

최근에는 MRI검사로 다장기 랑게르한스 세포 조직구증의 10% 이상에서 양측성으로 뇌를 침범하고, 초기에는 주로 소뇌 병변을 일으키고 점차 전방부의 뇌실결 백색질로 침범되는 것이 밝혀졌다.

흉부 X-선 사진에서는 양측성으로 미만성의 엷은 세과립상 음영이 퍼져 있다. 말기에는 폐첨부와 말초에 포낭상이 되는 것이 특징이다.

4. 진단

종양 조직 내에서 랑게르한스세포를 발견하는 것으로 진단을 내린다. 랑게르한스세포는 10~15um 크기로 중간 정도의 약한 호산성 세포질을 가지며, 핵에 고랑 모양이나 주름, 함입 등이 나타나고, 전자현미경상 세포질 내에 Birbeck 과립이 특징적으로 존재한다.

5. 치료

치료의 목적은 증상 완화와 영구적인 합병증 발생을 예방하는 것이지만 뚜렷한 치료법은 없으며, 예후 또한 좋지 않다. 단, 폐가 섬유화를 일으켜 포낭을 형성하기 이전이면, 스테로이드가 유효할 수 있다.

F 원인불명의 질환

폐포단백증 Alveolar proteinosis

1. 개요

폐 표면활성제는 폐포의 표면에서 얇은 막을 형성함으로써 표면장력을 유지하여 폐포가 수축되지 않게 하는 역할을 하고 있다. 하지만 이 폐표면활성제가 비정상적으로 폐포에 침착되면 폐포단백질증이 발생하게 된다.

폐포단백질증의 90%는 일차성으로 발생하는데 원인은 불명이다. 일차성의 경우 평균적으로 첫 증상 이후 7개월 정도에 진단되며 30대 후반의 남성에서 많이 발병한다.

선천성의 경우에는 신생아기나 영아기에 상대적으로 증상이 빠르게 발생한다.

2. 원인

환자의 72%에서 흡연력이 있다. 환자의 1.7%에서 자가면역성 질환과 동반되어 있거나 혈청검사 상 자가면역항체를 보유한 것으로 알려져 있고, 합병된 자가면역질환에는 류마티스성 관절염, 면역글로불린A 결핍증, 다발성 경화증 등이 포함된다.

선천성의 경우에는 표면활성제 또는 GM-CSF 수용체의 돌연변이가 원인이 되며, 이차성의 경우 동종골수이식, 혈액종양, 감염(Norcardia, Pneumocystis jirovecii, virus) 등이 원인이 되는 것으로 보인다.

3. 증상

주 증상은 점진적으로 진행하는 호흡곤란과 소량의 객담을 동반하기도 하는 기침, 피로감 등이며 체중감소, 미열이 나타날 수도 있다. 감염이 동반될 경우에는 고열이 함께 나타날 수 있다. 상당히 진행되기 전까지는 전혀 증상이 없는 경우도 많아 신체검사 상으로는 종종 정상으로 나타난다.

4. 진단

기관지경을 이용한 폐포 세척액의 소견으로 확정진단을 내리거나 흉부 CT를 시행하여 폐포단백질증환의 가능성을 볼 수 있다.

이런 검사로 진단되지 않는 경우에는 전신마취 하에 흉강경 폐생검을 시행하여 확진할 수 있다. 선천성 여부에 대해서는 유전검사를 실시할 수 있다. 아울러 2차적으로 폐렴이 동반되지 않았는지 검사하는 것이 중요하다.

5. 치료

기본적으로는 폐포세척(alveolar lavage)을 실시한다. 최근에는 GM-CSF를 투여하는 치료법이 많이 사용된다.

감염증을 동반하기 쉬우므로 스테로이드는 금기이다.

이차성은 기저 질환의 치료를 시행하며, 선천성은 보조적 치료나 폐이식을 시행할 수 있다.

폐포단백질증에서는 호흡기계 감염이 흔하므로, 감염이 의심되는 경우에는 엄격하게 검사 및 진단과정을 거쳐 해당 균에 대한 치료 및 보조적 치료를 시행한다.

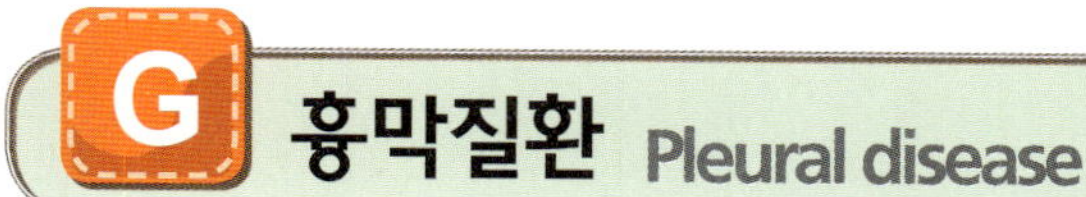

G 흉막질환 Pleural disease

흉막에 관한 질환에 대해서는, 아래 3종류를 알아두도록 하자.

① 기흉/공기가슴증(pneumothorax)
② 악성 흉막중피종(malignant mesothelioma)
③ 흉막염/가슴막염(pleuritis)

1 기흉/공기가슴증 Pneumothorax

1. 개념

폐 밖으로 공기가 저류된 상태를 기흉/공기가슴증이라한다. 폐 밖에 공기가 저류된다는 것은 흉강/가슴안에 구멍이 뚫린 상태이다. 흉강내압/가슴안내압이 대기압과 같아지면, 공기의 누출이 없어지고 흡수된다. 그러면 흉강 안은 음압으로 돌아오고, 폐는 다시 팽창하게 된다.

그러나, 흡기/들숨시에 공기의 누출이 지속되도록 하는 valve 모양의 구멍이 생기면, 흉강내압은 진행성으로 양성화되어 버린다. 이것을 긴장성 기흉(tension pneumothorax)이라고 하며, 응급치료를 요하는 질환이 된다**(그림 7-38)**.

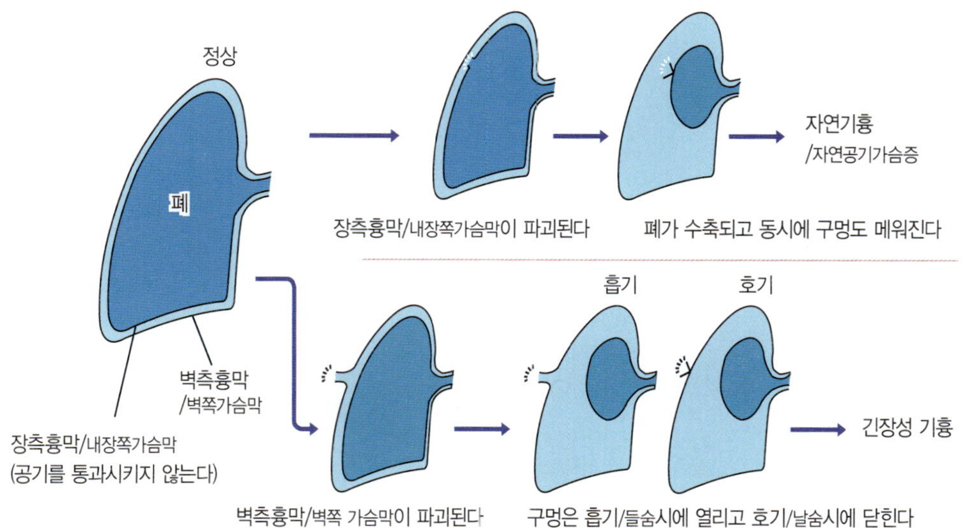

[그림 7-38] 자연기흉/자연공기가슴증과 긴장성 기흉의 발생기전

2. 분류

분류에는 여러 가지 방식이 있으나, **그림7-38**과 같이, 손상된 흉막/가슴막이 장 쪽인지, 벽 쪽인지에 따라 분류하는 방법이 있다. **그림 7-38**에서는, 장측흉막/내장쪽가슴막이 손상된 경우는 자연기흉, 벽측흉막/벽쪽가슴막이 손상된 경우는 긴장성 기흉으로 표기되어 있는데, 달리 표현할 수도 있다.

장측흉막/내장쪽가슴막이 손상되어도, 구멍이 check valve의 형태이면 긴장성 기흉이 되고, 반대로 벽측흉막/벽쪽가슴막이 손상되어도 판상이 되지 않으면 긴장성 기흉이 아니라 자연기흉이 된다.

즉, 이론적으로는 손상된 구멍이 판이 되느냐 그렇지 않느냐에 따라서 자연기흉인지, 긴장성 기흉인지 결정되는 것이다.

그러나, 실제로는 장측흉막/내장쪽가슴막이 손상되었을 때는 자연기흉으로만 끝나는 경우가 많으며, 반대로 흉벽/가슴벽의 외상 등으로 벽측흉막/벽쪽가슴막이 손상된 경우에는 긴장성으로까지 연결되는 경우가 많다.

그러면 이러한 분류에 대해서 살펴보자.

1) 장측흉막/내장쪽가슴막이 손상된 경우(자연기흉)

① 특발성 자연기흉

주로, 폐 표면의 cyst와 bleb의 perforation에 의해서 일어난다(**그림 7-39**).

② 속발성 자연기흉

ⓐ 폐결핵, 기관지천식, 폐암, 폐농양 등의 폐질환 후에 발생한다.

ⓑ 이소성 자궁내막증(endometriosis)에 기인하여, 월경시에 반복된다.

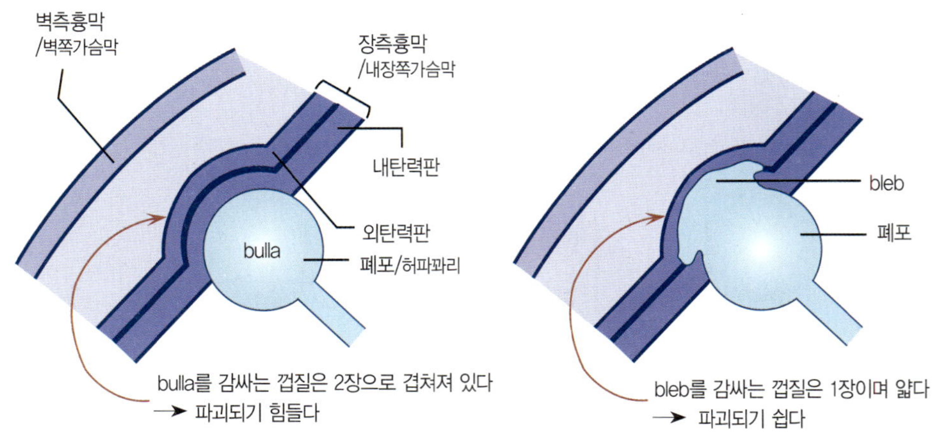

[그림 7-39] 특발성 자연기흉의 발생기전

2) **벽측흉막/벽쪽가슴막이 손상된 경우**

① **외상성 기흉**

ⓐ 흉벽/가슴벽에 외상성의 개구부를 만들어, 그곳으로 공기가 들어간다.

② **의인성(iatrogenic) 기흉**

ⓐ 흉강천자, 경피적 · 경기관지적 폐생검, 기관지내 삽관(intubation)에 의한 가압 등이 상당히 많으므로 유의하기 바란다.

3. 임상증상

특발성 자연기흉은, 20대의 마른 형의 남성에게 많이 보이며, 재발률도 30~50%로 높다. 자각 증상은 갑작스런 흉통/가슴통증, 호흡곤란, 심계항진, 불안감, 자극적인 기침, 빈맥 등이 있지만, 전혀 증상이 없는 경우도 있다.

신체소견으로는 아래의 3가지를 들 수 있다.

① **시진**

ⓐ 흉곽확대/가슴우리확대, 호흡운동 제한, 청색증

② **타진(그림 7-40)** : 고실음(tympany)을 나타낸다.

- 앉은 자세에서 쇄골상와/빗장뼈위오목를 타진한다.
- 똑바로 누운 자세에서 폐영역의 타진을 한다.

③ **청진**

ⓐ 호흡음 감소, 음성확장 감소

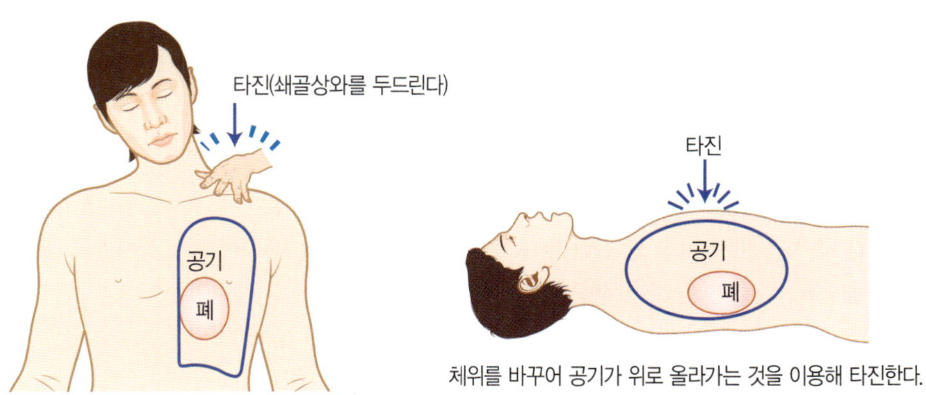

[그림 7-40] **기흉의 타진 부위**

4. 검사소견

1) 흉부 X-선 사진

기흉이 되면 폐가 수축하므로, 폐혈관 음영이 소실된다. 이것은 말초폐영역, 특히 폐첨부/허파꼭대기에서 뚜렷하다. 폐첨부는 쇄골상와/빗장뼈위오목와 겹쳐지기 때문에, 보기가 어려우므로, 평소에 폐첨부를 관찰하는 습관을 가져야 한다.

또한, 흉강내압/가슴내압의 상승이 원인이 되어, 종격이 반대쪽으로 이행한다**(그림 7-41)**

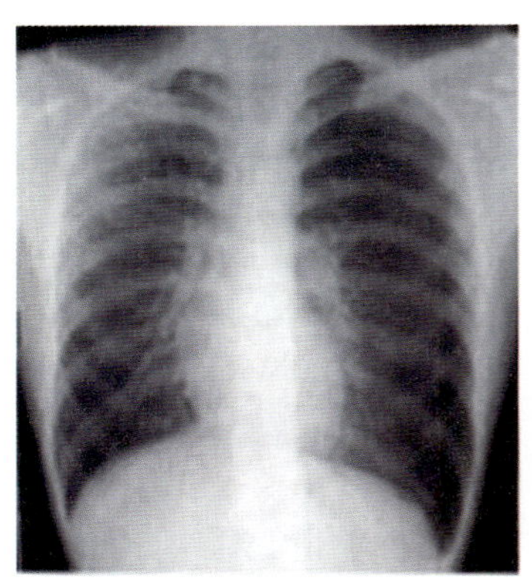

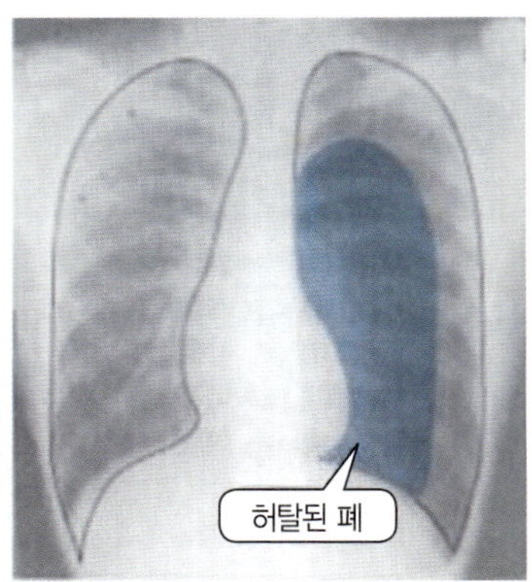

※ 왼쪽 폐영역에 무혈관 영역을 볼 수 있다.
파괴된 폐의 상단이 빗장뼈 아래에 있어, II도의 기흉을 나타난다.

[그림 7-41] 자연기흉의 흉부 X-선상

2) 호흡기능 검사

금기이다. 실시하면 제한성 장애가 발생한다.

3) 동맥혈 가스분석

환기관류비의 불균형이 증대하여, PaO_2는 저하한다.

4) 흉강내압/가슴안내압 측정

흉강내압 측정은 직접적으로 진단을 확정할 뿐만 아니라, 치료방법의 결정에도 유효한 수단이 된다. 중등도 이상의 증례에서는 치료시 함께 측정할 수 있다.

5. 진단

「검사소견」에 근거하여 진단을 내리는데, 진단은 아래와 같이 진행한다.

1) 기흉의 존재여부

① 타진 : 고실음(tympanic)

ⓐ 좌위에서 쇄골상와/빗장뼈위오목의 타진을 실시한다.

ⓑ 똑바로 누운 자세에서 폐영역의 타진을 실시한다.

2) 가슴 X-선 사진을 촬영한다.

① 호기/날숨에서 촬영한다.

② 폐첨부/허파꼭대기를 촬영한다.

③ 다음과 같은 특징이 나타난다.

ⓐ 늑간강/갈비사이공간의 확대

ⓑ 흉수의 저류

ⓒ 종격의 편위

ⓓ 폐영역의 혈관(-)

3) 기흉으로 확신이 되면, 아래의 사항을 판단한다.

① 긴장성 기흉인가, 아닌가

ⓐ 경정맥/목정맥(Jugular vein)의 확장, 청색증, 피하기종

ⓑ 늑막강과 쇄골상와/빗장뼈위오목가 솟아오른 현상이 보인다.

② 기흉의 정도는 어떤가

ⓐ 흉부 X-선 사진에서 폐허탈의 정도를 판단한다.

ⓑ 폐활량계(spirometer)는 금기이다.

③ 원인에 대하여

ⓐ 외상성

ⓑ 비외상성

폐경색의 합병으로 기흉이 야기되었다.
앞의 사항들과 관계가 없으면 자연기흉으로 진단할 수 있다.

4) 흉강내압을 측정한다.

① 음압이면, 안정만으로 경과관찰을 한다.

② 평압이면 흉강내 drain을 넣어, 200~ 300ml 공기를 빼내고 몇 분 안에 음압으로 돌아오면, 경과관찰을 하면서 반복한다.

③ 양압, 또는 ②를 실시하여도 평압인 경우에는 지속흡인을 실시한다.

④ 지속흡인을 하여 1주일 이상 지나도 평압~양압이라면 수술을 고려한다.

5) 외과치료의 적용

① 흉강/가슴안에 drain을 넣어 폐가 확장하지 않는 경우

② 반복성인 경우

③ 양쪽성인 경우

④ 자궁내막증에 기인하는 경우

⑤ 다발성 cyst인 경우

⑥ 혈기흉(기흉인데 공기가 아닌 피가 채워진 경우) 등의 합병증이 있는 경우

6. 치료 및 간호

「진단」에서 서술한 바와 같이 기흉에 대한 치료는, 가벼운 경우에는 안정을 취하며 경과 관찰만을 하는데 반복성의 경우와 drain을 해도 폐가 부풀어오르지 않는 경우 등에는 수술을 요한다(예를 들면, cyst의 봉축술).

여기서는 흉강/가슴안천자와 흉강/가슴안 drain의 방법에 대해서 간단하게 살펴보도록 하자.

흉강/가슴안천자는 제4~5늑간의 측흉부를 천자하는 경우가 많으며, 위치는 반드시 늑골의 위를 찌른다. 이것은 늑골궁 밑에 늑간동맥과 늑간신경이 지나가고 있기 때문에, 이들을 다치지 않게 하기 위한 배려이다.

흉강 drain은 보통, 수봉식 배출(water sealed drainage)을 실시한다**(그림 7-42)**.

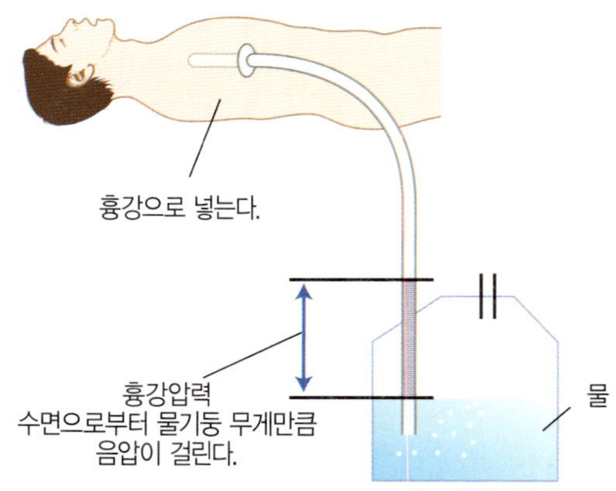

배액관(drain) 끝부분은 물이 들어 있는 병 속에 들어 있어, 흉강이 양압이면 거품이 나오는 것을 확인할 수 있다. 거품이 나온 체적만큼 병 속의 물이 빨려 올라오는데 흉강의 음압과 물기둥의 무게가 균형을 이룬다.
병과 배액관 내의 수면의 높이 차이가 흉강의 음압의 크기를 나타내며, 배액관(drain)이 기능하고 있으면 심호흡 등에 의해 물이 위아래로 움직인다(정상적인 흉강압력은 $-6\sim-8cmH_2O$이기 때문에, 물기둥의 높이는 6~8cm 정도가 된다).

[그림 7-42] 수봉식 공기제거

흉강 안에 삽입 한 튜브 끝을 물이 든 병 속에 넣는다. 흉강 안이 양압이면 **그림 7-42**와 같이 거품이 나오는 것을 확인할 수 있다. 거품이 나온 부피만큼 병속의 물이 빨려 올라가 튜브 속으로 들어간다. 튜브 속의 물과 병 속의 물의 수위차가 흉강 안의 음압의 크기를 나타낸다. 정상의 흉강내압은 $-6\sim-8cm\ H_2O$의 음압이므로 수위차도 6~8cm로, 호흡시마다 변동하면 정상이라고 할 수 있다.

기흉(공기가슴증) 핵심정리

병태생리로 보는 기흉

기흉이란 벽측흉막 또는 장측흉막이 파괴되어 흉막공간(벽측흉막과 장측흉막 사이)에 공기가 누출되어 정체된 상태로, 흉막내압이 상승하고 폐가 허탈된다.

병 인	• 벽측흉막 또는 장측흉막이 파괴되어 흉막에서 공기 정체 발생 – 폐쇄성 기흉 : 선천적인 허약, 만성 폐질환 등 – 개방성 기흉 : 자상, 흉곽천자 합병증 등
병 태	• 기흉이 되어 흉강 내압이 대기압과 동일해지면, 폐는 자신의 탄성수축력에 의해 줄어든다. → 흉강의 공기 저류와 폐의 허탈 : 기흉 **개방성 기흉** • 외상성 상처로 인해 흉벽에 구멍이 생겨 환자가 숨을 쉴 때마다 공기가 흉강 내를 들락날락하는 상태이다. 자상, 총상, 흉곽천자 등으로 발생한다. **폐쇄성 기흉** • 외상없이 골절된 늑골이 흉막을 찔러 흉곽이 갑자기 압축될 때 발생한다. **긴장성 기흉** • 기흉 중에서도 매우 위험한 병태를 나타낸다. 개방성·폐쇄성 기흉의 합병증으로 발생하며 흡기 시 흉막강에 유입된 공기가 호기 시 배출되지 못하여 흉강 내 압력이 점점 증가하는 상태이다. 심각한 폐 손상과 순환부전을 유발하므로 신속한 응급치료가 이루어져야 한다.

증 상	**자각증상** • 극심한 흉통, 흉부 압박감 • 호흡곤란 • 심계항진 • 불안감 • 기침 **타각증상** • 흉곽 확대, 비대칭 흉곽 • 청색증, 빈맥, 저혈압 • 흉부 청진 시 호흡음 소실 및 감소 • 폐쇄성 기흉의 경우, 손상 부위에서 폐허탈로 인한 과공명음이 들린다. **긴장성 기흉 : 긴장성 기흉에서는 흉강 내압이 양압이 됨으로써 특징적인 소견이 추가적으로 나타난다.** • 경정맥 확장 • 심박출량의 저하 • 빈맥, 혈압저하, 청색증 • 타진에서 심장탁음계의 정상쪽 이동

진 단 및 검 사	**진단** • 자각증상의 확인 • 폐확장상태의 확인	**검사** • X-선 검사 • CT검사 • 동맥혈 가스 분석 • 폐기능 검사

치 료	• 긴장성 기흉이 의심되면 검사 전 흉강천자를 실시하여 공기를 제거한다. • **폐 허탈율이 중증도인 경우** : 흉강천자를 실시하여 공기를 제거한 뒤 안정시키고 경과 관찰 • **폐 허탈율이 중증도 이상인 경우 :** 흉강 배액관(drain)을 삽입하여 지속적으로 흡인 • **혈액기흉 등의 합병증 :** 부분 폐 절제 또는 흉막 유착술

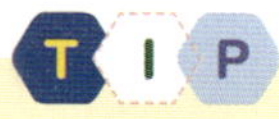

폐질환 시술별 체위

- 환측을 아래로 한 체위
  - 기흉 시 환측을 아래로 하여 반좌위를 취한다.
  - 전폐절제술 후 환측을 아래로 하여 반좌위를 취한다.
  - 늑막염 시, 간 생검 후
- 환측을 위로 한 체위
  - 흉곽천자 및 흉관삽입 후
  - 폐엽절제술 및 폐분절절제술 후

Ⅶ

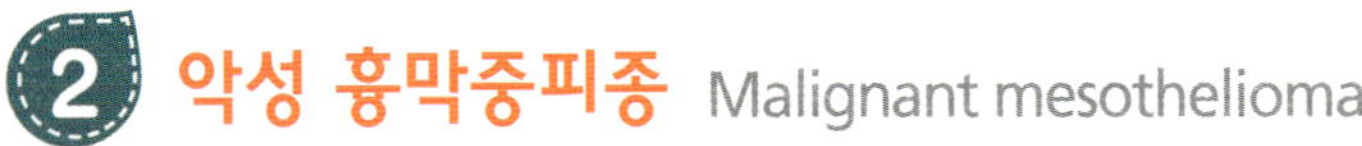

2 악성 흉막중피종 Malignant mesothelioma

1. 특징

흉막의 악성 종양으로서는 가장 많다.

공사현장에 있는 사람에게 많이 보이며 역학적으로 석면(asbestos)의 흡입과 연관이 있는 것이 판명되었다. 또한 흡연과의 상승효과도 알려져 있다. 과거에는 건축자재에 많이 사용되었지만 현재는 사용되지 않는다. 그러나 석면이 사용된 건물의 노후화가 진행되고 있는 현재, 철거 시에 나오는 석면이 문제가 되고 있다. 청진에서는 흉막이 비후해지므로, 기본적으로 흉막마찰음(friction rub)은 들을 수 없다. 흉수는 혈성으로 hyaluronic acid가 검출된다.

2. 방사선학적 검사

흉부 X-선에서는 폐영역 주위가 하얗게(투과성 약화) 보이고, 흉부 CT에서는 둘레 전체에 흉막비후가 나타난다(**그림 7-43**).

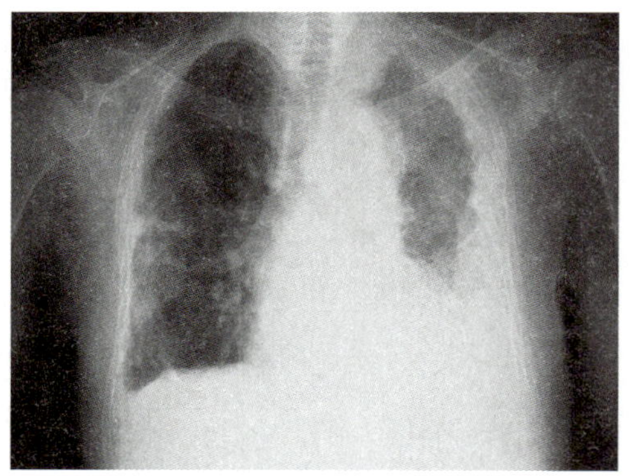

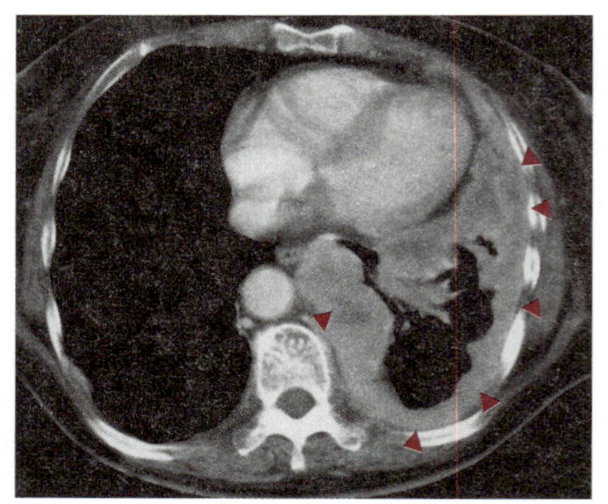

왼쪽 흉막에 대동맥을 누르듯이 침윤하는 중피종의 전형적 영상. 종격동 조건 쪽이 이해하기 쉽다.

[그림 7-43] **악성 흉막중피종**

3. 치료

외과적으로 절제하는 수밖에 없으나, 절제한다고 해도 미만성 침윤이 진행되기 때문에 절제는 곤란하며, 예후는 상당히 나빠서 1년 예후가 50%이다.

3 흉막염/가슴막염 Pleuritis

1. 특징

결핵성 흉막염과 암성 흉막염이 흉막염 전체의 60~70%를 차지한다. 과거에는 세균성 폐렴으로부터의 파급이 많았는데, 오늘날은 세균성 폐렴이 그렇게까지 악화되는 경우는 거의 없다. 따라서 결핵성과 암성의 감별이 중요해졌다.

자각증상으로서는 발열, 기침, 흉통 등이 있는데, 흉막염에 특징적인 증상은 「건성기침」이다. 흉부 X-선에서는, 흉수로 인한 C-P angle 소실이 보인다**(그림 7-44)**.

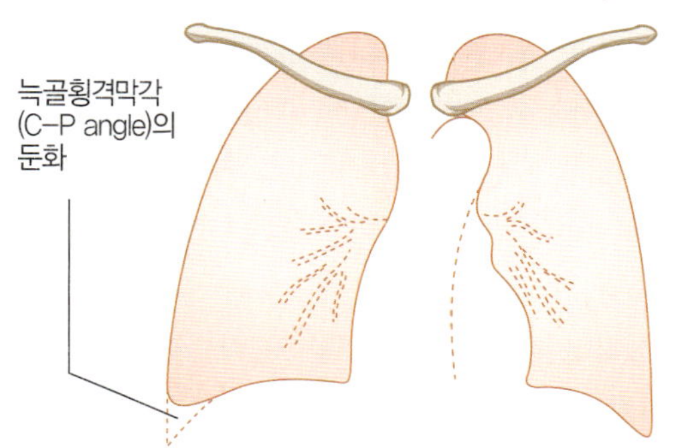

[그림 7-44] 흉수 저류에 의한 늑골횡격막각 (C-P angle)의 둔화

2. 각론

1) 결핵성 흉막염

흉막 바로 아래에 생긴 최초 감염소가 직접 침윤하는 경우가 많은데, 노인의 2차 결핵에서도 생긴다.

림프구의 증가는 보이지만, 백혈구 전체가 증가하는 정도로는 늘어나지 않는다. 또한 흉수/가슴막삼출액 소견으로서 중요한 것은, 콜레스테롤이 높아 황색을 띠는 경우와 ADA(adenosine deaminase)의 활성이 높아지는 것이 특징이다(대개 결핵성 수막염과 비슷하다).

또한, 흉수 속에는 섬유 성분이 많아 걸쭉하기 때문에 흉막유착을 일으키기 쉬운 것도 특징이다. 흉막의 섬유성 유착이 끊기면 기흉의 원인이 된다.

흉수 배양에서의 결핵균 양성률은 그다지 높지 않기 때문에, 현재 ADA에 대한 활성의 정량이 가장 중요시되고 있다.

2) 암성 흉막염

폐암에 동반한 흉막염/가슴막염이다. 혈성 흉수가 되는 것이 하나의 특징이다. 흉수의 암세포 양성률은 50% 정도이므로, 원인불명의 흉수를 조사해 가는 과정에서 폐암이 발견되는 경우도 있다.

Ⅷ 기타 흉부질환

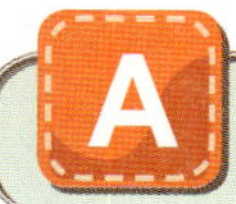

A 종격동/세로칸 종양

1 총론

대체적으로 종격동/세로칸(mediastinum)은 흉강/가슴안에서 좌우의 폐 사이에 있는 부분을 말한다. 종격동종양이란, 종격동 내에 발생하는 모든 종양을 가리키는데, 식도 · 기관지 · 심장 · 대혈관 등으로부터 발생한 종상은 제외되는 것이 일반적이다. 구체적으로는, 갑상선종(goiter) · 흉선종/가슴샘종(thymoma) · 기형종(teratoma) · 악성 림프종(malignant lymphoma) · 신경성 종양(neurogenic tumor) 등이 있다.

Ⅷ

1. 종격동의 구분

종격동/세로칸은 심장보다 위에 있는 상부와 아래에 있는 하부로 나뉘어지고, 하부는 다시 전부 · 중부 · 후부로 나뉘어진다(p.61, 그림 5-8 참고).

상종격동/위세로칸(흉곽 상구~심장상연)
하종격동/아래세로칸(복장뼈~심장)
중종격동/중간세로칸(심장 전면~심장 후면)
후종격동/뒤세로칸(심장 후면~흉추/등뼈)

호발 부위는 아래와 같다.

- 상종격동/위세로칸 : 갑상선종(goiter)
- 하종격동/아래세로칸
  - 전종격동/앞세로칸 : 흉선종/가슴샘종(thymoma) · 기형종(teratogenic tumor)
  - 중종격동/중간세로칸 : 악성 림프종 · 기관지낭포 · aneurysm
  - 후종격동/뒤세로칸 : 신경성 종양(neurogenic tumor)

2. 증상

어느 부분에 생기든 종양으로 인해 압박증상이 나타나는 경우가 있다.

상대정맥/위대정맥을 압박하면 상대정맥 증후군이, 되돌이신경을 압박하면 쉰목소리가, 교감신경을 압박하면 Horner syndrome이 나타난다. 그렇지만 무증상인 경우가 많아 건강진단으로 우연히 발견되는 예가 많다.

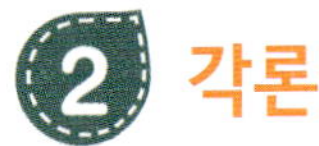

각론

1. 갑상선종/갑상샘종 Goiter

갑상선/갑상샘은 목 앞에 있는데, 어떻게 가슴속에 생기는가? 그것은 갑상선에 대한 정상 발생을 생각하면 알 수 있다. 갑상선은 혀에서 가슴의 정중앙으로 이어지는 관(갑상설관)에서 발생하여 커지며, 나머지 관은 폐쇄된다. 그러므로 혀 밑에서 가슴 정중앙까지 어느 부분이든 갑상선이 발생할 수 있다. 참고로 말하자면, 유선/젖샘도 겨드랑이 밑에서 복부로 이어지는 유선 원기의 일부가 커져서 생긴 것이다.

그러므로 부유/덧젖(accessory breast)가 생기는 위치는 겨드랑이 밑 등에 한정된다.

그러면, 흉강에 생기는 이소성(ectopic) 갑상선은 어떻게 종양화되는 것일까? 이소성 조직은 종양화되기 쉽다고 배웠다. 그래서 비정상적인 곳에 생긴 갑상선은 종양화되어 발견되는 경우가 많은 것이다.

2. 흉선종/가슴샘종 Thymoma

전종격동/앞세로칸(흉선/가슴샘이 심장 앞에 있으므로 전종격동이라 생각하면 될 것이다)에 나타나는 종격동/세로칸 종양이다. 기본적으로 양성이지만, 병리에서 양성으로 진단되어도 예후 불량인 경우가 있다. 또한 원격전이가 되는 경우도 나타나므로, 치료는 흉선절제술을 실시한다. 방사선 감수성도 높기 때문에, 완전히 절제하지 않는 경우와 재발된 경우는 대부분 방사선을 조사(exposure)한다.

흉선종/가슴샘종에서 더 중요한 것은 합병증이다. 합병증에는 아래의 2가지가 중요하다.

1) 합병증

중증 근무력증(myasthenia gravis) (흉선종/가슴샘종의 약 30%)

적혈구 무형성(red cell aplasia) (흉선종/가슴샘종의 약 2%에 적혈구 무형성이, 무형성의 50%에 흉선종/가슴샘종이 동반된다) 그외 합병증으로서, Cushing syndrome, immunoglobulin deficiency, calcitonin 생산 등이 있다.

2) 치료

앞에서 언급한 바와 같이, 흉선/가슴샘 절제술을 실시한다. 방사선요법도 사용된다.

3. 기형종 Teratoma

기형종은 흉선종/가슴샘종과 함께 전종격동/앞세로칸에 생기기 쉬운 종양이다. 종격에 생기는 germ cell tumor는 여러 가지가 있다. 기형종의 특징으로 가장 중요한 것은「삼배엽 성분을 함유한다」는 것이다. 화면상으로는 CT에서 피하지방과 거의 같은 농도의 tumor가 보인다. 드물게 뼈나 치아가 확인된다.

1) 증상

기본적으로 무증상이다. 커지면 압박증상이 나타난다. 또한 주위 조직(폐 · 심막)에 대한 천공으로부터 모발 · 피지(sebum)의 객출 등이 나타나는 경우도 있다.

2) 진단

CT에서 피하지방과 같은 농도의 tumor가 나타난다. 즉, 검게 빠진 낭포성 tumor가 보이는 것이다. 악성에서는, AFP(α-fetoprotein)의 상승이 확인된다.

3) 치료

치료로서는, 종양절제가 기본이다. 그리고 방사선요법 · 화학요법도 함께 실시한다(간 · 폐 · 림프절에 전이를 보이는 경우가 있으므로, 그와 같은 경우에는 방사선요법 · 화학요법을 조합하여 사용한다).

4. 신경성 종양 Neurogenic tumor

신경섬유(성인에게 많다) · 신경절(소아에게 많다) 등에서 비롯되는 종양이다. 왜 후종격동에 생기기 쉬운가 하면, 신경원기가 후종격동 쪽에 있기 때문이다. 증상으로서는 교감신경을 압박함으로써, Horner syndrome이 나타나는 경우가 있다.

다른 신경성 종양이 있으면 그 증상도 나타난다. 예를 들면, 갈색 세포종에서는 고혈압이, von Recklinghausen 병에서는 café–au–lait 반 · 피하결절이 나타난다.

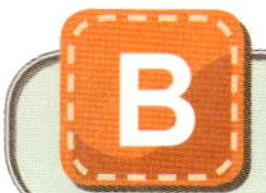

유방질환 Breast disease

유선/젖샘이라는 것은 피부의 외분비샘이 국소적으로 성장한 것이다. 그러므로 피하지방 안에 유선조직/젖샘조직이 묻혀있는 듯한 구조를 취하고 있다. 유선 하나하나는 섬유조직에 의하여 고정되고, 이들 유선/젖샘의 선관은 유두/젖꼭지로 연결되어 그곳에서 개구된다. 그리고 그 주위를 유륜선이라는 일종의 apocrine gland가 둘러싸고 있고, 이들은 유륜/젖꽃판에 개구한다(그림 8-1).

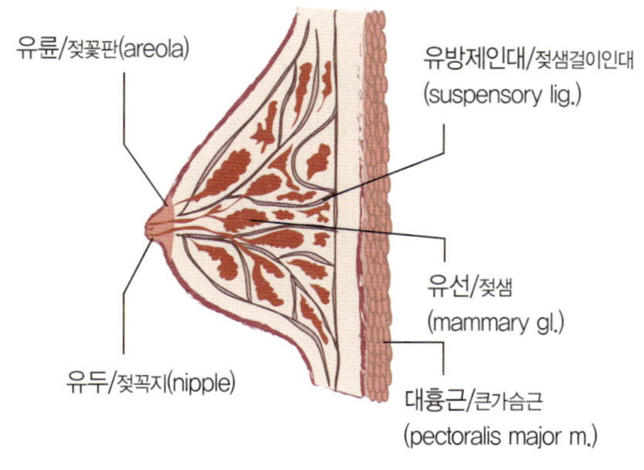

[그림 8-1] 유방의 해부

일반적으로 유방의 모양은, 유선이 피부와 심부의 대흉근/큰가슴근을 연결하는 유방제인대/젖샘걸이인대(Cooper's ligament)에 의하여 지탱되는 것에서 달라진다.

유선/젖샘질환의 검사법에서는 유방조영술(mammography)과 초음파검사가 있다. 특히 유방조영술(mammography)은 석회화와 spiculation의 유무를 조사하는 데 적합하며, 초음파검사는 내부구조와 주위 조직과의 관계를 조사하는 데 유용하다.

이상의 내용을 토대로 대표적인 유선질환에 대해서 살펴보도록 하자.

유선증/유방병증 Mastopathy

1. 특징

유선증/유방병증은 선조직이 이상 증식한 증상이다. 유선/젖샘을 증식시키는 원인은 에스트로겐이므로, 에스트로겐의 상대적 과잉에 의한 반응성의 과형성이 원인이다. 그러므로, 당연히 양측성 · 다발성이 되기도 하며, 에스트로겐의 축적이 일어난 30대 후반에서 폐경기까지가 호발 연령이 되는 것이다. 유선/젖샘질환 가운데 양측성, 다발성의 경우는 유선증 뿐이다. 또한 유선/젖샘에 대한 선조직만의 증식을 초래하기 때문에, tumor는 그 외의 유선/젖샘질환에 비하면 부드럽고 가장자리가 불명료하다. 그리고, 자각증상은 생리주기와 연동하여 유선 전체가 팽창하여 아픈 것이다.

VIII

여기서 자궁내막증(endometriosis)을 생각해보자. 내막증은 자궁내막이 이소성으로 생긴 것이다. 내막은 내막선을 가지고 있으므로 선조직이다. 이 내막선은 에스트로겐에 반응하여 증식한다. 내막증에서는 월경주기가 끝날 즈음에 복통이 생기는 것이 특징적이다. 이것은 월경주기가 끝날 무렵에 에스트로겐이 많아지므로, 통증이 생기기 시작하기 때문이다.

이 점은 유선증/유방병증과 비슷하다. 즉 유선증/유방병증에서 내막증과 월경주기가 연동하여 아픈 것은, 역시 에스트로겐 의존성인 선조직으로 인한 것이기 때문이다. 이렇게 보면, 유선증에서는 tumor가 불명확하고 미만성인 것도 내막증과 비슷하다.

또한 선조직의 기능항진이 있으므로, 유두/젖꼭지에서의 이상 분비(대부분은 유즙상태, 드물게 혈성)가 보이는 경우도 있다. 참고로 방사선학적 검사에서는 특이한 소견이 없다. 이상의 내용을 정리하면 다음과 같다.

유선증에 대한 정리

호발 연령 : 30대에서 폐경기
tumor : 양측성, 다발성, 촉진으로는 손바닥보다 손가락으로 집으면 알 수 있다(Konig sign).
가장자리 주변 : 불명료
자각증상 : 월경주기와 연동되는 동통
분비물 : 유즙형태, 드물게 혈성
이미지 : 자궁내막증과 비슷하다

2. 치료 및 간호

치료는 경증이면 경과관찰로 충분하다(유방암의 발생의 모태가 되므로 경과관찰을 한다). 통증으로 견딜 수 없을 정도의 자각증상이 있으면, 남성 호르몬 등의 호르몬요법을 실시한다. 외과적으로 tumor만을 절제할 수는 없다(유선을 전부 제거해야 한다).

2 유선 섬유선종 Fibroadenoma

1. 특징

이는 병명에서 나타나듯이, 유선/젖샘의 선조직을 둘러싼 섬유성분과 선성분이 증식한 양성의 선종이다. 20대에서 30대의 젊은 연령층에서 많이 보인다. 섬유 성분을 많이 함유하고 있기 때문에 tumor는 단단하고 동글동글하며 피막에 잘 싸여져 있다. 단순한 양성 종양이므로 압통 등은 없다.

섬유선종의 방사선학적 검사에서는 그 구조를 반영하여 mammography에서는 피막이 halo로 찍히고, 또한 notch가 나타나는 경우도 있다(그림 8-2). 내부에는 동글동글한 입자모양의 석회화(calcification)가 보이는 경우도 있다(자궁선종에도 이와 같은 현상인 경우가 많다). 초음파 검사에서는 내부가 균일한 tumor가 나타난다. 또한, 단단하다고 해도 암보다는 탄력이 있기 때문에 초음파 검사에서는 탐침(probe)에 짓눌려 다소 타원형이 되는 특징도 볼 수 있다.

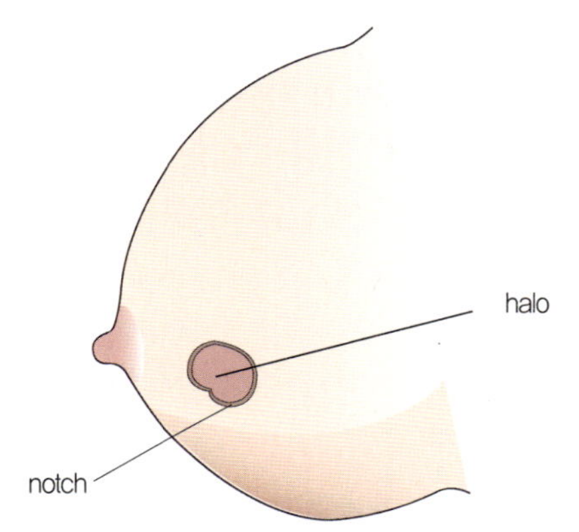

[그림 8-2] 섬유선종의 mammography 소견

유선 섬유선종에 대한 정리

호발 연령 : 20대에서 30대
tumor : single
가장자리 주변 : 명료
자각증상 : 없다
분비물 : 없다
방사선학적 검사 : halo, notch, 입자상 석회화
이미지 : 자궁근종과 비슷하다.

3 유방암 Breast cancer

1. 특징

유방암은 유선조직/젖샘조직에서 발생한 악성 종양이므로 치료되기 힘들며, 에스트로겐 의존성이다.

따라서 40세부터 폐경 전후까지의 여성에게 많이 나타난다. 초경이 빠른 사람, 폐경이 늦은 사람은 보다 장기간 에스트로겐에 노출되어 있으며, 임신 경험이 없는 사람은 에스트로겐에 길항작용을 가지는 프로게스테론의 분비 기간도 짧아지므로, 이것들은 모두 유방암의 위험인자가 된다. 또한, 비만한 사람은 폐경 후에도 지방조직에 축적된 에스트로겐에 노출되므로 폐경 후에도 암의 발생이 많다. 그 밖에 에스트로겐 의존성 종양이라고 하면 자궁암이 있는데, 이것도 같은 체질의 사람에게 많이 나타난다.

2. 증상

Tumor를 만져보고 나서 발견되는 경우가 가장 많다. 그리고 주위에 침윤성으로 자라는 것이므로 경계가 불명료하다. 유방의 바깥 쪽 위로 1/4에 해당하는 부분에 호발한다. 흔히 유방암에서 보조개모양의 함몰(dimple)이 나타난다고 하는데, 이는 '해부'에서 접한 바 있는 유방제인대/젖샘걸이인대가 깊게 관련되어 있기 때문이다. 종양이 앞에서 이야기한 유방제인대/젖샘걸이인대에 침윤되면 피부를 끌어당긴다. 그래서 보조개 모양의 함몰이 나타나는 것이다(단, 유선염 등으로 섬유화가 일어나도 함몰된다). 또한 피부에 직접 침윤되면, 귤껍질 모양의 피부변화(peau d'orange)가 일어난다.

3. 방사선학적 검사

유방조영술(mammography)에서는 tumor 음영에서 방사상으로 늘어나는 띠 모양의 음영, 즉 spicula가 확인된다. 또한 미세한 석회화(microcalcification) 음영이 나타나는 경우도 있다.

이것은 섬유선종에서 보는 것과 같은 동글동글한 석회화가 아니라 매우 미세한 석회화이다. 또한, 관내성(intraductal)의 발육을 보는 경우도 있다**(그림 8-3)**.

초음파 검사에서는 내부가 균일하고 더듬자로 눌려도 찌그러지지 않는 tumor가 나타난다. 또한 주위의 조직에 침윤성으로 자라는 모습을 볼 수 있다.

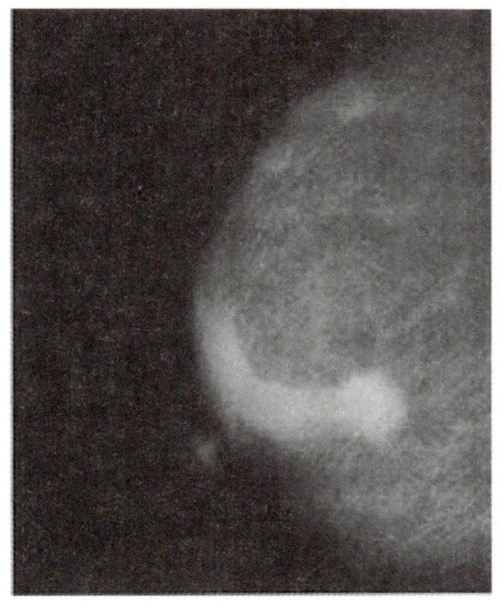

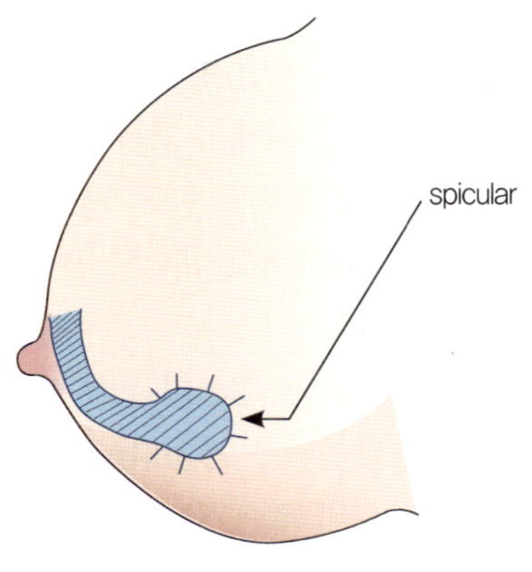

[그림 8-3] 유방암의 mammography 소견

유방암에 대한 정리

호발 연령 : 40대에서 60대
tumor : single
가장자리 : 불명료
호발 부위 : 외측 상부의 1/4
자각 증상 : 보조개 모양의 함몰, 귤껍질 모양 피부 등
방사선학적 검사 : spicula, 미세한 석회화, 에코에서 내부 불균일
이미지 : 자궁암과 비슷하다.

4. 치료 및 간호

수술방법에는 radical mastectomy(Halsted법)가 있다.

이것은 유선 전절제 외에도 대흉근/큰가슴근(pectoralis major), 소흉근/작은가슴근(pectoralis minor), 액와림프절/겨드랑이림프절(axillary lymph node)을 모두 절제하는 것이었다. 이것으로는, 설령 유방암이 치유된다고 해도 외형적으로 좋지 않을 뿐 아니라, 대흉근/큰가슴근을 절제함으로써 환부쪽 상지의 운동장애가 일어나는 것이 문제가 되었다. 그래서 고안해낸 것이 modified radical mastectomy(Auchincloss 수술 · Patey 수술)이다.

이것은 대흉근/큰가슴근을 온전히 보존함으로써 운동장애를 감소시키는 것이다(전자는 소흉근/작은가슴근까지 보존한다).

이것이 현재 치료법의 주류를 이루고 있다. 또한, 림프절 전이가 나타나지 않는 조기 유방암(tumor 직경 2cm 이하)인 경우, 유방 보존 수술을 실시할 수도 있다.

이것은 유선의 부분 절제와 액와림프절/겨드랑이림프절을 절제한 후, 방사선 치료를 실시하는 것이다. 이렇게 되면 외형적으로도 거의 손상이 가지 않는다. 구미에서는 유방 보존 수술이 주류를 이루고 있는데, 국내에서도 유방암 정기검진의 보편화와 탁월한 미용효과 때문에 최근에 널리 시행되는 추세이다.

유선에 관해서는 크게 절제하는 데 대한 저항감이 있으므로, 수술의 축소 경향이 현저해지는데, 다른 악성 종양에서는 좀처럼 수술이 축소되지 않는다. 지나치게 제거해버림에 따라, 오히려 환자들의 남은 생명을 단축하는 예도 많기 때문에, 환자에게 정확한 설명을 한 후에 축소수술 및 방사선 치료로의 교체도 고려하는 것이 적절할 것이다.

- Radical mastectomy
  Halsted법
  유선/젖샘 전절제 + pectoralis major + pectoralis minor + axillary lymph node 절제
- Modified radical mastectomy
  Auchincloss 수술
  유선 전절제 + axillary lymph node 절제 Patey 수술
  유선 전절제 + pectoralis minor + axillary lymph node 절제
- 유방 보존수술
  유선 부분절제+axillary lymph node 절제 + 잔존 유방에 방사선조사(exposure)

어느 치료법이나 axillary lymph node를 깨끗하게 도려내기 때문에, 환부쪽 상지의 부종을 일으키는 경우도 많다.

그 때문에 유방암 수술 후 환자에게 점적하는 경우는, 반대쪽에 실시하도록 유의해야 한다.

또한 유방암은 갱년기 부인에게 호발하는데, 에스트로겐 보충요법은 금기이다.

플 러 스 코너

1. 유방암의 spiculation 판독

· 학생들로부터 spiculation을 실제 사진에서 보면 잘 모르겠다는 질문을 자주 받는다. 확실히 tumor 주변에 정상 유선의 음영이 수염모양으로 보이기 때문에 구별이 어려울 것이다. 게다가 유선질환에서는 방사선학적 진단이 유방암 진단의 단서가 되는 경우가 많으므로 spiculation을 읽을 수 없다면 치명적인 문제가 된다. 이 코너에서는 spiculation판독에 대해서 좀 더 이해하기 쉽게 설명하겠다.

준비물 : 유방암의 mammography, 빨간 펜

방　법 : ① 먼저 tumor를 발견한다.

② 빨간 펜으로 tumor의 가장자리 주변을 덧그린다.

③ 사진에서 10cm까지 얼굴을 가까이 댄다.

④ tumor 주위의 수염모양의 선 중에 눈에 띄는 것을 무작위로 빨간 펜으로 덧칠한다.

· 완성된 그림을 살펴보자(그림 A).

무작위로 눈에 띄는 선을 따라 덧칠하여 완성된 모양이 tumor의 중심을 향하는 선의 집합이면 spiculation이고, 각각 흩어져 있으면 spiculation이 아니다. tumor에서 방사상으로 뻗은 선이라고만 정의하면 엄밀하게 말해 어딘가 부족하여 정상의 유선의 선과 혼동되는 것이 문제였던 것이다. 이것으로 이제 spiculation에 대한 어려움은 없을 것이다.

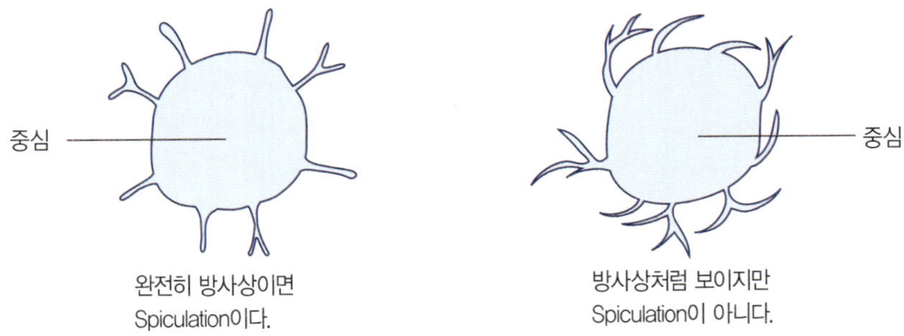

[그림 A]

찾아보기